*Riccardo Lombardi*

*Die Körper-Psyche-Dissoziation*



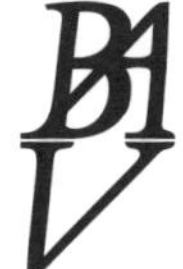

Der Konflikt und die Dissoziation zwischen Körper und Psyche hat schwerwiegende Implikationen für die tägliche klinische Praxis und ist zugleich eine wichtige Quelle intrapsychischer und relationaler Störungen.

Lombardis Ansatz öffnet eine Tür für eine produktive Auseinandersetzung mit schweren psychischen Störungsbildern. Dabei stellt er die relationale Kraft der analytischen Beziehung in den Mittelpunkt seiner detailreichen Darstellung. Die innere sensorisch-emotionale Beziehung von Analytiker*in und Analysand*in ist dabei im Fokus der Untersuchung. Lombardi nimmt die intrapsychische Beziehung des Psychoanalytikers in Betrachtung, um neue Entwicklungsschritte aufscheinen zu lassen – beginnend mit den Körper-Psyche-Phantasmen der beiden Beteiligten.

»Das Buch ist sehr reich an klinischem Material, in welchem er beschreibt, wie er seine Patienten mit seinen Interventionen überrascht – und seine Leserschaft umso mehr! Es gibt einige wenige Autoren, die unser psychoanalytisches Wissen vom Kopf auf die Füße zu stellen vermögen – wie James Grotstein und Thomas Ogden – und Riccardo Lombardi gehört zu diesen, bei denen der Leser einen Quantensprung erlebt. Er öffnet die Tür zu bisher Nicht-Gedachtem, indem er die protosensorischen Ebenen der analytischen Beziehung auf einzigartige Weise exploriert.« *(Antonino Ferro)*

»Ein Führer, der uns die sehr wichtige Rolle der Körper-Psyche-Dissoziation in all ihren verschiedenen Formen der Psychopathologie wieder in Erinnerung ruft; ein Kompendium mit grundlegenden und hilfreichen Hinweisen für die Techniken zur Behandlung und Überwindung von Körper-Psyche-Dissoziationen.« *(Owen Renik)*

»Lombardi führt uns als Analytiker hin zu den tiefstmöglichen Begegnungen mit der Subjektivität unserer Patienten auf einer unbewussten, somatischen, gestaltlosen Ebene.« *(Adrienne Harris / Lewis Aron)*

*Riccardo Lombardi*, Dr., Psychoanalytiker und Psychiater, arbeitet in privater Praxis in Rom und lehrt am Römischen Psychoanalytischen Institut (IPA). Er ist Lehranalytiker und Supervisor der Italienischen Psychoanalytischen Gesellschaft. Veröffentlichte u. a. *Formless Infinity: Clinical Exploration of Matte Blanco and Bion* (2015).

Riccardo Lombardi

# Die Körper-Psyche-Dissoziation

## Die Entwicklung nach Bion

Aus dem Englischen übersetzt
von Eberhard Knoll

Brandes & Apsel

Deutsche Originalausgabe des 2017 unter dem Titel *Body-Mind Dissociation in Psychoanalysis. Development after Bion*


1. Auflage 2022


DTP: Brandes & Apsel Verlag
Umschlag: Brandes & Apsel Verlag unter Verwendung von Egon Schiele: *Erwin Dominik Osen als Akt mit überkreuzten Armen*, 1910 © Leopold Museum, Wien, Foto Leopold Museum, Wien, Manfred Thumberger
Druck: STEGA TISAK d. o. o., Printed in Croatia
Gedruckt auf einem nach den Richtlinien des Forest Stewardship Council (FSC) zertifizierten, säurefreien, alterungsbeständigen und chlorfrei gebleichten Papier.

Bibliografische Information der Deutschen Nationalbibliothek:
Die Deutsche Nationalbibliothek verzeichnet diese Publikation in der Deutschen Nationalbibliografie; detaillierte bibliografische Daten sind im Internet über www.ddb.de abrufbar.

ISBN 978-3-95558-329-3

# Inhalt

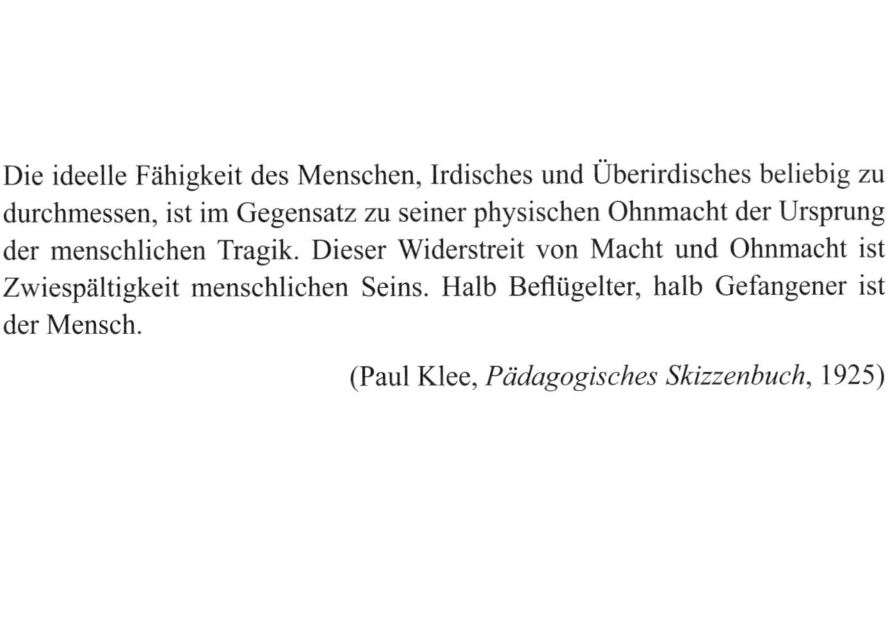

Die ideelle Fähigkeit des Menschen, Irdisches und Überirdisches beliebig zu durchmessen, ist im Gegensatz zu seiner physischen Ohnmacht der Ursprung der menschlichen Tragik. Dieser Widerstreit von Macht und Ohnmacht ist Zwiespältigkeit menschlichen Seins. Halb Beflügelter, halb Gefangener ist der Mensch.

(Paul Klee, *Pädagogisches Skizzenbuch*, 1925)

# Einleitung

In diesem Buch richtet sich die Aufmerksamkeit der Psychoanalyse auf den Körper und die Beziehung zwischen Körper und Psyche sowie auf die Konflikte und Dissoziationen, die wir in diesem Bereich gelegentlich vorfinden. Dies bedeutet nicht, dass wir zu einer Art kartesianischem Dualismus zurückkehren, denn in harmonischen Beziehungen zwischen Körper und Psyche sind beide Bereiche integriert und miteinander im Dialog. Es geht vielmehr darum, eine ganze Reihe klinischer Phänomene zur Kenntnis zu nehmen, die sich widersprechen – einschließlich der Situation, in der Körper und Psyche die Tendenz zeigen, sich gegenseitig auszuschließen und nicht miteinander zu interagieren. Körper und Psyche unterscheiden sich ihrem Wesen nach, daher liegt es in der Natur der Dinge, dass wir alle einem Konflikt zwischen etwas Konkretem und etwas Immateriellem ausgesetzt sind.

In Übereinstimmung mit dem Zitat des Künstlers Paul Klee, das ich als Motto für dieses Buch ausgesucht habe, liegt der Ursprung unserer größten Konflikte – ja der wirklich tragischen Dimension der menschlichen Natur – darin, dass unsere körperliche Begrenzung mit der grenzenlosen Beweglichkeit der Psyche einhergeht. Die nachfolgenden Betrachtungen stellen das Ergebnis meiner klinischen Arbeit als Psychoanalytiker dar, sie könnten allerdings Implikationen für die Psychologie, Psychiatrie, Philosophie, Anthropologie und Kultur im Allgemeinen haben. Ich werde allerdings keine interdisziplinären Schranken einreißen, sondern es dem Leser überlassen, Zusammenhänge herzustellen. Am Ende des Buches verweise ich auf einige Beispiele aus der Musik, Prosa und Poesie – aber nur, um den Leser daran zu erinnern, dass ich kein Psychoanalytiker sein könnte, ohne gleichzeitig als *Homo sapiens* in eine Welt einzutauchen, in der die verschiedenen Formen der Kunst wesentlich dazu beitragen, »der Natur den Spiegel vorzuhalten« (*Hamlet*, III, ii.24–25) und den Menschen immer wieder dazu anzuregen, über sich selbst nachzudenken. Was meine klinische Erfahrung betrifft, so hat die Begegnung mit meinen Analysanden meine Sensibilität gegenüber unterschiedlichen kulturellen Ausdrucksformen erhöht, umgekehrt hat mein Interesse an Kunst mich emotional und intellektuell für das, was im analytischen Setting geschieht, empfänglicher gemacht.

Klees Aussage, dass der Mensch über die intellektuelle Fähigkeit verfüge, im Gegensatz »zu seiner physischen Ohnmacht Irdisches und Überirdisches beliebig zu durchmessen«, erinnert uns an das, was wir den dualen Aspekt der psychoanalytischen Erfahrung nennen könnten. Bei einer psychoanalytischen Behandlung lässt sich – empirisch betrachtet – die Notwendigkeit nicht ausschließen, dass sie einen gewissen therapeutischen Nutzen haben sollte, trotz allem kommen gleichzeitig tiefgreifende existenzielle Aspekte der Persönlichkeit ins Spiel. In meiner Praxis beobachte ich immer wieder, wie der Einzelne die Konfrontation mit seinen eigenen tiefsten Ängsten ausgleichen kann, indem er kreative Ressourcen aktiviert, die sich zwangsläufig von Person zu Person unterscheiden.

Das Buch ist das Ergebnis meiner Forschungen, die ich vor 35 Jahren als Psychiater im Krankenhaus begann; meine Aufgabe bestand darin, zu den psychologischen Implikationen organischer Störungen Rat zu erteilen. In den darauffolgenden 30 Jahren meiner analytischen Praxis habe ich diese Forschungen weitergeführt. Deren Auswirkungen auf das, was man unter Psychoanalyse versteht, untersuche ich anhand zahlreicher klinischer Fallgeschichten, die meine Hypothesen verdeutlichen und auch die praktischen Konsequenzen für die analytische Kommunikation aufzeigen: anschauliches Material, das auch Nichtfachleute verstehen können.

Entscheidend für den Verlauf meiner Forschung ist der Beitrag meiner Analysanden, der Protagonisten einer mutigen Erforschung ihrer selbst, aber auch der Beitrag der Kollegen, mit denen ich zusammengearbeitet habe; insofern wurde ich bei dem, was ich hier geschrieben habe, von einer ganzen Reihe impliziter Koautoren unterstützt, denen ich meinen herzlichen Dank ausspreche, ebenso wie meinen Lehrern, die mich als Psychoanalytiker ausgebildet und in meinen ersten Jahren in diesem Beruf gefördert haben.

## Einige persönliche Überlegungen

Vielleicht ist es hilfreich, meine eigene Begegnung mit meinem Körper in wenigen Worten zu schildern, die vor der Entwicklung der Psychoanalyse stattfand, über die ich in diesem Buch berichte. Es ging mir wie vielen unserer Kollegen, die ebenfalls Medizin studiert haben; die Konkretheit des Körpers war Teil der enormen Wirkung, die ich beim Studium der Medizin und der empirischen Naturwissenschaften im Allgemeinen erlebte. Dies war für mich von großer Bedeutung, wenn man bedenkt, dass meine jugendliche Vorliebe für Literatur und Philosophie ganz anders aussah. Ich sollte nicht unerwähnt lassen: Einer der Gründe, warum ich Medizin studieren wollte, war meine ursprüngliche Absicht, in die Fußstapfen meines Vaters zu treten und wie er Chirurg zu werden. Folglich umfasste meine medizinische Ausbildung ein mehrjähriges Praktikum in Chirurgie, mit kurzzeitigen Kursen in Dänemark und Deutschland; außerdem arbeitete ich einige Zeit in der chirurgischen Privatpraxis meines Vaters mit. Bekanntlich bedarf es einer gewissen Affinität zur Chirurgie, wenn man eine Karriere als Chirurg anstrebt, und sie war bei mir vorhanden: Ich fühlte mich am Operationstisch sehr wohl und durchlief bald die traditionellen Stationen des Operationshelfers, des chirurgisch-technischen Assistenten und des Assistenten des Chefarztes. In den ersten Jahren meines Medizinstudiums war ich von meinem erworbenen Wissen über die Dreidimensionalität der menschlichen Anatomie fasziniert, jetzt stand ich vor der Situation, dass der Operationstisch ein Korrektiv meiner Erwartungen an wissenschaftliche Vorhersehbarkeit darstellte. Ich habe gelernt, dass Anatomie nicht vorhersehbar ist und dass ein konkreter Körper nicht genau einem anderen Körper entspricht, geschweige denn irgendeinem anatomischen Schaubild. Dies erscheint mir vergleichbar mit der Einzigartigkeit der Erfahrung, die der Analysand mit seinem eigenen Körper in der Analyse macht, und erinnert mich auch an die Einzigartigkeit der individuellen analytischen Beziehung – ungeachtet gewisser institutioneller Versuche, Standards und Standardisierungen durchzusetzen (Renik, 2003). Der Chirurg ist gezwungen, auf der Grundlage seiner Beobachtungen zu arbeiten: Jeder Schritt, jede Bewegung im Operationssaal basiert auf der sorgfältigen Beobachtung des Orts des Geschehens und des Segments, an dem er arbeitet. Ich erkannte auch, dass selbst sehr genaues Hinschauen nicht immer ausreicht und deshalb eine größere sensorische Wachsamkeit erforderlich ist. Ich erinnere mich beispielsweise an eine Situation, als ich meinem Vater assistierte, der eine junge Frau mit starken Unterleibsschmerzen operierte. Bei der Öffnung der Bauchdecke zeigte sich, dass das Bauchfell voller Blut war, sodass trotz sorgfältiger Säuberung des Bereichs kaum etwas zu sehen war. Mein Vater schwieg: Ich sah, dass er sich voll und ganz mit seinen Fingerspitzen identifizierte, als diese – da er nichts sehen konnte – die inneren Organe der Patientin durch Berührung erkundeten. Zunächst war ich überrascht, dann verstand ich allmählich, dass es sich um eine extrauterine Schwangerschaft handelte, bei der ein Eileiter geplatzt war und dies hatte zu einer Blutung geführt, die in den

Bauchraum eingedrungen war. Solche Erfahrungen blieben mir zweifelsohne auch dann noch im Gedächtnis, als ich zu dem Schluss kam, dass es nicht meiner wissenschaftlichen Neugier und meinen Interessen entsprach, meine Tage an einem Operationstisch zu verbringen, sodass ich mich für Neurologie, Psychiatrie und Psychoanalyse entschied. Mit der Zeit wechselte ich in ein Allgemeinkrankenhaus, wo ich mit den Ärzten über Jahre als Psychiater zusammenarbeitete und sowohl veränderte somatische Objektbesetzungen nach Operationen als auch die Grenzen des Selbst experimentell untersuchte.

Mir wurde klar, wie wichtig diese ersten medizinisch-chirurgischen Erfahrungen für mich waren, als ich zum ersten Mal die Kritik des Psychoanalytikers Wilfred Bion an der Verwendung des Gegenübertragungskonzepts in der Psychoanalyse las, wobei er sich natürlich auf die echte, d. h., die unbewusste und weitgehend unzugängliche Gegenübertragung bezog und nicht auf die Gefühle des Analytikers. Bion macht deutlich, dass jede Analyse, die auf der Gegenübertragung des Analytikers – die mehr mit dem Analytiker als mit dem Analysanden zu tun hat – beruht, zwangsläufig zum Scheitern verurteilt ist. Es wäre genau so, sagt er, wie wenn ein Chirurg auf der Grundlage der Gegenübertragung operieren würde und nicht auf der Grundlage dessen, was er sieht oder aufgrund anatomischer oder physiologischer Untersuchungen entdeckt hat.

Als ich mit jungen Kollegen ihr Material besprach, neigten sie häufig dazu, sich emotional von ihren eigenen Eindrücken leiten zu lassen: Sie sagten, sie würden auf der Grundlage ihrer »Gegenübertragung« handeln, während sie gegenüber den Äußerungen und Argumenten ihrer Analysanden in Wirklichkeit ziemlich taub waren. Diese Neigung und die damit einhergehende Unfähigkeit, den Analysanden zuzuhören, ihrer Gedankenwelt zu folgen und einen Dialog zu gestalten, der auf ihre Äußerungen Bezug nimmt, führen meiner Beobachtung nach zu einer Auflösung der Beziehung.

Ich möchte nicht ausschließen, dass meine chirurgische Ausbildung meine psychoanalytische Herangehensweise an Extremsituationen – wie beispielsweise eine akute Psychose – beeinflusst hat. In Gesprächen mit meinen Analysanden, die ich in meiner Praxis hochfrequent behandelt habe (Lombardi, 2003c), war ich mir immer bewusst: Wenn es mir nicht gelingt, eine psychotische Theorie zu besprechen oder die verworrenen Manifestationen einer primitiven Mentalisierung in identifizierbarere Strukturen zu lenken, so ist es mehr oder weniger dasselbe, wie wenn ich eine Ader einfach bluten lasse, anstatt sie zu nähen. Und vielleicht wurde meine Vorstellung, dass jede Psychoanalyse irgendeinen therapeutischen Nutzen für den Analysanden, der sich an uns wendet, haben sollte, teilweise auch durch meine chirurgische Ausbildung geprägt bzw. verstärkt. Dort habe ich gelernt, dass die Rolle des Körpers unbedingt beachtet werden muss, ganz einfach, weil es ohne Körper keine Person gibt. Dieser Gedanke impliziert einen tiefgreifenden Respekt gegenüber *der Person* des Analysanden als jemandem, der innerlich in seinem eigenen Körper – der sich deutlich von unserem eigenen unterscheidet – verwurzelt ist. Dieser einfache und grundlegende Gedanke war für mich seit meinen ersten Tagen als Chirurg und während meiner gesamten bisherigen Laufbahn als Psychoanalytiker von großer Bedeutung. Deshalb achte ich als Analytiker darauf, mein Gesprächspartner in der Dreidimensionalität seines eigenen Körperraums zu erfassen, da dies der einzige Ort ist, an dem er seine emotionale Präsenz und Achtsamkeit erfahren kann.

Natürlich stellt mein ursprünglicher Beruf als Chirurg nur einen Aspekt der körperlichen Welt dar, die mich bestimmt: Diese Welt entspricht dem breiten Spektrum von Erfahrungen – und manchmal auch Konflikten – an der Grenze zwischen Körper und Psyche, die ich in diesem Buch darstellen werde. Der Konflikt zwischen Körper und Psyche gehört tatsächlich in gleicher Weise zu mir und zu meinen Analysanden: Ich würde Gefahr gelaufen, sie nicht zu verstehen, hätte ich diesen Konflikt nicht als Teil meiner selbst anerkannt. Ich überlasse es jedoch dem Leser zu beurteilen, inwieweit meine klinischen Beobachtungen und Überlegungen seiner Erfahrung der klinischen Realität und den tiefsten Bedürfnissen unserer Analysanden entsprechen und was diese zu einer Erweiterung unseres psychoanalytischen Ansatzes beitragen könnten.

## »Es gibt nicht Neues unter der Sonne«: der Körper in der Psychoanalyse

Das Interesse an der Beziehung zwischen Körper und Psyche prägte die Psychoanalyse von Anfang an und hat auch in ihrer weiteren Entwicklung eine Fortsetzung gefunden.[1] Die Beziehung zwischen Körper und Psyche gewinnt heute erneut an Bedeutung, da unsere Patienten immer häufiger Störungen in diesem Bereich aufweisen. Es handelt sich in der Tat um einen konflikthaften Bereich, der viele Probleme beinhaltet, die in der Psychoanalyse unter

1 »Es gibt nichts Neues unter der Sonne«, Kohelet 1,5.

verschiedenen Blickwinkeln (*Vertices*) angegangen wurden, wie z.B. dem Konflikt zwischen Fühlen und Denken (Matte Blanco, 1988), den radikal voneinander unabhängigen Funktionen *primordialer mentaler Aktivität* und reifer Kognition (Robbins, 2008, 2011), der gescheiterten Begegnung zwischen überwältigenden Empfindungen und Ressourcen zum Containen einer Entropie (Ferrari, 2004), der Beziehung zwischen bildlicher und verbaler Symbolik und subsymbolischen Ebenen (Bucci, 2007), den Defiziten bei Reifungsprozessen (Gaddini, 1992), der Unvereinbarkeit von subjektivem und objektivem Denken (Bach, 1998), usw.; aber dieser konflikthafte Bereich weist Implikationen auf, die mit verschiedenen klinischen Situationen übereinstimmen, wie der Integration autistischer Kerne (Tustin, 2000[1981]), dem psychischen Rückzug (Steiner, 1993) und der Unerreichbarkeit von Patienten im analytischen Setting (Joseph, 1991[1975]) – ganz abgesehen von Berührungspunkten mit den Neurowissenschaften und der Philosophie (Damasio, 1995[1994]; Garroni, 1992; Nagel, 1981).

Die Beziehung zwischen Körper und Psyche bringt unweigerlich auch die Möglichkeit einer Körper-Psyche-Dissoziation mit sich. Sie wurde schon recht früh in der Psychoanalyse von Victor Tausk (1933) erkannt und später von Clifford Scott (1948) sowie Donald W. Winnicott (1958a[1954]) weiterentwickelt. Die von diesen Autoren beschriebene Dissoziation eignet sich besonders gut zur Erklärung früher katastrophaler Situationen, die mit dem Fehlen oder der Verzerrung mütterlicher *Reverie* (Bion, 1962b) oder mit spezifischen, verschiedenartigen Beziehungstraumata (Seligman, 1999) einhergehen, die eine Unterbrechung des Kontinuums Körper – Emotion – Denken verursachen können (Lombardi, 2009b). Es handelt sich hierbei um ein Thema, das in gewisser Weise den in der nordamerikanischen Literatur untersuchten Dissoziationen und dissoziativen Identitätsstörungen sehr nahekommt (Loewenstein & Ross, 1992): Situationen, in denen sich das Individuum sehr wohl bewusst ist, dass es aus verschiedenen Persönlichkeiten mit sehr unterschiedlichen Merkmalen besteht oder in denen die Verbindung zwischen verschiedenen intrasubjektiven Funktionen, wie beispielsweise Denken und Handeln, fehlt. Möglicherweise gelingt es Personen, die unter einer mehr oder weniger ausgeprägten Körper-Psyche-Dissoziation leiden, in einem fortgeschrittenen Stadium ihrer Analyse eine klare Vorstellung von der inneren Zerrissenheit zu bekommen, die sie plagt: Zum Beispiel träumen sie möglicherweise davon, in zwei Hälften geschnitten zu werden, als hätte eine Säge ihre Körper halbiert und Ober- und Unterkörper hätten nichts mehr miteinander zu tun oder hätten

Schwierigkeiten, zu einander zu finden und zu einem Stück zusammengefügt zu werden.

Ein auf die Körper-Psyche-Dissoziation ausgerichteter Scheitelpunkt ergänzt den klassischen psychoanalytischen Scheitelpunkt, wobei häufig von einem Kontinuum und einer Integration des Somatischen und des Psychischen ausgegangen wird, was beispielsweise die Grundlage für empathische Prozesse darstellt. Aufgrund seiner Meinungsverschiedenheiten mit Janet über Dissoziation gelangte Freud zu der Überzeugung, dass die von Janet beschriebenen dissoziativen Manifestationen als Manifestationen des Unbewussten betrachtet werden sollten (Ellenberger, 1973[1976]). In jüngerer Zeit wurde Freuds Perspektive durch eine Neubewertung dissoziativer Phänomene erweitert, insbesondere in Bezug auf verschiedene Arten von traumatischen Erfahrungen (Bromberg, 2001; Damasio & Frawley, 1994).

Die Körper-Psyche-Dissoziation, auf die ich mich in diesem Buch beziehe, sollte aber nicht mit einer Dissoziation verwechselt werden, die dramatische Formen annimmt, auch nicht mit der psychiatrischen Vorstellung von einer Dissoziation, sei es auf einer psychotischen oder hysterischen Stufe; sie ist als Disharmonie zu verstehen, die in einer prämentalen Phase entsteht und nicht mit einer bekannten klassifizierten Krankheit identifiziert, sondern – wie wir sehen werden – von einem Standpunkt aus analysiert werden kann, der sich auf die Art und Weise und die Formen des inneren Funktionierens konzentriert, auch wenn er sich keines rekonstruktiven Ansatzes bedient.

> Betrachtet man das binäre Konzept von Körper/Psyche als ein dynamisches Ganzes, so wird das Konzept von Krankheit/Gesundheit unpassend und reduzierend. Es ist vielmehr angemessen, von psychopathischen Situationen zu sprechen, in denen sich in einem Moment die Dominanz des Körperlichen und im nächsten Moment die des Psychischen zeigt, Situationen, die sich als mehr oder weniger in Harmonie oder in Disharmonie mit den Bedürfnissen des Einzelnen erweisen können. (Ferrari, 2005, S. 200; Übers. E. K.)

Die hiervon betroffenen Funktionsstufen sind primitiver als die von Melanie Klein (1962c) erforschten schizoiden Formen: Wenn die von Ferrari genannten Diskrepanzen bei Patienten auftreten, die ansonsten gut in die Realität integriert sind, kann der Abstand zwischen der äußeren Anpassung, die sich auf rationale Fähigkeiten stützt, und dem geringen oder fehlenden Kontakt mit den sensorischen Ebenen recht bemerkenswert sein, wie sich im Beobachtungskontext des analytischen Settings deutlich zeigt.

Eine Disharmonie in der Beziehung zwischen Psyche und Körper kann uns – selbst wenn unsere psychoanalytische Arbeit die größten Tiefen auslotet – auf unangenehme Weise mit den Grenzen konfrontieren, was eine mögliche Heilung betrifft. Das bedeutet, dass bestimmte Patienten auch nach einer langen und engagierten Analyse die Verbindung zwischen Körper und Psyche nicht vollständig wiederherstellen können. Andererseits können sie lernen, dieses Defizit auszugleichen, indem sie eine kompensatorische, zirkuläre Kommunikation zwischen Körper und Psyche aufbauen. Ähnlich wie in Oscar Wildes *Das Bildnis des Dorian Gray* scheint es, als würden sich diese Patienten ihrer ausweglosen Situation bewusst werden, indem sie durch ihre Analyse einen Zugang zu ihrem körperlichen Zentrum finden; es gibt nämlich unterschiedliche Formen der Repräsentation körperlicher Phänomene: Die Patienten nehmen beispielsweise Bezug zu ihrem eigenen Bild auf, das in einem Spiegel wiedergegeben wird, sie beginnen, ihren eigenen Körper durch körperliche Behandlungen wie Massagen, Heilbäder oder verschiedene körperliche Erfahrungen sinnlich wahrzunehmen, einschließlich sexueller Beziehungen in einem weiteren Sinne der Neosexualität (McDougall, 1995); dadurch verhindern sie, dass sie sich von ihrem physischen Kern vollständig entfernen. Sehr einsichtsvolle Analytiker (u. a. Donald Winnicott, Thomas Ogden, Joseph Lichtenberg, usw.) haben sich auf unterschiedliche Weise mit der Beziehung zwischen Körper und Psyche befasst. Mit meinem eigenen Blick auf diesen klinischen Bereich glaube ich nicht, dessen Komplexität erschöpfend zu erfassen, möchte aber im Idealfall zu seiner Aufwertung beitragen, indem ich dort die Ursache der primitivsten Konflikte erkenne, die zu verschiedenen Manifestationen sowie zu weniger offensichtlichen Störungen führen können, die oft durch »gutes Funktionieren« verdeckt werden.

## Bion und die theoretische Vereinfachung des Denkens angesichts von Emotionen

Da jeder klinische Beitrag zwangsläufig theoretische Implikationen hat, werde ich ihnen einige Zeilen widmen; hierbei versuche ich, den Schwerpunkt auf ein umfassenderes erkenntnistheoretisches Problem zu verlagern, das darauf abzielt, beim Analytiker die Wahrnehmung zu fördern und das Interesse an weiteren Untersuchungen zu wecken.

Bion (1962b) knüpfte als Erster das Denken an das Vorhandensein von Emotionen – seiner Ansicht nach gibt es ohne Emotionen auch keine Gedanken – und forderte einen erkenntnistheoretischen Ansatz in der Psychoanalyse, der – unbedingt – eine Auseinandersetzung mit der Notwendigkeit einer *theoretischen Vereinfachung* erforderlich macht. Diese Vereinfachung sollte aus den Problemen hervorgehen, die sich bei schwierigen Patienten aus dem Zuhören in der psychoanalytischen Sitzung und aus den vielen persönlichen Entscheidungen ergeben, die der Analytiker im Hinblick auf die etablierten Parameter der psychoanalytischen Tradition ständig treffen muss. Mit anderen Worten: Der Analytiker braucht allgemeine, auf das Wesentliche reduzierbare Parameter, die er dann auf seine Weise handhaben kann – »ein theoretisches Gerüst der Psychoanalyse, das zugleich in der Anwendung flexibel ist«, wie Bion schreibt (1992a, S. 88) –, um die Kontrolle über seine eigenen Entscheidungen zu behalten und die Verantwortung hierfür zu übernehmen.

Je mehr Theorien dem Analytiker zur Verfügung stehen, desto größer ist auch der Spielraum der Willkür, dem der Analytiker hinsichtlich der Theorien ausgesetzt ist. Es besteht ein erhöhtes Risiko, dass Theorien ausschließlich verstandesmäßig betrachtet und als Abwehr benutzt werden, bis hin zu dem gefährlichen Punkt, dass sie in den klinischen Kontext »eingefügt« werden, um die Angst vor dem Unbekanntem oder die Mühen einer authentischen emotionalen Transformation zu vermeiden.

Das logische und wissenschaftliche Denken, das die westliche Tradition – beginnend mit Aristoteles – aufgebaut hat, ist eine notwendige, aber nicht hinreichende Voraussetzung für die Realisierung eines psychischen Funktionierens, das seinen Ursprung im Unbewussten hat: –»Konfrontiert mit der Komplexität des menschlichen Geistes muß der Analytiker vorsichtig damit sein, selbst anerkannten wissenschaftlichen Methoden zu folgen; ihre Schwäche mag der Schwäche des psychotischen Denkens näher stehen, als man bei einer oberflächlichen Überprüfung zugeben würde.« (Bion, 1992a, S. 60) Der Analytiker benötigt eine persönliche Liste der Theorien, auf die er am häufigsten zurückgreift (Bion, 1992a, S. 87), um mit den Entdeckungen seiner Vorgänger in Verbindung zu bleiben. Dies stellt eine »theoretische« Notwendigkeit dar, die dem »klinischen« Bedürfnis des Analytikers Rechnung tragen muss, mental noch »hungrig« und offen zu bleiben, um das, was der Analysand ihm mitteilt, aufnehmen zu können. In seinem Aufsatz über die Entwicklung schizophrenen Denkens stellt Bion (1955) eine sehr genaue Liste der psychoanalytischen Theorien bereit, die immer noch ausgesprochen aktuell ist:

1. die Bedeutung des *Realitätsprinzips* für die Ingangsetzung des psychischen Apparates, d. h., die Theorie, dass das Bewusstsein mit den Sinnesorganen verbunden ist (Freud, 1911b);
2. der radikale Konflikt zwischen Lebenstrieben und Todestrieben (Freud, 1920; Klein, 1962d), ein Konzept, das in der Psychoanalyse sehr häufig kritisiert wurde, das mir aber für das Verständnis der schwierigsten klinischen Situationen äußerst nützlich zu sein scheint;
3. die zentrale Bedeutung der projektiven Identifikation (Klein, 1962c) sowie der projektiven Identifikation als Kommunikation (Bion, 1962b), zusammen mit der *Reverie*, die von Bion als »jene Geistesverfassung« bezeichnet wurde, »die für die Wahrnehmung aller ›Dinge‹ von dem geliebten Objekt offen und deswegen in der Lage ist, die projektiven Identifikationen des Kindes aufzunehmen, gleich ob sie von dem Kind nun als gut oder böse empfunden werden« (Bion, 1992a, S. 84).
4. Melanie Kleins klinische Beschreibung der sadistischen Angriffe des Babys auf die mütterliche Brust (1962b, 1975e[1936]), die von Bion (1990c) als »Angriffe auf Verbindungen«, »Hass auf das Denken« und »Hass auf die Psychoanalyse« neu gedeutet wurden;
5. die Unterscheidung zwischen den psychotischen und den nicht-psychotischen Persönlichkeitsbereichen, die bei allen Menschen vorhanden sind, von denen, die offensichtlich psychotisch sind, bis zu denen, die im Allgemeinen als gesund und in die Realität integriert gelten (Bion, 1990d).

## »Die dunkle Nacht der Seele«

Bion wurde von den Gedanken der Dichter und Mystiker wie Meister Eckhart und Johannes vom Kreuz beeinflusst, sodass die »dunkle Nacht« – *Oh Nacht, schöner als die Morgendämmerung* – zu einem wesentlichen Leitfaden für psychoanalytische Erfahrungen wurde, so wie in der mystischen Tradition das Ablegen des Lichts des Intellekts die Nähe zu Gott und die Einswerdung mit ihm ermöglicht. Schon Thomas von Aquin vertrat die Ansicht, dass eine zu große Informationsfülle den Akt des Verstehens behindere. Aufgeschlossenheit gegenüber dem Unbekannten und Geheimnisvollen wurde für Bion zum unergründlichen Wesensmerkmal des psychoanalytischen Prozesses, der als eine kontinuierliche, »Furcht einflößende« Entwicklung verstanden werden kann, die dem Bewusstsein nur zeitweise zugänglich ist. Bion entlehnte seinen Begriff der *negativen Fähigkeit* einem Brief von Keats, der sie als eine

Fähigkeit definierte, »das Ungewisse, die Mysterien, die Zweifel zu ertragen, ohne alles aufgeregte Greifen nach Fakten und Verstandesgründen«[2] (Bion, 2006, S. 143). Indem ein Analytiker diese negative Fähigkeit einsetzt, findet er eine eindeutige Lösung für »seine Unfähigkeit zu beobachten« und »seine Unfähigkeit, die Signifikanz von Beobachtungen anzuerkennen« (Bion, 2006, S. 144).

Nach Bion sollte jede Sitzung als eine neue Sitzung betrachtet werden und das Ziel verfolgen, neue Daten zu sammeln: Deshalb muss sich der Analytiker vor dem Risiko einer mentalen Überlastung durch Theorien mit zweifelhafter Verlässlichkeit schützen – sodass im Idealfall »die Tatsache, dass jede Sitzung eine neue Sitzung ist und deswegen eine unbekannte Situation, die psychoanalytisch untersucht werden muß, nicht durch einen bereits überreichen Vorrat von Vor- und Fehlurteilen verdunkelt wird« (Bion, 1992a, S. 87f.). Die negative Fähigkeit des Analytikers erweist sich somit als entscheidend dafür, »jene Aspekte des Materials wahrzunehmen, die, gleichgültig wie vertraut sie auch wirken mögen, mit dem zusammenhängen, was sowohl ihm selbst als auch dem Analysanden unbekannt ist« (Bion, 1992a, S. 141).

Mentale Modelle und Abstraktion sind für Bion die mentalen Werkzeuge, die der Analytiker im Allgemeinen in seiner Praxis anwendet, um die beobachteten Daten zu strukturieren. Sie sind viel elementarer und begrenzter als psychoanalytische Theorien: Aufgrund ihrer Flexibilität können sich diese Theorien gegenüber den Auswirkungen des analytischen Dialogs behaupten und dazu beitragen, dass Denkprozesse im Verlauf einer Sitzung weiterhin stattfinden: »Die Unzulänglichkeit des Modells als Werkzeug verstärkt das Bedürfnis, Abstraktionen zu erzeugen.« (Bion, 1992a, S. 116) Modelle und Abstraktionen sind Mediatoren in einem System, für das *die Erfahrung wie ein Gerüst ist, das einen Prozess der Stärkung der Psyche unterstützen und zu psychischem Wachstum führen kann,* während psychoanalytische Theorien einfach zu komplex sind, um im praktischen Kontext einer Analyse Anwendung zu finden (vgl. Lombardi, 2003c).

Bion unterstreicht die sich ständig erweiternde subversive Eigenart der psychoanalytischen Erfahrung und das Risiko, die klinische Realität in das Prokrustesbett eines vermeintlich orthodoxen Systems zu zwingen.

2 John Keats, Brief an seinen Bruder am 21. Dezember, 1817, zitiert nach Bion (2006, S. 143).

> Dies ist ein charakteristisches Merkmal des mentalen Bereichs: der Bezugsrahmen der psychoanalytischen Theorie kann ihn nicht containen. Zeigt dies, dass die Theorie unzulänglich ist, oder zeigt es, dass Psychoanalytiker nicht verstehen, dass die Psychoanalyse nicht auf ewig in den Definitionen, die sie benutzen gefasst werden kann? Man könnte berechtigterweise sagen, dass die Psychoanalyse den mentalen Bereich nicht »containen« kann, weil sie kein »Container« ist, sondern eine »Sonde«. (Bion, 2006, S. 86)

Dieses Problem wird noch drastischer, wenn man sich einem Thema wie dem Körper nähert, der von seinem Wesen her eine Beschränkung des Psychischen impliziert. Der Körper spielt eine entscheidende generative Rolle in Bezug auf die Psyche, ist aber per se ein »nicht-mentales« Objekt, das in keinem denkbaren mentalen Bereich contained oder zerstört werden kann. »Der Körper hat etwas Doppeldeutiges«, schrieb Paul Valery (2011), »er ist, was wir von uns selbst sehen. Was wir ständig an uns gebunden empfinden. Aber auch, was wir nicht sehen und niemals sehen werden« (S. 213).

In dieser Arbeit sollen der Körper und die Beziehung zwischen Körper und Psyche im Kontext jener Hypothesen eine Sonderstellung einnehmen, die sich auf die Formen und Funktionen der psychischen Aktivitäten konzentrieren, welche als Orientierung dienen können. Dennoch handelt es sich hierbei um eine Unbekannte, deren Bedeutung noch nicht erforscht wurde, sogar noch viel weniger als die Alpha-, Beta-Symbole, usw., die Bion »als Unbekannte« bezeichnete, »deren Wert es zu bestimmen gilt« (Bion, 2006, S. 86). Was wir untersuchen wollen, hat etwas Geheimnisvolles; dies führt dazu, dass wir zwangsläufig *einen ergebnisoffenen, epistemologischen Ansatz* einem traditionellen Ansatz *vorziehen*, der sich auf psychoanalytische Theorien konzentriert. Im Mittelpunkt stehen also der generative Aspekt der klinischen Erfahrung sowie die Suche nach Konstanten, welche die analytische Kommunikation prägen.

Abgesehen von den epistemologischen Problemen möchte ich festhalten: Die Entscheidung für eine Vorgehensweise, die die Rolle psychoanalytischer Theorien neu bewertet, ist dem Autor mit seinem sicherlich begrenzten persönlichen Horizont nicht ganz fremd, insofern als ich mich selbst dabei ertappt habe, wie ich in meiner klinischen Praxis die von Bion (2006) vorgeschlagene fachliche Ausrichtung der Abwesenheit von Erinnerung und Begehren nutzte und im Laufe der Zeit immer mehr die Jungfräulichkeit – das unbeschriebene Blatt – des klinischen Blicks gegenüber den Erfordernissen der Wissenschaftlichkeit bevorzugte. Deshalb werde ich im Laufe dieses Buches keinen Ehrgeiz an den Tag legen, auf die verschiedenen Theorien der Psychoanalyse im Allgemeinen intensiver einzugehen, vielmehr hoffe ich, die Aufmerksamkeit des Lesers auf die Details einer analytischen Sitzung zu lenken; ich möchte aufzeigen, was mich im Laufe der Jahre dazu gebracht hat, der Beziehung zwischen Körper und Psyche und ihrer Dissoziation eine zentrale Bedeutung beizumessen. Deshalb findet der Leser in diesem Buch eine Reihe vorwiegend klinischer Kapitel, die eher sein Interesse wecken als ein dogmatisches System von Antworten bieten sollen, auch wenn ich in einigen Fällen versuchen werde, klinische Praxis und Theorie – im begrenzten Rahmen der in diesem Buch präferierten Hypothesen – zu verbinden.

## Sinneswahrnehmung als Fokus des psychoanalytischen Blicks

Ich nehme Bions Perspektive ein und werde im Folgenden Ferraris Theorie der Objekteklipse (*eclipse of the body*) betrachten; denn seine Theorie geht von Bions Sichtweise aus und kann sogar als eine Art Ergänzung seines Beitrags oder seiner eigenen besonderen Erweiterung auf der Körper-Psyche-Ebene betrachtet werden; außerdem weist Ferrari mit seiner Hypothese nachdrücklich darauf hin, wie wichtig in der Psychoanalyse die Konfrontation mit dem Körper ist, da dieser ständig Gefahr läuft, dissoziiert zu werden, was dazu führt, dass psychische Prozesse abstrakt und unpersönlich werden.

Die Wiederentdeckung des Körpers mit der damit verbundenen Bürde der Konkretheit schafft atypische Bedingungen für das psychoanalytische Durcharbeiten, die bisweilen mit Perversionen oder Sackgassen verwechselt werden können. Eine psychoanalytische Perspektive, die der Präsenz des Körpers große Aufmerksamkeit schenkt, ist meines Erachtens besonders geeignet für das gegenwärtige zunehmende Interesse an sogenannten primitiven psychischen Zuständen, in denen das Containen körperlicher Erfahrung nicht unbedingt mit der Entwicklung der verbalen und repräsentativen Ebenen der Erkenntnis einhergeht (vgl. Korbivcher, 2014).

Mit der Hypothese von der Objekteklipse erleben wir einen wichtigen *Perspektivwechsel*: Während Freud die *Sexualität* für die Triebfeder des psychischen Funktionierens hielt und Bion der *Emotion* eine ähnlich entscheidende Rolle zuschrieb, konzentrierte Ferrari den psychoanalytischen Blick auf die *Empfindung* (mit all ihren unüberschaubaren Eigenschaften, die dem urzeitlichen Chaos zugeordnet werden) und macht sie zur treibenden Kraft für das Durcharbeiten der primitivsten Ebenen der Beziehung zwischen Körper und Psyche. Tustin (2000, 2005) betonte in ihren Beschreibungen die autosensuellen Zustände bei autistischen Personen und die frühesten Ängste, »zu fallen, sich aufzulösen und weggespült zu werden«. Im Gegensatz hierzu hebt Ferrari mit seiner Hypothese von der Abdunklung des Körpers *die strukturierende Rolle der Sinneswahrnehmung* angesichts explosiver Zustände hervor, die von primitiven Sinneseindrücken beherrscht werden und sensorische Wahrnehmungsphänomene hervorrufen.

Die mitternächtliche Konfrontation mit dem Unbewussten, die Freud (1901) in dem Epigraf seiner Studie über Fehlleistungen beschwört, taucht in der dunklen Konfrontation mit der geheimnisvollen Welt der Körperempfindungen wieder auf:

> Um Mitternacht
> Nahm ich in Acht
> Die Schläge meines Herzens;
>
> F. Rückert (Vertonung von G. Mahler), »Um Mitternacht«

Viele klinische Phänomene, die möglicherweise zunächst hauptsächlich auf der Beziehungsebene in Erscheinung treten, werden – wie wir im Laufe des Buches sehen werden – vom Analytiker genutzt, um *die vorrangig notwendige Förderung der Kommunikation zwischen Körper und Psyche* zu unterstützen. Die auf der Wahrnehmung beruhende Wirkung ist aufgrund der damit verbundenen Sinneserfahrungen nicht konfliktfrei; sie kann sogar mit einem Gefühl der Katastrophe oder dem Schrecken eines Zusammenbruchs der Persönlichkeit angesichts von Körperempfindungen verbunden sein – wie in Edgar Allan Poes Erzählung *Der Untergang des Hauses Usher* –, selbst wenn die Wirkung durch die *Reverie* des Analytikers abgeschwächt wird.

Dies bedeutet nicht, dass die höher entwickelten Stufen der Emotion (Bion) und der Sexualität (Freud) verloren gehen, sondern nur, dass der Analytiker pragmatisch von einer Hierarchie Gebrauch macht, die sich aus einer klinischen Dringlichkeit heraus entwickelt, um das Wachstum der Persönlichkeit des Analysanden und den analytischen Prozess zu fördern.

Dennoch schließt Bion (Bion, 1992b) durch die Hervorhebung der »Sinneswahrnehmung« und des »Mythos« auf den primitiven Ebenen nicht aus, dass die »Leidenschaft«, die sich nur aus der Konfrontation und dem Austausch zwischen zwei Personen ergibt, in diesem Kontext gleichzeitig präsent ist. Wenn wir aber anerkennen, wie langsam der Entwicklungsprozess des Analysanden abläuft, und gleichzeitig die auf der Übertragung basierenden Deutungen beiseitelassen, können wir schneller auf die ernsten symptomatischen Probleme reagieren, mit denen wir konfrontiert werden. Sobald eine Person die Ressourcen in sich aufgenommen hat, die ihr eine Struktur geben und aus dem Dialog auf der Körper-Psyche-Ebene erwachsen, kann der psychoanalytische Prozess davon profitieren, dass eine bewusstere und reaktionsfähigere Person für eine Durcharbeitung, die ausdrücklich auf der Beziehung basiert, offen ist.

Unsere Analysanden konfrontieren uns immer häufiger mit dem Risiko, dass sie den Kontakt zu ihrem Körper verlieren oder dass ihr Körper sogar verschwindet (Lombardi, 2009a, 2010). Seit Beginn der Psychoanalyse prägt der Gedanke von der Bedeutung des Körpers psychoanalytisches Denken; im Gegensatz hierzu stellt die Hypothese von der Abdunklung des Körpers *den Körper auf die gleiche Bedeutungsebene wie die Psyche* und verleiht der Beziehung zwischen dem Ich und dem Körper eine Bedeutung, die über die häufiger untersuchte Beziehung zwischen dem Ich und dem äußeren Objekt hinausgeht. Daraus folgt, dass nicht nur die Entwicklung in die entscheidende Richtung der »Beachtung des Körpers«, sondern auch die komplementäre Herausforderung des »Versinkens im Körper« ständig ins Spiel gebracht wird. Auch wenn sowohl äußerliche als auch verinnerlichte Beziehungssituationen im Zentrum analytischen Denkens stehen, verlagert sich der Fokus auf die inneren Orientierungen und die impliziten Theorien, die eine Person auf die Beziehung zu sich selbst und die Beziehung zwischen Körper und Psyche anwendet. Es geht um eine Entscheidung, die den Analysanden dazu ermutigt, Verantwortung für sein eigenes intrasubjektives Funktionieren zu übernehmen, und die gleichzeitig den Analytiker zu neuer Kreativität anspornt, was die Lebendigkeit der analytischen Beziehung betrifft.

»Die entscheidende Erfahrung ist nicht die Lektüre dieses Buches«, schrieb Bion (2006, S. 125), »vielmehr geht es darum, diesen Formulierungen in der Psychoanalyse den realen Vorgang, der ihnen nahekommt, zuzuordnen«. In gleicher Weise will ich mit *diesem* Buch dem Leser einige Formulierungen vorschlagen, die durch eine Vielzahl von Beispielen untermauert werden und ihn mit meiner klinischen Erfahrung in Kontakt bringen sollten, um ihm anschließend die Möglichkeit zu geben, sie mit seiner eigenen Praxis zu vergleichen. Deshalb hoffe ich, dass der Leser dieses Buch als Gelegenheit zu einer Auseinandersetzung begreifen kann, die ihn möglicherweise zu Fragen und weiteren Erkundungen anregt und nicht – wie bereits angedeutet – als ein System, das er übernehmen und anwenden muss, wie es im Allgemeinen bei traditionellen Theorien der Fall ist.

## Das Model des »Packens« und die Übertragung auf den Körper

Der Psychoanalytiker Pierre Delion (2010) ging von seiner therapeutischen Erfahrung mit autistischen Kindern aus und stützte sich auf die Beiträge von Hans Schilder, Esther Bick, Didier Anzieu, Françoise Dolto und Gisela Pankow; er stellte fest, dass *die große Frage nach der Übertragung in der Psychose und während psychotischer Phasen nicht ohne Bezug zum Begriff des Körperbildes beantwortet werden kann* – als eine entscheidende »räumliche Etappe« beim Erwerb des persönlichen Ichs, das von anderen getrennt ist.

> Bei der Psychotherapie von Psychosen scheint das zentrale Problem die Festlegung von Grenzen zu sein. Solange keine körperliche Abgrenzung erreicht ist, kann sich eine Person auch nicht auf eine Therapie einlassen, die uns eine Vorstellung von seiner tatsächlichen Geschichte gibt. (Jeau Oury, zitiert nach Delion, 2010, S. 31; Übers. E. K.)

Bei schweren Formen des Autismus und der Psychose kann es zu einer Auflösung der Grenzen des Ichs kommen, wobei der umgebende Raum wahnhaft in Besitz genommen wird; dieser Vorgang ist mit dem Impuls zu schweren Selbstverstümmelungen verbunden (Herausreißen des Auges aus der Augenhöhle, Amputation der Fingerglieder, Frakturieren der Stirn an einer Mauerecke usw.) und Ausdruck des paradoxen Versuchs des Patienten, sich den eigenen Körper mit dessen eigenen Grenzen anzueignen. Delion legt dar, dass sich die Technik des »Packens« für diese ansonsten nicht behandelbaren Krankheitsformen als nützlich erwiesen hat: Nach einer vorausgehenden psychologischen Vorbereitung werden dem Patienten zu Beginn kalte, feuchte Packungen angelegt, mit denen Beine und Arme 30 bis 60 Minuten lang eng an den Rumpf gebunden werden; dies geschieht in Anwesenheit von zwei oder mehr Assistenten, die dem Patienten bei Bedarf beistehen können und die – basierend auf einer von Esther Bick entwickelten Technik – als nahe Beobachter der Sitzung fungieren.

> Das Packen ist eine Technik, die den Körper eines schwer gestörten Patienten präsenter und damit greifbarer machen soll; dabei handelt es sich um Patienten, die - um existieren zu können - durch eine Explosion von Empfindungen, in einigen Fällen durch Selbstverstümmelung, den Kontakt zu ihrem Körper wiederherzustellen versuchen [...] Das Packen bietet eine Möglichkeit, die fehlenden Repräsentationen des Organismus zu kompensieren [...] Die Körperempfindungen, die während der Sitzungen hervorgerufen werden, liefern das Material, mit dessen Hilfe ein Kind Repräsentationen aufbauen kann; dieser Vorgang kann sehr tiefgreifende Ängste lindern, die mit diesem fragilen Zustand verbunden sind. (Delion, 2010, S. 105–108; Übers. E. K.)

Ich habe das Thema *Packen* eingebracht, das in einer analytischen Sitzung eigentlich nicht durchführbar ist. Es dient als anschauliches Modell: Möglicherweise scheint es für den Psychoanalytiker insofern lehrreich zu sein, als es die Desorganisation aufzeigt, die sich auf den tiefsten Ebenen vollzieht, wenn ein System der Körperrepräsentation fehlt – wie dies auch bei scheinbar gut integrierten Patienten der Fall sein kann. Die Behandlungsmöglichkeiten, die darauf abzielen, die Entwicklung der Körperrepräsentation zu fördern, machen dies ebenfalls deutlich. Im Laufe dieses Buches wird der Leser sehen können, wie der Therapeut auch in einem ganz anderen Kontext als dem des *Packens* versuchen kann, ein System von sensorischen Körperrepräsentationen des Patienten aufzubauen, indem er sowohl die Übertragung auf den Körper nutzt als auch die kommunikative Arbeit in der Sitzung auf die *»vertikale« Achse* der Beziehung zwischen Körper und Psyche ausrichtet. Diese Ausrichtung ist nicht wörtlich zu nehmen, sondern sollte natürlich im Zusammenhang eines typischen flexiblen Austausches über Beziehungen gesehen werden, der einen psychoanalytischen Ansatz kennzeichnet; die Analytikerin stellt klar heraus, dass sie eine Beziehung zu ihrem Patienten eingeht, auch wenn diese nicht im Vordergrund einer normalen Deutung der Übertragung steht. Wenn wir nämlich nicht mit dem klassischen System der Deutungen der Übertragung intervenieren, finden wir uns erst recht in einer komplexen Übertragungsdynamik wieder, die es notwendig macht, dass wir als Analytiker unsere *Reverie* einsetzen (Bion, 1990b).

Man könnte in gewisser Hinsicht auch von der Notwendigkeit des *Haltens* sprechen (Winnicott, 1983b) – einem Konzept, das damals revolutionär war, was die Behandlung primitiver Zustände betraf, die sich mit den körperlichen Grenzbereichen überschneiden (Winnicott, 1954a) –, *wenn die klinische Erfahrung nicht zeigen würde, dass es notwendig ist, das Halten mit der ständigen Aufmerksamkeit für die* folgenden Aspekte zu verbinden: die Schwankungen der inneren Stimmung des Analysanden, den Stellenwert, den er der Verantwortung für die Beziehung zu seinem Körper und dem Gebrauch des Denkens einräumt sowie weitere Aspekte, die – wie wir später sehen werden – sich aus dem Einfluss von Bions Beiträgen auf die Psychoanalyse primitiver psychischer Zustände ergeben.

## Empirische Forschung und die Beziehung zwischen Körper und Psyche

Neuere neurowissenschaftliche Forschungen haben zur Entdeckung der anatomisch-funktionellen Grundlagen der Intersubjektivität geführt, insbesondere dank der Erforschung der Spiegelneuronen (Gallese et al., 2007), sodass wir heute wissen, dass die Evolution zur Konstruktion neuronaler Mechanismen wie einem »›wir-zentrierten Raum‹« geführt hat, »der unsere Identifikation und Verbundenheit mit anderen begründet« (Vittorio Gallese, zitiert nach Emde, 2009, S. 556; Übers. E. K.). Diese Beziehungsmechanismen erweisen sich als »die Grundlage unserer Entwicklung und unseres Seins« (Emde, 2009, S. 556; Übers. E. K.). Die Erkenntnis des eigenen Selbst ist also mit der Erfahrung des anderen verbunden, sodass bei einem gesunden Menschen die Entwicklung der Bewusstheit für das Selbst und den anderen zwei Seiten derselben Medaille zu sein scheinen.

Die Untersuchung früher Beziehungsmuster hat in der Säuglingsforschung zum Konzept eines »Wir-Gefühls« geführt – das nach der Geburt mit der frühen Nachahmung elterlicher Äußerungen und Handlungen beginnt (Ammaniti & Trentini, 2009) – und schließlich zur Theorie des »Wir-Gehens«, der zufolge eine intentionale Handlung eine relationale Grundlage hat, die als Ergänzung, wenn nicht gar als Alternative zur Theorie des Ichs betrachtet werden könnte, die von einigen als Ausdruck einer veralteten »Ein-Personen-Psychologie« gesehen wird (Emde, 2009).

Aufgrund der Ergebnisse experimenteller Forschung können wir leichter verstehen, wie sich der Aufbau der Verbindung zwischen Körper und Psyche im Kontext früher Interaktionen entwickelt und dass eine harmonische horizontale Mutter-Kind-Beziehung für einen harmonischen Austausch und eine harmonische Interaktion zwischen Körper und Psyche entscheidend ist. Wenn man im Gegensatz hierzu bedenkt, dass die Verletzlichkeit sowie die Grundkonstitution von Mensch zu Mensch verschieden ist, kann eine schwierige Entwicklung der frühen Beziehungsfähigkeit dazu führen, dass keine Verbindung in der inneren Beziehung zwischen Körper und Psyche entstehen kann. In unserer klinischen Praxis zeigt sich dies in Form einer Dissoziation oder Disharmonie der Beziehung zwischen Körper und Psyche.

Stanley Greenspan (1989) schlug einen »strukturalistischen Entwicklungsansatz« vor, der die Psychoanalyse mit der Piaget'schen Psychologie und experimentellen Daten verbindet sowie *die Existenz einer sehr frühen Entwicklungsphase des Ichs anerkennt, das durch das Fehlen einer Unterscheidung zwischen sich selbst, dem Objekt und der physischen Welt gekennzeichnet ist* und deren Hauptfunktion in der Verarbeitung des sensorischen/affektiven Bereichs besteht, das heißt, in der Verarbeitung von Reizen und deren Integration mit anderen sensorischen Erfahrungen und dem motorischen Apparat. Diese Phänomene treten zwar sehr früh auf, lassen sich aber auch bei älteren Kindern beobachten. In der späteren Phase können wir deutliche Unterschiede zu den sensorischen Reaktionen von Neugeborenen feststellen, und jede Person weist eine spezifische Empfindlichkeit bestimmter Sinnesorgane auf (Sehkraft, Gehör, Tastsinn, Selbstwahrnehmung, usw.). Kinder, die Anzeichen einer schlechten elterlichen Erziehung aufweisen, zeigen auch eine schwer beeinträchtigte sensorische Integration (Greenspan, 1981). Diese frühen Probleme im sensorischen Bereich scheinen dem sehr ähnlich zu sein, was wir als Analytiker bei bestimmten Patienten antreffen: Probleme, die eine Modifizierung unserer psychoanalytischen Technik erforderlich machen, um – im frühen Stadium der Nicht-Differenzierung – ein größeres Bewusstsein für die protosensorischen Ebenen zu stimulieren.

Ein Aufschieben der Deutung der Übertragung bedeutet deshalb keinesfalls eine Ablehnung der primären Rolle der Intersubjektivität, sondern stellt einen praktikablen Weg dar, um den Bruch in der Beziehung zwischen Körper und Psyche des Patienten zu beheben, indem während der Sitzung der intersubjektive Austausch in erster Linie auf die Förderung der sensorischen Integration und des Dialogs zwischen Körper und Psyche ausgerichtet wird. Vermutlich konnten diese Prozesse in den ersten Lebensphasen einer Person aufgrund von Umständen – wie beispielsweise Verzerrung oder Fehlen der mütterlichen *Reverie* – nicht stattfinden (Bion, 1990b). Wir dürfen deshalb nicht davon ausgehen, dass das Versäumnis, die Übertragung zu deuten, einer Vernachlässigung des Beziehungsbereichs entspricht. Tatsächlich sind es genaugenommen relationale Gründe, welche zu der klinischen Entscheidung führen, die dringendsten Probleme des Patienten vorrangig zu bearbeiten, die im körperlich-psychischen Bereich auftreten.

Die klinische Auseinandersetzung mit den inneren Disharmonien in der Beziehung zwischen Körper und Psyche erfordert vom Analytiker das Aushalten eines Paradoxons, das darin besteht, dass er auf eine systematische Hervorhebung der psychoanalytischen Beziehung verzichtet und gleichzeitig eine Anstrengung auf der Beziehungsebene unternimmt, um sich auf die dringlichsten Bedürfnisse des Patienten einzustellen. Er muss versuchen, nicht nur mit Empathie seinen Standpunkt einzunehmen, sondern auch unter Einsatz aller seiner *eigenen* Möglichkeiten der kognitiven Aufmerksamkeit: *eine viel größere Anstrengung auf der Beziehungsebene als die, die für die klinische Arbeit erforderlich ist, bei der die Anerkennung der Intersubjektivität im Vordergrund steht.* Wir stellen tatsächlich fest, dass wir auf Funktionsebenen arbeiten, auf denen – wie bereits erwähnt – kaum ein Unterschied zwischen dem Körper des Kindes oder Patienten und dem Körper der Mutter bzw. des Analytikers besteht (Freud, 1930a) und wir Analytiker in erster Linie als Vermittler in den Primärprozessen der inneren Kommunikation unserer Patienten operieren müssen: Prozesse, von denen wir im Allgemeinen annehmen, dass sie bereits fest verankert sind, was aber in diesen Fällen ganz sicher *nicht* zutrifft.

Wir sollten die Ergebnisse der Säuglingsforschung über die intersubjektiven Ursprünge des Selbst berücksichtigen und im Gedächtnis behalten, dass wir uns in der Psychoanalyse kaum vom Konzept des Ichs befreien können, welches den einzelnen Menschen in seiner spezifischen Intentionalität und Getrenntheit von anderen betrachtet. Das Konzept des Ichs, wonach »das Ich vor allem ein körperliches [ist]« (Freud, 1923, S. 254), hebt den Körper als Ort hervor, von dem äußere und innere Wahrnehmungen ausgehen, die entscheidend zur Strukturierung des subjektiven Empfindungsvermögens einer Persönlichkeit beitragen. In Übereinstimmung mit Freud, der das Gefühlsleben als direkten Ausdruck eines inneren Zustands des Körpers betrachtete, haben die Neurowissenschaften aufgezeigt, dass der »Kern des Selbst« in den primitiven körperlichen Emotionen zu finden ist und das Bewusstsein nicht ohne ein Selbstbewusstsein (oder eine Selbstwahrnehmung) existieren kann, das sich aus der Wahrnehmung der inneren Zustände des eigenen Körpers entwickelt (Damasio, 2000).

> In Damasios Darstellung des Kernselbst entspringt das bewusste Du dem primordialen Gefühl, [...] das aus dem unbewussten Protoselbst entsteht, indem es sich durch das, was geschieht, verändert; mit den Worten von T.S. Eliot: »Du bist die Musik, solange die Musik andauert.« (Sletvold, 2013, S. 1028; Übers. E.K.)[3]

Die Worte von T.S. Eliot – so wie sie Damasio benutzt – weisen ausdrücklich auf die dynamische Rolle hin, die der sensorische Fluss in der Beziehung zwischen Körper und Psyche bei der Etablierung der psychischen Aktivitäten und Selbstwahrnehmung spielt. Daraus ergibt sich, dass »der Geist (*mind*) ohne eine Form der *Verkörperung* nicht denkbar ist« (Damasio, 1995, S. 311; Hervorhebung E.K.) und dass wir als fühlende Wesen die Musik, die unsere Körper erzeugen, oder die »nicht gehörten Melodien« unserer proto-sensorischen Zustände niemals außer Acht lassen können (Lombardi, 2008b).

Die Verbindung von Psychoanalyse, Säuglingsforschung und Neurowissenschaften ist ein komplexes und sich ständig erweiterndes Thema, das eigentlich kein Buch mit einem klinischen Ansatz, sondern ein eigenes Buch erforderlich macht. Ich möchte allerdings erwähnen, dass Mark Blechner[4] bei der Besprechung eines der Kapitel in diesem Band auf sein neuropsychoanalytisches Fachwissen zurückgriff, als er verschiedene Elemente der Verbindung zwischen Körper und Psyche in der experimentellen Forschung in Betracht zog – wie den Einfluss der Temperatur auf die Emotionen (IJzerman & Semin, 2009; Zhong & Leonardelli, 2008) und die Verbindung zwischen bestimmten Redewendungen, Zeit und Körpererfahrung (Miles et al., 2010) – er stellte fest:

> Vor allem in den letzten 25 Jahren haben kognitive Neurowissenschaftler umfangreiche Forschungsarbeiten durchgeführt, die deutlich machen, wie sehr unsere körperlichen Erfahrungen mit unseren psychologischen Wahrnehmungen – meist unbewusst – interagieren [...] Diese Erkenntnisse geben Lombardis klinischen Beobachtungen eine empirische und objektive Grundlage. (Blechner, 2011, S. 26f.; Übers. E.K.)

3 Das Zitat stammt aus T.S. Eliot, *The Dry Salvages*, Teil 5. (Dt. *Die trockenen Bergungen*, 5. Teil).

4 Kapitel 8. Eine erste Fassung wurde auf dem 13. Symposion des Instituts für Psychoanalyse in Massachusetts vorgetragen: »Minding the Body: Klinische Beobachtungen über das somatische Unbewusste«, Boston, MA, 1. Mai 2010.

## Schlussfolgerung

Wo könnte es heute noch einen Raum für die Entwicklung innerer Prozesse geben – in einer Welt, die von künstlicher Intelligenz und sozialen Netzwerken beherrscht wird und in der der *Schein* das *Sein* zunehmend bedrängt und entschlossen ist, seinen Platz einzunehmen? Das Interesse an der Beziehung zwischen Körper und Psyche erinnert uns an eine subjektive Dimension der Intimität und inneren Prozesse. Intimität in Beziehungen lässt sich nicht nur schwer erreichen, sondern es besteht vor allem die Gefahr, dass die Intimität, die durch unseren eigenen Körper und unser besonderes Zartgefühl eine Grenze erfährt, sich kaum erreichen lässt. Sie ist noch geheimnisvoller und rätselhafter, da sie in den präverbalen Entwicklungsstufen verwurzelt ist und die größte Herausforderung für unsere symbolischen und kognitiven Möglichkeiten darstellt. Wenn wir uns diesen Bereich – selbst mit einer so ausgefeilten Methode wie dem psychoanalytischen Ansatz – erschließen, sollten wir uns deshalb auch nicht von Schwierigkeiten überraschen lassen. Ein neuer Blickwinkel auf die Beziehung zwischen Körper und Psyche kann meines Erachtens zu neuartigen Formen der Selbstwahrnehmung im Umgang mit der inneren Welt und einer äußeren Welt anregen, die immer komplexer und instabiler wird.

## Kapitel 1

# Die Körper-Psyche-Dissoziation und die Übertragung auf den Körper

Nach dem vorsokratischen Philosophen Heraklit ist der kriegerische Konflikt der Urgrund von allem. Zu Beginn der abendländischen Zivilisation verewigte der Bildhauer Phidias diesen Konflikt auf den Metopen des Parthenon: Er stellte ihn als den Kampf zwischen Mensch und Tier sowie zwischen den Barbaren und den zivilisierten Griechen dar – was letztlich auf den Konflikt zwischen Körper und Psyche hinausläuft. Für Freud war der Konflikt der Ausgangspunkt seines tiefenpsychologischen Konzepts. In unserer heutigen Praxis stehen wir vor neuen Dimensionen: Das verdrängte Unbewusste wird in Verbindung mit dem nicht-verdrängten Unbewussten und seiner immer beherrschenderen Rolle betrachtet (Bion, 2006; Matte Blanco, 1975; Lombardi, 2015) und es zeigt sich, dass *jeder Konflikt eine tiefere Bedeutung hat, die vor allem die Beziehung zwischen Körper und Psyche betrifft.*

Platon vertritt im Dialog mit Phaidon eine konfliktreiche Auffassung vom Verhältnis zwischen Körper und Psyche; für ihn ist dieses Verhältnis eine mögliche Ursache von Dissoziationen: »Und solange wir leben, werden wir nur dann dem Erkennen am nächsten sein, wenn wir so viel wie möglich nichts mit dem Leibe zu schaffen noch gemein haben, was nicht höchst nötig ist, und wenn wir mit seiner Natur uns nicht anfüllen, sondern uns von ihm reinhalten.«[1] Obwohl Platons Position provokative Implikationen enthält (nicht zuletzt wegen seiner Sorge um die Gefahr, dass der Mensch seine Seele für »das Gold der Lust«[2] verkauft), geht er dennoch von einer Körper-Psyche-Dissoziation aus, wenn er davon spricht, dass wir »uns von ihm reinhalten« sollten, das heißt, getrennt vom Körper, damit wir nicht von dessen Natur verunreinigt werden. Diese Annahme einer Dissoziation sollte zu einer Konstante in der Geschichte der geistigen Entwicklung des Abendlandes werden.

1 Platon, *Phaidon* 67A, zitiert nach Reale (1999, S. 209).
2 Platon, *Politeia* IX, 589, E590A, zitiert nach Reale (1999, S. 309).

In ihren Anfängen war die Psychoanalyse revolutionär, was ihre Betrachtungsweise des Menschen angeht: Sie sah ihn in seinem Körper und dessen instinkthafter Natur verwurzelt, wodurch sie der Verbindung mit dem tatsächlichen Körper eine größere Bedeutung beimaß, als er später mit der Entwicklung der Objektbeziehungstheorie haben sollte. Bion fasst die erste psychoanalytische Revolution treffend zusammen, wenn er feststellt: »Die unausweichliche Bestialität des Lebewesens Mensch ist die Eigenschaft, aus der Merkmale hervorgehen, die uns wertvoll sind und die wir bewundern« (Bion, 2006, S. 78).

Die Aufmerksamkeit, die Freud (1911b) der Realität schenkte – die bei den schwerwiegenden psychischen Erkrankungen wie der Psychose eingeschränkt ist –, führte ihn zu der Vorstellung von *der strukturierenden Funktion des Bewusstseins in Korrelation zu den Sinnesorganen* und auch vom *Denken als einer Funktion mit der Aufgabe, motorische Entladungen zu begrenzen.* In diesem Freud'schen Modell der Entstehung des Bewusstseins ist eine körperliche Hauptmatrix, die aus den Sinnesorganen besteht, in der Lage, einen Wahrnehmungsfluss von innen in die äußere Welt und somit eine psychische Aktivität zu generieren; sie kann die Realität erkennen und eine Triebbefriedigung verzögern, was das Subjekt bis zu einem gewissen Grad mit den Erfordernissen und Grenzen der Realität versöhnt.

Freud (1915a) ging von einem fließenden Übergang zwischen dem Somatischen und dem Psychischen aus und hob die Notwendigkeit der Kontinuität zwischen dem Konkreten und dem Abstrakten hervor, wobei er zwischen *Sachvorstellung* und *Wortvorstellung* unterschied. »Wenn wir abstrakt denken«, schreibt er,

> sind wir in Gefahr, die Beziehungen der Worte zu den unbewußten Sachvorstellungen zu vernachlässigen, und es ist nicht zu leugnen, daß unser Philosophieren dann eine unerwünschte Ähnlichkeit in Ausdruck und Inhalt mit der Arbeitsweise der Schizophrenen gewinnt (1915a, S. 303).

Demnach behauptet Freud: Die Dissoziation eines verbalen Zeichens von seiner »gegenständlichen« Matrix kann ein Wort auf eine abstrakte Ebene zurückführen und ihm damit seinen eigentlichen Bezugsrahmen nehmen; sie beschränkt somit die »gegenständliche« Beschaffenheit der Welt auf eine unabhängige Existenz, die für die Vorstellung unerheblich ist und mit ihr in keinem Zusammenhang steht.

Die psychoanalytische Praxis umfasst heute ein viel breiteres Spektrum an Krankheiten als zur Zeit Freuds, sodass seine Hypothesen, die Körper und Psyche betreffen, möglicherweise erneut zeitlos erscheinen und im Kontext einer neuen klinischen Epistemologie Erweiterungspotenzial besitzen. Sie könnten die Psychoanalyse von ihrer übermäßigen Abstraktion und der misslichen Lage eines systematischen Konzepts befreien und an die Quelle der Erfahrung zurückführen. Das Problem eines Konflikts tritt nun zunehmend in äußerst extremen Formen auf, in denen Körper und Psyche absolute Positionen einnehmen und sich gegenseitig völlig ausschließen; wenn der Konflikt zwischen Körper und Psyche unerträglich wird, gewinnt die Körper-Psyche-Dissoziation die Oberhand. Eine Psychoanalyse, die von einer inneren Integration der primitivsten Ebenen ausgeht und sich zu früh auf die Psychodynamik und die Objektbeziehungen konzentriert, läuft Gefahr, entwicklungshemmend und nicht therapeutisch zu sein und zu weiteren Spielarten der Körper-Psyche-Dissoziation zu werden, die für unser heutiges Leben charakteristisch sind.

## Unzureichendes träumerisches Ahnungsvermögen der Mutter (Reverie) und Verlust des Kontakts mit dem Körper

Freuds Theorien haben ihren Ursprung in der Empirie: Er verteidigte stets die experimentelle Grundlage seiner Hypothesen und betonte die Unterscheidung zwischen wissenschaftlichen Theorien, die das Ergebnis der empirischen Erforschung realer Tatsachen sind, und rein spekulativen Vorstellungen. Wir sollten jedoch den Kontext nicht außer Acht lassen, in dem Freud seine Untersuchungen durchführte – das Wien der untergehenden Donaumonarchie Österreich, in dem positivistische Sehnsüchte und Affinitäten zu spätromantischen Vorstellungen keimten. Die Welt, in der wir heute leben, unterscheidet sich radikal von derjenigen Freuds, und dies gilt auch für unsere Phänomenologie psychischer Erkrankungen. Die angenehmen Patienten, die den Weg für Freuds Entdeckung des Unbewussten ebneten, waren Teil einer Kultur, die eine kontinuierliche Betreuung in den frühesten Phasen der individuellen Entwicklung garantierte. Im Gegensatz hierzu stellt uns die moderne Welt vor Probleme, bei denen zunehmend sehr ursprüngliche Erkrankungen zum Ausdruck kommen, die auf früheste postnatale Erfahrungen – geprägt durch den Einfluss des träumerischen Ahnungsvermögens der Mutter (Reverie) auf den Neugeborenen –, wenn nicht sogar auf intrauterine Erfahrungen während der

Schwangerschaft zurückgehen. Der Mangel, die Deformation oder das Fehlen mütterlicher Fürsorge hat eine solche Beeinträchtigung der Entwicklung zur Folge, dass sie eine harmonische Beziehung zwischen Körper und Psyche untergräbt, das heißt, eine Beziehung, die Freud als triebhafte und affektive Matrix betrachtete, aus der die individuelle Persönlichkeit erwächst. Es geht um eine Beeinträchtigung, die so einschneidend ist, dass sie eine Trennung vom Körper beinhaltet. Wenn ich von Körper-Psyche-Dissoziation spreche, meine ich eine Situation, in der der Körper an sich konkret weiter existiert, aber aus dem Blickfeld der Psyche verschwindet, so wie das tatsächliche Baby in seiner ursprünglich reinen Körperlichkeit nicht im Blickfeld der Person ist, die sich um es kümmert, und es sich möglicherweise von ihr nicht angenommen fühlt: eine Reaktion, die sich offensichtlich mit konstitutionellen Faktoren überschneidet, sodass bestimmte Babys hierfür anfälliger sind als andere. Unzureichende mütterliche Fürsorge bedeutet, dass sich das Baby zu einem Zeitpunkt seiner Entwicklung, zu dem es noch nicht genügend Ressourcen entwickelt hat, an die äußere Realität anpassen muss, um die inneren triebhaften Erfordernisse mit den äußeren in Einklang zu bringen. Diese frühzeitige Anpassung führt zu einer Beeinträchtigung der Entwicklung der Ich-Funktionen (James, 1960; Winnicott, 1983c), sodass die Verbindung zwischen der Wahrnehmungs-Bewusstseins-Achse und der Emotions-Trieb-Achse besonders gestört ist. Bedenkt man, wie früh solche Probleme auftreten, so liegt das, was den traditionellen psychoanalytischen Vertex (Scheitelpunkt) kennzeichnet, außerhalb des bewussten Bereichs, in dem sich die Geschichte des Patienten rekonstruieren lässt. Vielmehr ist ein *Durcharbeiten* erforderlich*, das sich auf die Gegenwart konzentriert*, auf den Kern der analytischen Beziehung und auf die Aktivierung der Wahrnehmung des eigenen inneren Funktionierens.

Bion (2006, S. 85ff.) hat als Erster darauf aufmerksam gemacht, dass eine entwicklungsoffene Psychoanalyse einen Container und eine funktionierende *Container-Contained-Beziehung* braucht: Eine gestörte Container-Contained-Beziehung verhindert die Anwendung der normalen Methoden psychoanalytischer Beobachtung sowie das Wachstum und die Entwicklung der Persönlichkeit. Bion hat den genannten Scheitelpunkt, der sich auf die Beziehung zwischen Psyche und Körper und die aus der Körper-Psyche-Dissoziation resultierenden Schäden konzentriert, zwar nie systematisch beschrieben, seine Hypothesen über die Container-Contained-Beziehung beziehen sich aber auf einer höheren Abstraktionsebene eindeutig auf einen solchen Scheitelpunkt.

Wenn Bion (2006, S. 85) beispielsweise behauptet, er sei nicht in der Lage, »Herrn X zu beobachten, weil er nicht ›innerhalb‹ der analytischen Situation oder nicht einmal ›in‹ Herrn X selbst bleiben wird«, konzentriert er sich, ohne dies explizit zu sagen, auf die Implikationen einer Körper-Psyche-Dissoziation. Demzufolge scheint der Analysand sozusagen *nicht in sich selbst* oder von seiner körperlichen Realität getrennt zu sein, die ihn containen könnte, und er befindet sich in ähnlicher Weise außerhalb oder ohne Bezug zur analytischen Situation. Damit sind wir wieder bei der Bedeutung *des Körpers als dem Container der subjektiven Erfahrung.* Der Begriff des Containers verweist ebenfalls auf die Bedeutung des Settings, sodass »die Analyse in Zeit und Raum lokalisiert ist [...] in den Stunden, die für die Sitzung reserviert werden, und in den vier Wänden des Behandlungszimmers« (Bion, 2006, S. 85). Wenn der analytische Bereich nicht über diese Grenzen verfügt, so können nach Bion keine analytischen Beobachtungen und keine Entwicklung des Analysanden stattfinden.

## Körper-Psyche-Dissoziation, Körper-Psyche-Dialog und Kreativität

Gehen wir davon aus, dass die Wahrnehmung und die Reflexion, die die Psyche dem Körper ermöglicht, den unverzichtbaren Ausgangspunkt jeglicher Form des Denkens bilden. Damasio (1995) würde sagen, dass die Psyche sich erst entwickeln konnte, weil der Körper sie brauchte, deshalb kann zwangsläufig die Psyche ohne Bezug zum realen Körper auch nicht funktionieren. Wenn ich von Körper und Psyche spreche, möchte ich keinen Körper-Psyche-Dualismus im kartesianischen Sinne unterstützen: Stattdessen möchte ich die *operative Divergenz* hervorheben, *zu der Körper und Psyche im Laufe des menschlichen Zusammenlebens wesentlich beigetragen haben* – einen Dualismus, den Damasio (1995) im Kontext einer Position, die von einer bedeutungsvollen Kontinuität zwischen Körper und Psyche ausgeht, als *funktionalen Dualismus* bezeichnet.

Selbst wenn wir von einem einheitlichen Menschenbild ausgehen, müssen wir zur Kenntnis nehmen, dass es in der psychoanalytischen Praxis tiefgreifende Meinungsverschiedenheiten gibt, was die Beziehung zwischen Körper und Psyche betrifft. Sie rechtfertigen den Begriff *Körper-Psyche-Dissoziation,* eine Dissoziation, der wir im Moment nicht die Bedeutung schenken, die wir in gewohnter Weise der Rolle des Unbewussten beimessen. In den Anfängen der Psychoanalyse, als Freud und Janet ihre Kontroverse über Dissoziationen führten (vgl. Ellenberger, 1973), hatten es beide mit viel oberflächlicheren Phänomenen zu tun als mit der Situation, mit der wir heutzutage in unserer Praxis konfrontiert sind.

Die Verhältnisse, die wir im Verlauf dieses Buches beschreiben wollen, zeigen deutliche Tendenzen zu einer Sackgasse in unserer analytischen Arbeit, da – wie wir sehen werden – die Voraussetzungen für die innere Verarbeitung, die im Körper verankert sind, schlechter geworden sind. Darüber hinaus kann das Fehlen der körperlichen Beteiligung leicht zu einer Zunahme des unbewussten Lügens (Bion, 2006) oder zu dem Zustand einer Pseudoexistenz führen, die auf Nachahmung beruht, ohne auf eine solide Persönlichkeit zu gründen. Wir befinden uns nicht nur in einem Bereich, der völlig von der Psychopathologie beherrscht wird, sondern wir stehen auch einem *tiefgreifenden anthropologischen Konflikt* gegenüber, der durch bestimmte Aspekte unserer gegenwärtigen Welt noch verschärft wird. Demzufolge haben wir das Gefühl, wir würden an dem Drama der Replikanten in *Blade Runner* (Regie: Ridley Scott, 1982) teilnehmen, die sich von uns nicht unterscheiden, obwohl sie keine Menschen sind, oder wir würden in einer Situation leben, wie sie in *Her* (2013) von Spike Jonze gezeigt wird, wo die virtuelle Realität eines Betriebssystems an die Stelle eines Partners aus Fleisch und Blut getreten ist. Das Sein steht unter dem Druck des Scheins und verursacht eine innere Spannung, wodurch die Freud'sche Dualität von Sach- und Wortdarstellung Gefahr läuft, innerlich zu zerbrechen, und das gesamte Darstellungssystem droht, durch haltlose Abstraktionen ersetzt zu werden. Die Anwesenheit des Körpers scheint dann in eine verlorene Welt verbannt, in der seine Bedürfnisse und Instinkte einer Art *Jurassic Park* (Regie: Steven Spielberg, 1993) gleichen: gleichzeitig begehrt, gefürchtet und verleugnet.

Die einzige Option, die dem verbannten Körper bleibt, besteht möglicherweise darin, einfach seinen eigenen Weg zu gehen: Dieser äußert sich in gewalttätiger Rebellion und Rache, die in psychotischen Ausbrüchen zum Vorschein kommt, oder in Zerfallserscheinungen, die auftreten, wenn sich der Körper in Form von bedrohlichen somatischen Krankheiten wieder meldet.

So werden wir zunehmend mit dem Bedürfnis der Psyche konfrontiert, unsere menschlichen Grenzen durch eine direkte Auseinandersetzung mit unserer körperlichen Natur zu entdecken. Sowohl der Analytiker als auch der Analysand sind dazu aufgerufen, ihren eigenen tragischen *Konflikt der*

*Substanzen* – das Ergebnis der uns innewohnenden Dichotomie von Körper und Psyche – zu entdecken und zu erkennen, dass jeder von uns (wie es Paul Klee zu Beginn der Moderne im 20. Jahrhundert empfand) »halb Gefangener und halb Beflügelter« ist: Nur das Aushalten der Ohnmachtsgefühle, die sich dadurch ergeben, dass wir uns auf unsere körperliche Natur einlassen, kann unser Denken von einer mechanistischen Sichtweise befreien und zu einem entscheidenden Impuls für Lebendigkeit und persönliche Kreativität werden.

## Eine Verschiebung des Vertex

Angenommen, es gibt einen grundlegenden primitiven Konflikt zwischen Körper und Psyche, den ich im Folgenden mit seinen verschiedenen Implikationen beschreiben werde, dann muss ich mich zwangsläufig von dem Standpunkt entfernen, von dem aus Freud ihn betrachtete. Der Vater der Psychoanalyse hob den triebhaften Körper hervor, der nach grenzenloser Befriedigung strebt; im Gegensatz hierzu neige ich dazu, einen Zustand der Dissoziation des Körpers oder das Verschwinden des Körpers aus dem Blickfeld der Psyche zu betonen. In der gegenwärtigen psychoanalytischen Praxis werden wir mit Ausbrüchen von Intoleranz konfrontiert, die sich vor allem durch die Ausblendung des Körpers hervortun, der vor allem als Grenze unserer menschlichen Existenz erfahren wird.

Während uns die Freud'sche Sichtweise und die psychoanalytische Tradition die Verabsolutierung der Triebhaftigkeit des Körpers nahebrachten, sehen wir uns immer häufiger widersprüchlichen Situationen gegenüber, in denen sich die Psyche vom Körper unabhängig gemacht hat. Der Mensch nimmt aufgrund seiner strukturellen und existenziellen Konstitution den Platz zwischen den beiden Polen (Psyche und Körper) ein: Es sind gegensätzliche Pole, die uns für eine Körper-Psyche-Dissoziation anfällig machen.

Ich möchte an dieser Stelle das Fragment einer psychoanalytischen Erfahrung einfügen, um das Thema der Körper-Psyche-Dissoziation und deren Durcharbeitung zu veranschaulichen – ein Thema, das im Verlauf des Buches in unterschiedlicher Ausprägung wiederholt auftauchen wird.

Ich denke, ich sollte vorab darauf hinweisen, dass der Leser bzw. die Leserin bei diesen klinischen Beispielen auf eine etwas andere Sichtweise stoßen wird: Während ich mich im ersten Teil dieses Kapitels von einem ätiologischen Standpunkt aus vor allem auf die Beschreibung beschränkt habe, verändert sich der Blickwinkel, wenn wir direkt in die eigentliche analytische Praxis einsteigen. Dies ist auch der Grund, weshalb ich auf Störungen der Mutter-Kind-Beziehung Bezug genommen habe, die dazu führen können, dass psychische Prozesse ohne die Wahrnehmung von Sinnesdaten stattfinden. Wir arbeiten in der Tat mit den aktuellen Folgen gewisser früher Fehlfunktionen, die im Laufe der Zeit zu einer mehr oder weniger stabilen Persönlichkeitsstruktur geführt haben, bis zu dem Punkt, an dem die Fehlfunktionen tatsächlich ein inneres System bilden, das auf differenzierten Theorien über die Psyche, das Leben und die Beziehungen beruht. Für den Analytiker ist es deshalb notwendig, zuallererst das Arbeitsmuster zu verstehen, mit dem die Analysand sich auf sich selbst bezieht. Dieses Muster gilt als Arbeitsgrundlage – auch wenn sie von Faktoren bestimmt wird, die weitgehend unbewusst sind –, um zu betonen, dass der Analysand für sich selbst und für die von ihm eingesetzten Kriterien verantwortlich ist. Dieses Konzept der Übernahme von Verantwortung durch den Analysanden ist ein Unterscheidungsmerkmal des analytischen Vorhabens und für ihn ein Ansporn, sich für Veränderungen zu öffnen, die er in die Art und Weise seines inneren Funktionierens einbringen kann.

Wenn wir – wie dies früher der Fall war – die Entbehrungen hervorheben, denen der Analysand in seinem Umfeld ausgesetzt war, lenken wir unsere Aufmerksamkeit auf das Ausmaß seines Defizits.Ohne diese Dimension in irgendeiner Weise leugnen zu wollen, möchte ich die Beobachtung der inneren Arrangements hervorheben, die der Analysand in Bezug auf seinen Körper, seine Seele und die Beziehungen zwischen beiden vornimmt.

Auf diese Weise können wir die Themen »Defizit« und »Konflikt« gemeinsam betrachten und mit dem unerschöpflichen Problem der destruktiven und konstruktiven Zwänge, denen der Mensch ausgesetzt ist, als grundlegende charakteristische Elemente des menschlichen Funktionierens verbinden. Meiner Meinung nach bildet das ständige Hin und Her zwischen Körper und Psyche und umgekehrt eigentlich die Grundlage von Denkoperationen. Erfahrung entsteht durch die ständige Interaktion zwischen Körper und Psyche sowie zwischen Emotion und Denken in engem Austausch zwischen den Schwankungen der Empfindung und den perzeptuellen und psychischen Ressourcen einer Person. Wenn sie versucht, die oft anstrengende Arbeit der Transformation von Emotionen in Gedanken zu vermeiden, legt sie nur ihre psychischen Funktionen lahm.

Im Kontext unserer Hypothesen sollte die Tendenz, sich vom Körper zu dissoziieren, nicht nur in Bezug auf pathologische Verzerrungen, sondern auch als Ausdruck eines *existenziellen Konflikts* betrachtet werden, der den Menschen als Tier in besonderer Weise kennzeichnet. Tatsächlich stellt die Befreiung vom Körper, wenn auch nur scheinbar, einen Versuch dar, den grundlegenden Konflikt zwischen Empfindung und Denken aufzulösen, der dem *Homo sapiens* strukturell innewohnt: Gerade dort, wo die konkrete Wirklichkeit und das Denken dazu tendieren, sich als unabhängige Substanzen zu etablieren, wird der Mensch mit seiner eigenen Wesensart konfrontiert, die aus einem inhomogenen Gemisch aus Körperlichem und Psychischem besteht (Garroni, 1992). Unter diesem Gesichtspunkt sollten wir das hier diskutierte Thema nicht als Ausdruck einer mangelnden Denkfähigkeit verstehen, die nur episodisch auftritt (Bion, 1962b), sondern tatsächlich als einen Konflikt zwischen Körper und Psyche, der in der westlichen Kultur tiefe anthropologische und philosophische Wurzeln hat (Finelli, 1995).

## Sklaverei des Körpers und körperliche Klaustrophobie

Wir wenden uns nun einigen kurzen klinischen Abschnitten zu, die aus den psychoanalytischen Sitzungen von Antonio stammen. Er hatte ständig Angst und dachte unter anderem, dass man ihm seine Wohnung wegnehmen würde; außerdem fühlte er sich auf verschiedene Weise verfolgt, vor allem von den Leuten in seinem Büro, von den Abteilungsleitern bis zu den Sekretärinnen, denen gegenüber er sich gleichermaßen unterordnete und unterwürfig verhielt. Er litt an Verdauungsproblemen und hatte chronische Atemwegsinfektionen. Ich glaube, dass die Eigenart seiner Probleme ihn sozusagen zu einer interessanten Verkörperung unseres Themas macht.

> Antonio beginnt eine Sitzung in einem Sommer mit der Bemerkung, dass ihm auffällt, dass sein Analytiker Sandalen trägt, die seine nackten Füße zeigen. Er ist empört über den Mangel an Anstand, der darin zum Ausdruck kommt. »Das sind die Sandalen eines Sklaven«, sagt er. Dann erinnert er sich, dass er auf dem Weg zu meiner Praxis jemandem in einem grauen Geschäftsanzug mit Krawatte begegnet ist: Er dachte, dieser Mann müsse auch zu einer psychoanalytischen Sitzung gehen. Er fügt hinzu, dass es sein Doppelgänger sein könnte.

Zu Beginn dieser Sitzung war ich verblüfft über die Aufmerksamkeit, die er dem Teil des Körpers schenkte, der aus meinen Sandalen herausschaute und dadurch Anstoß erregte. Antonio selbst schien das Thema Dissoziation einzuführen, als er sagte, dass er in dem Mann im grauen Geschäftsanzug – beinahe wie bei einer Halluzination – sich selbst erkannte, indem er sein Double außerhalb von sich platzierte. Ich könnte deshalb die Hypothese aufstellen, dass Antonio seine eigene körperliche Realität verleugnete, als er seine dissoziativen Mechanismen in Gang setzte: Eine körperliche Realität, die vor seinen Augen verborgen bleiben musste und unter dem grauen Geschäftsanzug sowie unter dem Grau seiner Gefühle und seines Lebens versteckt war. Dies erklärt möglicherweise, warum der Körper, den der Analytiker mit seinen unbedeckten Füßen zeigte, bei Antonio Anstoß erregte. Wir entnehmen seiner Äußerung auch, dass die Gegenwart seines Körpers ihn in einen Zustand versetzte, der bei ihm den Gedanken an Sklaverei auslöste, ganz offensichtlich einem Zustand, den er durch die Körper-Psyche-Dissoziation und die Ausblendung seines Körpers zu vermeiden suchte.

Kürzer gefasst: Die Theorie, die hinter der inneren Übereinkunft des Patienten steht, beruht auf der Annahme, dass der Körper uns zu Sklaven macht, während der Patient von jeder Form der »Sklaverei« frei sein wollte, und zwar insofern als er bereit war, auf seinen Körper »zu verzichten«. Diese Theorie kann ganz einfach die Ängste rechtfertigen, von denen der Analysand berichtete. Wenn er durch den Verzicht auf seinen Körper sein erstes wirkliches Zuhause aufgab, sollte seine Angst, dass ihm sein Zuhause weggenommen werden könnte, nicht überraschen: Tatsächlich bezog sich seine Angst auf sein körperliches Zuhause, das er sich selbst wegnahm, und nicht auf den Verlust des Zuhauses in seinem Apartment – eine Bedrohung, von der er außerdem wissen konnte, dass sie nicht in Erfüllung gehen würde. Wir könnten auch die Hypothese aufstellen, dass seine Weigerung, einen persönlichen Bezugsrahmen in seinem Körper zu suchen, wesentlich zu seinem Gefühl der Unsicherheit in Bezug auf die äußere Realität beigetragen hat: Die Suche nach Bestätigung seiner Identität fand nicht in der bloßen Tatsache seiner Körperlichkeit als dem unanfechtbaren Beweis seiner Existenz, sondern außerhalb seiner selbst statt; sie führte ihn dazu, ständig Anerkennung und Bestätigung durch andere, seine Stellung im Beruf und das Vorankommen in seiner Karriere zu suchen.

Außerdem verfügte Antonio über keinen inneren körperlichen Bezugsrahmen, weshalb er dem ständigen Wechsel äußerer Rahmenbedingungen schutzlos ausgeliefert war. Er war zu ständiger Instabilität verdammt, die auch durch unwichtige Ereignisse wie eine Änderung der Firmenpolitik, die Versetzung von Abteilungsleitern oder deren Stellvertretern oder auch nur Stimmungsschwankungen der Sekretärinnen verursacht werden konnte.

Wir betrachten jetzt einen weiteren Ausschnitt aus einer Sitzung, um unser Blickfeld zu erweitern.

> Antonio erzählt, dass er ein Gespräch mit seinem Abteilungsleiter und dessen Stellvertreter hatte. Dieser verstand eine Anspielung des Abteilungsleiters nicht, woraufhin Antonio eine ironische Bemerkung machte und »Hallo« sagte, vergleichbar mit einer Situation am Telefon, bei der dein Gesprächspartner dich anscheinend nicht gehört hat – was die Beschränktheit seines Vorgesetzten unterstreicht. An diesem Punkt verfiel Antonio in Panik und befürchtete, seine Karriere für immer gefährdet zu haben. Er sagte mir, er wäre lieber der Boxer gewesen, dessen Ohr Mike Tyson ein paar Tage zuvor abgebissen hatte, als möglicherweise den stellvertretenden Abteilungsleiter beleidigt zu haben. Und er fügte hinzu: »Es ist besser, ein Ohr zu verlieren, als seine Karriere zu ruinieren.«

Mir fiel auf: Die Strafe, die Antonio sich selbst für seinen vermeintlichen Mangel an Respekt auferlegen wollte, bestand in der Amputation eines Körperteils, eines Sinnesorgans, nämlich dem Organ des *Hörens*, auf Italienisch *sentire*. Dies ist auch das Verb, das wir sowohl für das taktile als auch für das emotionale Fühlen verwenden, und es erinnert demzufolge außerdem an das Gefühlsleben und die eigenen Gefühle. Ich versuchte deshalb, eine Bemerkung zu machen, die seine Aufmerksamkeit möglicherweise auf seine Fähigkeit zu innerem Funktionieren lenken sollte, auf die er bisher im Allgemeinen verzichtete: seine Fähigkeit zur körperlichen Präsenz in Bezug auf sich und andere, die von seinen Sinnesorganen und der dazugehörigen emotionalen Resonanz (Ohr, Gehör, Gefühl) ausgeht. Werfen wir einen Blick auf den Dialog, der sich daraus ergab:

L(ombardi): Sie würden am liebsten nicht spüren, am liebsten den Hass nicht wahrnehmen, der Sie dazu bringt, so ironisch zu reden.

A(ntonio): Diese Art von Kommentar war fehl am Platz.

L: Es entsprach Ihren Gefühlen. Wenn Sie sich Ihre Gefühle eingestehen, können Sie auch einen akzeptablen Weg finden, sie auszudrücken. Nebenbei bemerkt, wie Ihre ironische Bemerkung zeigt, Sie scheinen durchaus in der Lage zu sein, Ihre Gefühle auszudrücken.

A: Mein Fuß brennt dort, wo die Sohle gegen die Innenseite des Schuhs drückt. Ich bin kurz davor, wütend zu werden. *(Pause)* Es ist seltsam, dass ich heute den Druck der Couch nicht auf meinen Waden spüre. Es ist, als würde alles richtig zirkulieren. Ich fühle mich entspannt.

L: Es sind Ihre Gefühle, die zirkulieren, Ihr Hass, der zirkuliert, wenn Sie bereit sind, ihn zu akzeptieren und ihn auszudrücken. Es brennt, aber nicht so sehr, wie Sie befürchten. Ein akzeptables Brennen.

A: Ich fühlte mich gefangen, als Sie eine Verbindung zwischen meinem Ohr und meinen Gefühlen herstellten, gefangen in meinem Körper. Ich möchte meinem Körper lieber entkommen; für mich ist er ein Gefängnis.

Diese Gesprächssequenz macht deutlich: Dadurch, dass der Analytiker die Ich-Ressourcen des Analysanden positiv bewertete, die dieser genauso wie seine körperlichen Funktionen immer wieder angriff (Bion, 1959), konnte Antonio zu seinem körperlichen Selbst zurückfinden.

Die Sinneswahrnehmungen, die von seinem Fuß ausgingen, bestätigten die Existenz seines Körpers. Und der Fuß war genau der Körperteil, den er im Verlauf jener früheren Sitzung verächtlich mit dem Analytiker assoziierte, der zum »Sklaven« wurde. Antonio hatte das Gefühl, sein Fuß würde brennen, was ihm dann die Möglichkeit gab, seinen Hass wahrzunehmen. Die erneute Verbindung des Patienten mit seinem Körper, zusammen mit den daraus resultierenden Einschränkungen (der Druck auf die Fußsohle) und den Hassgefühlen, hatte etwas Konstruktives: Antonio hatte den Eindruck, dass die Dinge – sowohl innerlich als auch äußerlich – gut zirkulierten. Er konnte jetzt nicht nur feststellen, dass er entspannt war, anstatt in Panik zu verfallen, sondern er hatte auch sein gewohntes Gefühl, verfolgt zu werden, verloren. Der Druck, den die Couch hervorrief, verschwand zusammen mit dem Gefühl des Drucks, der von der Anwesenheit seines Analytikers ausging, der normalerweise als ein weiterer seiner äußeren Verfolger erlebt wurde.

Dadurch, dass Antonio seine Hassgefühle einem bestimmten Ort zuordnen konnte, ergab sich an diesem Punkt der Sitzung die Möglichkeit einer weiteren wichtigen Wahrnehmung. Er stellte fest: Sobald er in seinem Körper war, hatte er das Gefühl, er sei in einem Gefängnis, aus dem er normalerweise entkommen konnte (»Ich möchte meinem Körper lieber entkommen«). Dies gelang ihm nur, wenn er einen inneren Mechanismus aktivierte, der jede Form der Anerkennung seines Körpers ausschloss. Antonios Erfahrung scheint in hohem Maße klaustrophobisch zu sein: In seinem Körper zu sein, war unmittelbar mit dem Gefühl der Begrenzung verbunden, die Antonio vermied, um dem undifferenzierten Zustand der Grenzenlosigkeit näher zu kommen. Diese Verknüpfung des Körpers mit Begrenzung und Differenzierung unterstreicht in besonderem Maße den fließenden Übergang, der zwischen der Wahrnehmung des Körpers und den Denkfunktionen besteht, die sich nur dann durchführen ließen, wenn Begrenzung und Differenzierung respektiert wurden.

Die Neigung zur Trennung von seinem Körper, den er als Gefängnis erlebte, verhinderte in Wirklichkeit, dass Antonio die Freiheit erlangte, die er sich gewünscht hätte, und dass er aus seinem Gefängnis oder aus der »Sklaverei« entkommen konnte. Genau das Gegenteil trat ein: Er begab sich genau in die »Sklaverei«, die er vermeiden wollte, indem er sich selbst des Gefühls der Identität beraubte, das aus der Zugehörigkeit zum eigenen Körper entsteht. Indem er jeglichen Bezug zu seinem Körper vermied, gelang es ihm auch nicht, sich Begrenzungen zu entziehen, vielmehr setzte er sich auch äußeren Situationen aus, an die er dieselben Maßstäbe bezüglich Aggression und Intoleranz anlegte, die er sich selbst gegenüber immer wieder aufstellte.

Die Freiheit, nach der er sich sehnte, konnte er tatsächlich nur innerhalb der Begrenzungen verwirklichen, die ihm sein Körper bietet; dies bestätigt auch sein Gefühl des Wohlbefindens, der Entspannung und des Zirkulierens in seinem Inneren, das er am Ende der Sitzung verspürte. Es ist auch folgende Deutung möglich: Antonio gewann ein Stück Freiheit, die er letztendlich erlebte, als er bereit war, sich in seinen körperlichen Rahmen zu verorten und den emotionalen Preis für den brennenden Hass zu bezahlen, der aus der Anerkennung der Grenzen der *Conditio humana* resultiert.

Antonios Zustand verlangt auch unsere Aufmerksamkeit, weil er sich verallgemeinern lässt und uns, wie eingangs erwähnt, auf bestimmte Wesensmerkmale des Menschen zurückführt, die für unsere heutige Zeit von besonderer Bedeutung sind, wie die Tendenz zur Trennung der Seele von der konkreten körperlichen Grundlage, in der sie angesiedelt ist.

## Übertragung auf den Körper

»Mein Fuß brennt«: Als Antonio sich der Empfindung in seinem Körper bewusst wird, vollzieht er die Übertragung auf seinen Körper. Und nur wenig später dient dieser Vorgang dazu, eine wichtige Erfahrung körperlicher Klaustrophobie aufzuzeigen: »Ich fühlte mich eingesperrt [...] für mich ist [mein Körper] ein Gefängnis.« Antonio verwendet meistens »Gedanken« in einer Weise, die im Gegensatz zur körperlichen Erfahrung steht, sodass ein Gedanke nicht Ausdruck der Weiterentwicklung *Körper, Affekt, Gedanke* ist (Lombardi, 2009a), sondern Ausdruck eines Zustandes der Dissoziation, in dem, wie Freud gesagt hätte, *die Worte ihren Bezug zur Welt der konkreten Dinge verlieren.*

Mit anderen Worten: Das Individuum neigt dazu, ein symbolisches System zu benutzen, um das Erleben von Empfindungen zu vermeiden, deren katastrophale und unerträgliche Auswirkungen es befürchtet. Unter klinischen Bedingungen kann in der Analyse die Aktivierung einer Übertragung der Körper-Psyche-Dissoziation des Analysanden auf seinen eigenen Körper Anreiz für ein integriertes Erleben seiner selbst sein, indem sich ein Gedanke mit den inneren Empfindungen überschneiden kann – einem Zustand, in dem der Analysand einen Berührungspunkt und eine mögliche Übereinstimmung zwischen seinem Denken und seinem Fühlen entdecken kann.

Wenn wir im analytischen Kontext von Übertragung sprechen, meinen wir normalerweise *die Übertragung auf den Analytiker.* Der Deutung dieser Übertragung kommt im Allgemeinen eine zentrale Rolle in der psychoanalytischen Technik zu, bis zu dem Punkt, dass sie als Beweis für die psychoanalytische Authentizität des Durcharbeitens gilt. Autoren wie André Green versuchten, sich gegen diese Beschränkung des Konzepts der Übertragung auf die Beziehung zum Analytiker zur Wehr zu setzen, indem sie eine doppelte Übertragung betonten, bei der die Übertragung auf den Analytiker als äußeres Objekt gleichzeitig mit der *Übertragung auf das Wort* stattfindet (Green, 1984b, S. 181; 2002, S. 59). Dieser Begriff bezieht sich auf die enorme Menge an affektbesetzten Spuren, die nach Symbolisierung verlangen – auf einen Gefühlsfluss an der Grenze des Unbewussten, der auf die Worte des Analysanden und des Analytikers gerichtet ist. Freud verwendete tatsächlich das Wort Übertragung zum ersten Mal in der *Traumdeutung* (1900), um die Übertragung unbewusster Spuren auf das zur Symbolisierung bereitstehende Material der Tagesreste zu bezeichnen. Freuds Begriff der Übertragung war viel weiter gefasst und nicht auf den Analytiker begrenzt, wie dies später in der Psychoanalyse geschah. Nach einigen klinischen Belegen zu urteilen, war die Übertragung, die Freud am meisten interessierte, bezeichnenderweise die Übertragung auf das Material, durch das eine Verbindung zum Unbewussten hergestellt werden konnte (Pohlen, 2009). Aus seinem Brief vom 5. Juni 1917 an Georg Groddeck geht eindeutig hervor, dass Freud das Unbewusste als eine Art Relaisstation zwischen Körper und Psyche betrachtete. Er schreibt, das Unbewusste sei die Stelle, die Körper und Psyche verbindet, genau das fehlende *Bindeglied*, nach dem lange gesucht wurde (Freud & Groddeck, 1973). Es überrascht deshalb nicht: Was eine Analytiker findet, der das Material aus einer analytischen Sitzung nach einer Verbindung mit dem Körper durchsucht, kann für den Analysanden eine Möglichkeit sein, Ebenen zu erreichen, in die sogar die Funktionsweise des Unbewussten eingebunden ist!

Im Laufe des Buches werden wir auf unterschiedliche Weise erkennen, wie auf allen primitiven Ebenen ein ständig auf den Analytiker fokussiertes Durcharbeiten Entwicklungsprozesse hemmen und dem therapeutischen Fortschritt entgegenwirken kann. In allen Situationen, in denen der Einzelne Schwierigkeiten hat, eine Beziehung zu seinem eigenen Körper und seinen eigenen primären Emotionen aufzunehmen, wird er in Distanz zu sich selbst gehen. Somit ist er der Gefahr einer lähmenden regressiven Dynamik von Konformität und Nachahmung ausgesetzt. Wenn wir mit primitiven seelischen Zuständen arbeiten, findet gleichzeitig eine Übertragung auf den Analytiker und den Körper statt; konzentrieren wir uns auf den Körper als »treibende Kraft des Durcharbeitens«, wird es dem Patienten gelingen, mitten in einer analytischen Sitzung vielfältige Verbindungen zwischen Körper und Psyche herzustellen, zu denen er sonst keinen Zugang hätte.

Ferrari (1992) entwarf ein Konzept der gleichzeitigen Weiterentwicklung *der Beziehung zwischen Körper und Psyche* sowie *der Beziehung zwischen Analytiker und Analysand* auf einer vertikalen und einer horizontalen Achse. Diese »vertikale« Übertragung des Analysanden auf seinen eigenen Körper kann nicht ohne das träumerische Ahnungsvermögen (*Reverie*) des Analytikers stattfinden (Bion, 1962b), das auf seiner Fähigkeit beruht, auf seine eigene sensorische Welt zu »hören«: Auf diese Weise kommt es in der Sitzung *zu einer doppelten und parallel stattfindenden Übertragung seitens der beiden Teilnehmer auf den jeweils eigenen Körper.* Diese Fokussierung auf die Beteiligung des Körpers erleichtert entscheidend die Prozesse der Empathie und der emotionalen Kommunikation innerhalb des analytischen Paares, da das Gefühlsleben allgemein auf einer Verbindung zu Empfindung und Sensibilität basiert.

Der Fokus auf die Übertragung auf den Körper ist vor allem dann von Bedeutung, wenn der Analysand keine emotionale Resonanz zeigt und außerdem deutliche Anzeichen der Entfremdung oder Gleichgültigkeit gegenüber sich selbst oder der eigenen Körperlichkeit aufweist. Ich möchte hervorheben, dass die Übertragung auf den Körper es uns ermöglicht, auf eine Erfahrungsebene vorzudringen, die sich nicht notwendigerweise auf die Begriffe bestimmter psychischer Inhalte reduzieren lässt. Die Erforschung unserer Gefühle als einer allgemeingültigen menschlichen Kategorie verweist in der Tat auf unsere *Conditio humana* in einem weiteren Sinne. Sie kann für sich genommen nicht unmittelbar auf symbolische Begriffe reduziert werden und ist außerdem in unserer Identität als *Homo sapiens* verwurzelt. *Außerdem existiert in uns Menschen gleichzeitig die Dualität von Wissen und Fühlen und die Dualität von Verstand und Körper als Identität*: Die Wahrnehmung unserer körperlichen Gefühle kann die Quelle »des eigentlichen Sinns unseres Lebens sein, der in ständigem Gegensatz zum Nicht-Sinn steht« (Garroni, 1992, S. 15).

## Körperliche Gegenübertragung

Das Primat des sensorischen Drucks, der beim Durcharbeiten zum Vorschein kommt und eine Verbindung zur körperlichen Erfahrung herstellt, bedeutet, dass der Analytiker auf denselben unstrukturierten Ebenen von instabilen, unzugänglichen und möglicherweise explosiven Gefühlen operieren muss, die der Analysand durchlebt. Auf diese Weise sollte der körperliche Druck des Patienten – noch bevor er verstanden wird – vor allem dadurch reduziert werden, dass der Analytiker in seinem Inneren die Container-Funktion übernimmt. Auf diesen primitiven Ebenen ist der Analytiker nicht so sehr mit spezifischen psychischen Inhalten oder klar umrissenen Konfliktbereichen konfrontiert (wie wir sie bei den besser integrierten Phänomenen der Gegenübertragung vorfinden), vielmehr sieht er sich radikaleren und primitiveren Manifestationen gegenüber, die ich an dieser Stelle als *somatische Gegenübertragung* bezeichnen möchte. Somit steht der Analytiker vor der Aufgabe, die vorsymbolischen sensorischen Manifestationen, die den psychischen Phänomenen vorausgehen, in seinem eigenen Körper zu containen; auf diese Weise schafft er die Voraussetzung dafür, dass das psychische Funktionieren auf weiter entwickelten Stufen stattfinden kann.

Es besteht mittlerweile allgemeiner Konsens, Gegenübertragungen primär als nicht-pathologisch und nicht-refraktär zu betrachten (Gabbard, 1995). Wenn primitive, mit dem Körpererleben verbundene Ebenen im Spiel sind, kommt es zu Erfahrungen, an denen das Unbewusste deutlich beteiligt ist und bei denen sich die Angst leicht zu einem ozeanischen Gefühl ausbreiten kann (Freud, 1930a). Diese archaischen Ebenen beinhalten die Annäherung an nicht- und vorsymbolische Bereiche, die durch Undifferenziertheit und Gegenständlichkeit gekennzeichnet sind. Im Verlauf einer psychoanalytischen Behandlung kann der Prozess des Durcharbeitens die Konfrontation mit extremen Phänomenen der Körper-Psyche-Dissoziation beinhalten, wobei verschiedene Arten von somatischen Reaktionen plötzlich auftreten und lange andauern können. *Die somatische Gegenübertragung bedeutet genau genommen die Übertragung des Analytikers auf seinen eigenen Körper, die eine Voraussetzung dafür ist, dass er das Durcharbeiten des Analysanden mit seinem eigenen Körper begleiten kann* – vor allem in Entwicklungsphasen, in denen die Körper-Psyche-Dissoziation des Patienten nicht länger beherrscht wird. Hier stoßen wir bei den Analytikern auf ein unterschiedlich ausgeprägtes Einfühlungsvermögen, wobei besonders Freuds Fähigkeit, seinen Patienten zuzuhören, oder Melanie Kleins klinische Begabung, ihre Patienten genau zu beobachten, erwähnenswert ist. Auf den primitivsten Ebenen kommen Phänomene ins Spiel, die sich weniger eindeutig zuordnen lassen, sodass der Körper des Analytikers wie ein »Empfangsorgan« für die unbewussten Mitteilungen des Analysanden funktioniert. Der ganze Körper wird zu einer Art Trommelfell, das dazu dient, Mitteilungen entgegenzunehmen. Die somatische Gegenübertragung kann sich auf unterschiedlichste Weise zeigen, unter anderem durch eine besondere Sensibilität gegenüber inneren Regungen. So werden bestimmte Sinneserfahrungen psychisch besonders intensiv wahrgenommen, als ob sie unter ein Vergrößerungsglas gelegt würden: zum Beispiel die genaue Wahrnehmung bestimmter Körperregionen und verschiedene subjektive somatische Phänomene wie Hitzegefühl, Übelkeit, Schwindel oder Veränderungen des Atemrhythmus usw. sowie vorübergehendes körperliches Unwohlsein (Schmerzen, Muskelkontraktionen, Herzrhythmusstörungen usw.). Diese somatischen Phänomene können dazu führen, dass die Abstraktionsfähigkeit des Analytikers vorübergehend eingeschränkt ist: Die psychische Energie des Analytikers, die sich auf die sensorisch-emotionale Ebene bezieht, kann seine Bereitschaft erhöhen, die sensorisch-emotionale Erfahrung des Analysanden zu containen, die sich in dessen Innerem gerade strukturiert.

## Ein psycho-sensorisches Pentagramm

Im Laufe der Zeit stellte ich fest, wie sehr mein analytisches Hören von einigen meiner inneren sensorischen Empfindungen beeinflusst wird, wie zum Beispiel der Wahrnehmung des Gewichts und der Wärme meines Körpers, besonders im Lendenbereich. Ohne *meine persönliche sensorische Fokussierung,* von der meine affektive Resonanz und meine intellektuelle Aktivität ausgehen, könnte ich beim Hören auf das, was ein Patient mir mitteilt, keine emotionale Beteiligung – geschweige denn rationales Verstehen – zeigen. Diese Fokussierung bildet den sensorischen Hintergrund, der strukturell als eine Art *psycho-sensorisches Pentagramm* fungiert, auf dem sowohl emotionale als auch rationale Mitteilungen des Analysanden allmählich ihre Spuren hinterlassen.

Bei der Wahrnehmung der Phänomene der sogenannten somatischen Gegenübertragung ist große Aufmerksamkeit und Hingabe gefragt, da körperliche Emotionen möglicherweise heftig und schwierig zu containen sind, und genügend Zeit zu ihrer Metabolisierung muss geduldig eingeräumt werden. Diese Zeit liegt nicht im Ermessen des Analytikers und kann in Konflikt mit anderen Aspekten seines Lebens geraten. Das emotionale Durcharbeiten der tieferen Ebenen überschreitet in der Tat die Grenzen einer einzelnen Sitzung und schließt möglicherweise auch die bewussten Ebenen aus: So ist es kein Zufall, dass Freud in seinem letzten Werk (1940a) eine große Ähnlichkeit zwischen Körperempfindungen und unbewussten Phänomenen feststellte. Der Analytiker ist deshalb aufgefordert, seine inneren Reaktionen auch außerhalb seiner Praxis wahrzunehmen, wobei er bedenken muss, dass sie sich durchaus auch dann zeigen können, wenn er sie am wenigsten erwartet. Die Erfahrung, die wir mit unseren Analysanden teilen, begleitet uns ständig, auch wenn uns dies nicht immer bewusst ist, und das damit verbundene emotionale Durcharbeiten findet kontinuierlich und mit hoher Intensität statt.

Ich gebe ein kurzes Beispiel für die Probleme, die sich aus der Notwendigkeit ergeben, dass wir auf unsere sensorisch-emotionalen Körperreaktionen und die spezifische Dauer achten, die ihre Durcharbeitung erfordert. Das Beispiel stammt aus einer turbulenten Phase der Behandlung eines der Fälle, die ich später im Buch noch vorstellen werde. Nach einigen sehr dramatischen Sitzungen mit zahlreichen Angriffen und vielfältigen Beleidigungen seitens des Patienten hatte ich mir angewöhnt, mir Zeit zu gönnen, um den Zustand des körperlichen Chaos zu verarbeiten, in dem ich mich am Ende der Sitzungen meistens befand. Ich war tatsächlich oft völlig erschöpft, wie wenn ich ein Rennen oder eine sehr große körperliche Aufgabe beendet hätte; meine Atmung war flach und mühsam und ich hatte Herzklopfen – all dies hing mit der gewaltigen Emotionalität zusammen, die während der Sitzungen zum Vorschein kam. Erst eine Ruhepause, wie beim Verschnaufen nach einem langen Lauf, führte zu einer allmählichen Reduktion meiner somatischen Reaktionen und ermöglichte es mir, meine sensorische Welt wieder in Ordnung zu bringen. Eines Tages war es mir nicht gelungen, meinen Zahnarzttermin zu einer günstigeren Zeit zu vereinbaren und ich musste die Praxis verlassen, ohne mir nach einer solchen Sitzung die gewohnte Zeit zur emotionalen Druckentlastung zu nehmen. Ich durfte keine Zeit verlieren, also nahm ich schnell das abnehmbare Radio aus meinem Auto, aber ich bewegte mich so hastig, dass das Radio auf meinen Fuß fiel und eine schwere Prellung verursachte; die Folge war, dass ich später den Nagel meines großen Zehs chirurgisch entfernen lassen musste. Dieser belanglose Vorfall gewinnt an Bedeutung, wenn man Folgendes bedenkt: Würden diese Formen des Verlusts der motorischen Koordination zunehmen, könnten sie durchaus Unfälle verursachen, die für den Analytiker sehr wichtig werden können. Das kann uns vielleicht eine Vorstellung von den Risiken vermitteln, die den Mikro- und Makrophänomenen einer Körper-Psyche-Dissoziation innewohnen, denen ein Analytiker, der mit schwierigen Fällen arbeitet, ausgesetzt sein kann. Außerdem mahnt dieser Vorfall zur Vorsicht und Fürsorge, die seine Selbststeuerung erfordert und weit über die spezifischen Verstehensprozesse hinausgeht, die für weiter entwickelte und mentalisierte Bereiche notwendig sind. Möglicherweise ist der Verstehensprozess zeitlich sehr kurz, aber die emotionale Verdauung benötigt viel Zeit und wir müssen es zulassen, dass unsere Gefühle ihrem eigenen Tempo folgen. Es ist objektiv schwierig, die verschiedenen beteiligten Ebenen zu beschreiben, die in den Erfahrungen unseres klinischen Alltags angesprochen werden. Aus diesem Grund wird es mir im Verlauf des Buches nicht immer gelingen, die Dreidimensionalität meiner subjektiven Erfahrungen mit all ihren somatischen Implikationen ganz genau darzustellen. Daher überlasse ich es der Sensibilität und Intuition des Lesers, sich die vorhersehbaren sensorischen und emotionalen Reaktionen vorzustellen, die mit der Erkundung der primitivsten Ebenen menschlicher Erfahrung einhergehen.

## Auf dem Weg zu einer neuen Fokussierung auf den Analysanden

In diesem Buch schlage ich *eine radikale Verlagerung unseres therapeutischen Schwerpunkts vor, in der Art, dass das Interesse am Körper nicht auf seine symbolische Bedeutung oder auf die damit verbundenen unbewussten Fantasien beschränkt bleibt.* Mit anderen Worten: Die gesamte Psychoanalyse läuft nicht auf eine bloße Metaphorisierung hinaus – bei allem Respekt vor dem unbestreitbaren Wert von Metaphern –, sondern sie verlangt eine Konfrontation mit der Realität und dem Körper, an dem die Realität sich als Erstes zeigt. In vielen Fällen bildet das Durcharbeiten, das auf eine Beziehung zum eigenen Körper abzielt, die Grundlage für das psychische Funktionieren, indem es einen konkreten Bezugsrahmen für das bietet, was Freud *Sachrepräsentation* nannte. Durch die Hinzunahme des Körpers als realem Bezugsrahmen beginnt diese Repräsentation – zusammen mit der persönlichen Erfahrung des eigenen Unbewussten – einen Sinn zu ergeben. Ohne den konkreten inneren Bezugsrahmen des eigenen Körpers läuft die Arbeit mit Symbolen Gefahr, auf abstrakte Weise selbstreferenziell, ohne persönliche Substanz und Entwicklungsperspektive zu bleiben.

In den letzten Jahrzehnten wurde die Beziehung zwischen Körper und Psyche in unserer Wissenschaftsdisziplin unterschätzt, weil sie vermutlich eine Einschränkung des interpretatorischen und metaphorischen Potenzials der Psychoanalyse bedeuten könnte, da sie nachweisbare Elemente aufzeigt, die als Abwertung des intellektuellen Status des Analytikers empfunden werden könnten.

Einige Analytiker fühlen sich in ihrer Identität bedroht, da das »konkret Greifbare« zunehmend an Bedeutung gewonnen hat. Außerdem sind viele Menschen, die heutzutage eine psychoanalytische Behandlung beginnen, nur noch in begrenztem Umfang in der Lage, mit metaphorischen Ebenen umzugehen. Selbst bei Patienten mit scheinbar entwickelter Mentalisierung kommt es sogar häufig vor, dass die konkreteren Erfahrungsebenen im Verlauf des analytischen Prozesses aufgewertet werden, sodass zwischen dem Denken und der tatsächlichen physischen individuellen Persönlichkeit eine Verbindung hergestellt werden kann.

Der reale, konkrete Körper ist in der Psychoanalyse in Vergessenheit geraten, vielleicht auch deshalb, weil er die charismatische Macht des Psychoanalytikers als »Experten« in Bezug auf die Situation des Analysanden schwächt:

Es ist kein Zufall, dass die Anerkennung der Existenz eines realen Körpers die Anerkennung der *echten Schranken impliziert, die für den Körper gelten*, sodass der Analysand der Einzige ist, die tatsächlich Experte für sich selbst sein kann – für das, was innerhalb seiner eigenen »Grenzen« stattfindet. Das heißt auch, dass der Analytiker strukturell daran gehindert wird, über eine Hypothese, eine Vermutung oder eine externe Einflussnahme auf die Phänomene hinauszugehen, die im Wesentlichen im Inneren stattfinden und primär im Bereich des Analysanden verbleiben. Mit aufschlussreichem Scharfsinn stellte Bion fest, dass die Probleme des Patienten »nicht in seinem Unvermögen zu repräsentieren, sondern in seinem Unvermögen *zu sein*« bestehen (2006, S. 27).

Rücken wir den Körper in den Vordergrund der psychoanalytischen Therapie, geben wir dem Analysanden einen Bereich zurück, in dem er über echte Kompetenz und Autorität verfügt, eine Autorität, die allzu oft von einer analytischen Kultur überdeckt wurde, die sich wie wahnsinnig auf die Deutung der Übertragung und die Forderung nach Abhängigkeit konzentriert. Die Aufwertung des Körpers in der Psychoanalyse kann daher eine entscheidende Schutzfunktion erfüllen, was das unbeabsichtigte Eindringen in den Bereich des Patienten und seine Unterwerfung unter das analytische Wissen betrifft. Seine Abwertung kann dazu führen, dass der Analysand das Bewusstsein für die entscheidende verantwortliche Rolle verliert, die sie auch im intimen Beziehungskontext des analytischen Prozesses weiterhin für sich selbst spielt. Ich hoffe, dass das, was ich in diesem Kapitel angedeutet habe, beim Leser im Verlauf der Lektüre des Buches weitere Resonanz erfährt und an Verständlichkeit gewinnt.

Kapitel 2

# Sehvermögen, Emotionen und psychisches Wachstum[1]

## Ein klinischer Essay über einige der frühesten psychosomatischen Intuitionen Bions

Ein altes Sprichwort besagt: *Gut begonnen ist halb gewonnen.* In diesem Sinne möchte ich einige kurze Textstellen aus einem der ersten Vorträge von Bion, »The Imaginary Twin« (»Der imaginäre Zwilling«, Bion, 1967a[1950]), untersuchen, den er 1950 vor der Britischen Psychoanalytischen Gesellschaft hielt und in dem er die grundlegenden Ideen darlegte, die später seinen Ansatz kennzeichnen sollten. Sie treten hier fragmentarisch in Erscheinung, so wie sie sich aus seiner Betrachtung des klinischen Materials ergeben. Folglich sind diese Hypothesen, die sich auf seine konkreten Erfahrungen stützen, besonders relevant für die klinischen Erfahrungen im Allgemeinen.

Das wachsende große Interesse an Bions Denken offenbart meines Erachtens die Gefahr der Kodifizierung seines Denkens als abstraktes Psychologisieren, während ich die Meinung vertrete, dass sein Beitrag ohne Bezug zur klinischen Erfahrung nicht denkbar ist. Dies gilt vor allem dort, wo wir aufgefordert sind, einen dynamischen Wechsel zwischen Konkretisierung und Abstraktion zu vollziehen und uns im Dialog mit unseren Patienten für neue Gedanken und andere Denkweisen zu öffnen. Mit anderen Worten: Bions Vermächtnis kann als Antithese zu einem auf sich selbst bezogenen System verstanden werden. Er geht von der Erkenntnis aus, dass die psychoanalytische Erforschung des Unbewussten und dessen Theoretisierung einen Sättigungspunkt erreicht haben, sodass viele der heute im Umlauf befindlichen psychoanalytischen Theorien, anstatt zu deren *Erweiterung* beizutragen, *eine epistemologische Sensibilität vonseiten des Analytikers* notwendig machen; sie dienen als Grundlage, auf der der Analytiker Neugier auf ein Objekt entwickelt, von dem er an und für sich nichts wissen kann.

1 Ein erster Entwurf dieses Kapitels wurde im Dezember 2013 an der Universität von Nantes vorgetragen.

Betrachten wir deshalb Bions Prägnanz seines frühen Beitrags im Kontext seiner klinischen Arbeit, die durch einige seiner Kommentare veranschaulicht wird. Ich werde mein Augenmerk auf einige Mikrosequenzen einer Sitzung richten, in denen der Körper im Vordergrund steht, um Bions klinisches Denken am Ursprung seiner eigenen klinischen Erfahrung zu verstehen. Ich beginne mit seiner Beschreibung der Körperbewegung eines Patienten, die er nach einem Kommentar macht: »[Der] Patient bewegte sich unruhig auf der Couch und wurde angespannt.« An dieser Stelle sagt der Patient:

> Ich habe das Gefühl, ich liege zusammengerollt, und ich habe Angst, Krämpfe zu bekommen, wenn ich in dieser Position bleibe. Wenn ich mich strecke, werde ich steif, berühre das Kissen und vergifte es und werde wieder vergiftet. Ich habe das Gefühl, ich wäre im Mutterleib. (Bion, 1967a[1959], S. 10; Übers. E. K.)

Bion deutet den Hass so, dass, wie er sagt, »eine weniger verkrampfte Position [den Patienten] davon befreien würde« (Bion, 1967a[1950], S. 11; Übers. E. K.). Dieser Hass bezieht sich auch auf den Analytiker und geht so weit, dass der Patient die Entwicklung der analytischen Beziehung fürchtet, da er Gefahr läuft, auf gegenseitigen Hass zu stoßen. Werfen wir einen Blick darauf, wie Bion den Patienten anspornt, sich auf verantwortungsvolle – nicht regressive – Weise seine Gefühle und die tatsächliche Situation der intersubjektiven Beziehung zu eigen zu machen, die eine Analyse impliziert.

Was noch wichtiger erscheint: In diesem klinischen Fragment taucht eine Körpererfahrung auf, die der Patient während der Sitzung macht, in Verbindung mit dem paranoiden Gefühl einer Vergiftung, das durch eine Erfahrung von Körperkontakt ausgelöst wird. In diesem Abschnitt geht *die konkrete Körpererfahrung* mit einer Betonung des *Hasses* und der Akzeptanz der *Verantwortlichkeit* des Patienten einher, was seine realen Ich-Ressourcen betrifft.

In der folgenden Sitzung bringt der Patient einen Traum ein, der von großer emotionaler Heftigkeit begleitet wird.

> Er sagte, ein Mann habe ihm eine Rechnung vorgelegt und dann das Haus verlassen. Die Rechnung sei viel zu hoch gewesen. Er folgte ihm, um ihn zur Rede zu stellen, aber der Mann verschwand schnell und ignorierte die Versuche meines Patienten, Aufmerksamkeit zu erregen, indem er dem Mann auf die Schulter klopfte. Mein Patient fühlte sich von einer Wut überwältigt, wie er sie noch nie zuvor empfunden hatte, und wachte erschreckt auf. (Bion, 1967a[1959], S. 11; Übers. E. K.)

Bion verbindet den Traum mit der Erfahrung der vorangegangenen Sitzung und stellt fest, dass sich in der Zwischenzeit die Beziehung des Patienten zur Realität deutlich verbessert hat.

Die tatsächliche Erfahrung des sensorischen Kontakts (Muskelspannung) und ihre Übersetzung in Worte, die der Analytiker vorschlägt (das Gefühl des Hasses), wird im Traum in die Darstellung eines schriftlichen Dokuments (eine Rechnung) und eines sensorischen Kontakts (das Klopfen auf die Schulter des Mannes) transformiert. Das körperliche Element und das repräsentationale Element liegen nahe beieinander. Der Traum seinerseits macht den Weg für eine heftige emotionale Reaktion frei: »eine nie zuvor empfundene Wut«, die beim Übergang vom Traum in den Wachzustand auftaucht. Die körperliche Beteiligung und die Wut scheinen entscheidend dazu beizutragen, dass der Patient sich wirklich auf die psychoanalytische Therapie einlässt.

An dieser Stelle in der Therapie produziert der Patient Assoziationen über Augeninfektionen und Augenärzte (»Augenmenschen«). Bion bringt Augenmenschen mit verschiedenen unbewussten Fantasien in Verbindung; dies scheint einer gewissen kleinianischen Tendenz zu entsprechen, sich kopfüber auf die Deutung unbewusster Fantasien zu stürzen, aus Furcht, das gesamte Vorhaben – von der Psychoanalyse bis zur Psychotherapie – könne an Bedeutung verlieren. Ich möchte sofort anmerken, dass Bions »überstürztes Eintauchen« in die unbewusste Fantasie nicht sehr überzeugend erscheint, wenn man die sehr primitive Stufe des Funktionierens des Patienten berücksichtigt.

Abgesehen davon, dass es sich um die Entwicklung einer originellen Perspektive handelt, leuchtet Bions Hervorhebung viel eher ein, dass »die Augenmenschen […] auch die Stärkung der untersuchenden Waffen durch so etwas wie den Verstand repräsentierten« (Bion, 1967a[1950], S. 14; Übers. E. K.).

Dieses Auftauchen des Auges als Ausdruck neuer Ressourcen, die mit der äußeren und inneren Welt verbunden sind, steht im Zusammenhang mit einer interessanten Bemerkung Bions über ein Bedürfnis des Analysanden, das zum Vorschein kommt: Der Analytiker »solle sich nicht einmischen«, auch wenn er dies aus unterschiedlichen Gründen für wichtig hält. Mit anderen Worten, diese klinische Erfahrung zeigte Bion die Notwendigkeit, sein auf Deutung basierendes Instrumentarium zu begrenzen. Dies kann dazu führen, dass der Analytiker ständig im Vordergrund bleibt, indem er gezielt Übertragungsdeutungen vornimmt. Bions Entdeckung scheint wesentlich zu sein, damit ein schwieriger Patient bei der Entwicklung eines neuen, sensiblen inneren

Funktionierens – des Auges – unterstützt werden kann, das psychisches Wachstum fördert. Es wird hier nicht nur die Vorrangstellung der Übertragung hinterfragt, sondern auch der Ehrenplatz, der regelmäßig der Bezugnahme auf das äußere Objekt und seiner strukturierenden Funktion eingeräumt wird, oder auch die Idee der guten Brust als erstem Ich-Kern. Gleichzeitig betont Bion aber auch die strukturierende und wahrnehmende Funktion des Körpers mit seinem anatomischen und physiologischen Apparat.

Was hat es mit den »Augenmenschen« auf sich? Sollten noch irgendwelche Zweifel bestehen, können wir uns nochmals fragen, ob Bion sich auf eine unbewusste Fantasie oder etwas Konkreteres und Greifbareres bezieht. Und dann können wir uns seine Antwort anschauen. Bion schreibt: »Ich könnte die zwei Augenmenschen als Teile seines Körpers [des Körpers des Patienten; Anm. des Übersetzers] betrachten, möglicherweise als seine beiden Augen, die zum binokularen Sehen in Einklang gebracht werden sollten.« Wir wissen, dass das *binokulare Sehen* in Bions zukünftiger Arbeit einen wichtigen Platz einnahm. Hier finden wir diese Erkenntnis in ihrem prototypisch konkreten Bezug zur Realität der beiden Augen als Teile des realen Körpers des Patienten – Teile seines anatomischen und physiologischen Apparats.

Im Material des Patienten taucht später »ein Hals-Nasen-Ohren-Arzt« auf, von dem er sich verfolgt fühlt. An dieser Stelle stellt Bion die Hypothese auf, dass der Patient den erreichten Fortschritt als unerträglich empfand, da die Psychoanalyse die Untersuchung seiner eigenen Probleme, »mit allen Sinnen, einschließlich des Sehvermögens und des Verstandes«, implizierte und »eine schmerzhafte Koordinierung« dieser Sinne und »die Übernahme von Verantwortlichkeiten bedeutete, die er nicht bewältigen konnte« (Bion, 1967a[1950], S. 15.; Übers. E.K.). Wieder einmal vermeidet Bion die Konfrontation mit der bewussten Fantasie, um die *Konkretheit der Sinnesorgane*, *den Schmerz* – nicht nur den psychischen, sondern auch den *psychophysischen* – hervorzuheben. Dieser Schmerz erwächst aus der Notwendigkeit, die Sinnesorgane und die *Verantwortlichkeiten* zu koordinieren, die mit dem Funktionieren in der realen Welt verbunden sind und die sich ihrerseits aus den Sinneswahrnehmungen einer Person ergeben.

Wir gehen jetzt einen Schritt weiter und sehen uns die Schlussfolgerungen an, die Bion aus den drei Fällen zieht, die er in seinem ersten Artikel vorstellt. Er bezieht das Auge und das psychische Wachstum aufeinander und schreibt, dass »*das Sehen* [...] mit der Entwicklung des Verstandes verbunden zu sein scheint« und dass »*das Sehvermögen* [...] die Entstehung einer neuen Fähigkeit zur Erkundung der Umwelt darstellt« (Hervorhebung im Original). Und er fügt hinzu:

> [...] es konnte gezeigt werden, dass die Analyse in dieser Hinsicht als eine Möglichkeit des Patienten empfunden wurde, das Instrumentarium zur Erforschung seiner Person zu ergänzen, und deshalb wahrscheinlich Emotionen reaktiviert wurden, die mit sehr frühen psychologischen Entwicklungsschritten verbunden sind, die sich in ähnlicher Weise auf die Zunahme seiner Fähigkeiten auswirkten. Die Machtzunahme wurde als Aufforderung erlebt, die intellektuelle Auffassungsgabe zu steigern. (Bion, 1967a[1959], S. 21; Übers. E. K.)

Das Sehvermögen erweist sich somit als eine neue Fähigkeit, etwas zu erforschen und zu lernen, und impliziert eine Steigerung der psychischen Fähigkeiten. Es reaktiviert »Emotionen, die mit sehr frühen psychologischen Entwicklungsschritten verbunden sind«, und entwickelt sich demnach vor der sehr frühen ödipalen Phase, die von Klein untersucht wurde. Die genannte Fähigkeit hat jedoch eine besondere Bedeutung für das gegenwärtige Leben des Patienten, denn sie ist – wie Bion umgehend deutlich macht – untrennbar mit der Tendenz verbunden, Verantwortung für sich selbst, sein Leben und seine Beziehungen zu übernehmen. Sie stellt demzufolge ein Instrument dar, um bereits vorhandene Probleme bei sich wahrzunehmen, die so weit fortgeschritten sind, dass sie bald aufgedeckt werden: Mit anderen Worten, die Aktivierung des Sehvermögens führt zu einer »gesteigerten Wahrnehmungsfähigkeit«, die die Voraussetzungen für das Erreichen neuer Veränderungen bietet oder vielmehr die Voraussetzungen für eine Arbeit, die bereits geleistet wird, aber niemals abgeschlossen ist.

In seinen späteren Werken entwickelte Bion diesen Punkt noch weiter; er machte deutlich, dass *die Wahrnehmung im Verhältnis zur Sensibilität des Empfangsapparates zu stark sein kann*, sodass sich eine emotionale Katastrophe nicht vermeiden lässt. In diesem Fall signalisiert die Katastrophe den Beginn einer neuen Art der Wahrnehmung und die Möglichkeit, Veränderungen einzuleiten. Dieser wichtige Sachverhalt bietet uns einen Schlüssel, um bestimmte Formen der psychotischen Dekompensation – vor allem in der Adoleszenz – aus entwicklungspsychologischer Sicht verstehen zu können (Lombardi & Pola, 2010).

Wenn der Wahrnehmungsprozess nicht zur Übernahme von Verantwortung und zu einer wirklichen Veränderung führt, bedeutet dies, dass die psychische

Transformation nicht abgeschlossen ist und es – was den Bezug zur Realität betrifft – Störungen gibt (die analytisch erforscht werden können). Wenn wir zwischen den Zeilen lesen, können wir erahnen, welcher Bedingtheit die analytische Erfahrung unterliegt: Wenn sich der Einzelne keinen Raum für die emotionalen Implikationen einer neuen Art der Wahrnehmung schafft, kann es keine Veränderung und kein Wachstum geben, genauso wie kein wirkliches Wachstum stattfinden kann, wenn es keinen Raum für die pragmatischen Implikationen des Denkens gibt – das heißt, wenn es keine innerliche Übernahme von Verantwortung und keine Bereitschaft zur Veränderung gibt, die aus der Wahrnehmung selbst erwächst. Solche Belege für die Bedingtheit der Psychoanalyse werden von vielen psychoanalytischen Vereinigungen, die in ihrer Entstehungsphase die völlige Kontrolle ihrer Mitglieder anstreben, scheinbar nicht beachtet.

In »The Imaginary Twin« setzt Bion eine andere Priorität als seine Vorgänger, das heißt, die Analyse befasst sich nicht so sehr oder nicht nur mit Beispielen von Verdrängung und Spaltung, die aufgelöst werden müssen, sondern stattdessen mit der Aktivierung mentaler Ressourcen. Voraussetzung hierfür ist eine funktionierende physische und anatomische Ausstattung, die mit unseren besonderen Sinnesorganen verbunden ist. Folglich behandelt der Analytiker mit seinem Patienten »Probleme der Beherrschung eines neuen Sinnesorgans.« Und diese Probleme weisen die charakteristischen Merkmale eines psychosomatischen Problems auf.

»Für mich selbst«, schreibt Bion gegen Ende seines Aufsatzes (Bion, 1967a[1959], S. 21f.),

> *fand ich es unmöglich, das mir von diesen Patienten vorgelegte Material als Ausdruck einer rein psychologischen Entwicklung zu deuten, losgelöst von einer entsprechenden körperlichen Entwicklung.* Ich fragte mich, ob die psychologische Entwicklung an die Entwicklung der Augenkontrolle gebunden ist, so wie Entwicklungsprobleme in Verbindung mit oraler Aggression mit dem Durchbruch der Zähne einhergehen. (Bion, 1967a[1950], S. 21f.; meine Hervorhebung; Übers. E. K.)

Dies ist auch der Grund, warum ich den Analytikern nicht zustimme, die psychosomatische Probleme einer spezifischen Kategorie zuordnen. Wenn bei einer psychoanalytischen Behandlung »Probleme der Beherrschung eines neuen Sinnesorgans« ins Spiel gebracht werden, kommen wir nicht umhin, die somatischen Anteile – sowohl des Analysanden als auch des Analytikers

– einzubeziehen. Einfacher ausgedrückt, es ist meines Erachtens kaum möglich, dass eine Analyse zu irgendeiner Art von Veränderung führen kann, wenn sie auf einer rein intellektuellen Ebene durchgeführt wird – das heißt, wenn sie sich nicht auf den Körper und das konkrete Handeln im realen Leben erstreckt und diese Bereiche mit einbezieht. Mit anderen Worten: Ich halte es für unwahrscheinlich, dass in schweren Fällen die Psychoanalyse tatsächlich therapeutisch wirksam sein kann, wenn sie den Patienten nicht bis zu den primitivsten Ebenen seiner Persönlichkeit führt, wo im Hier und Jetzt der analytischen Sitzung die körperlichen Wurzeln seiner Denkfähigkeit eine Struktur finden.

Ich komme zu folgendem Zwischenergebnis: Dieses frühe Werk Bions verweist meines Erachtens auf verschiedene interessante Elemente, die Bion im Laufe seines Lebens auf unterschiedliche Weise entwickelt hat – wie beispielsweise *die Beziehung der Sinnesorgane zum eigentlichen Körper im Hinblick auf das psychische Wachstum* (oder etwas, das als Ausdruck der Beziehung zwischen Körper und Psyche gedeutet werden könnte, ein Aspekt, der in Bions späterem Werk so gut wie nicht mehr auftaucht), *die zentrale Bedeutung der Beziehung zur äußeren Realität, die Rolle des Sehvermögens und der Koordination zwischen den verschiedenen Empfindungen, Hass als Instrument der inneren und relationalen Konfrontation, die Notwendigkeit einer gewissen Frustrations- und Schmerztoleranz (in Verbindung mit dem Einsatz und der Koordination der Sinnesorgane), die Funktion der Verantwortung und des binokularen Sehens:* eine Zusammenstellung von Elementen, die uns eine recht gute Vorstellung von der Richtung gibt, die Bion später in seinen Hauptwerken einschlug, angefangen mit *Learning from Experience* (Bion, 1962b).

Es handelt sich um eine miteinander verwobene Zusammenstellung von Daten, die kein spezielles theoretisches Wissen erfordert, wenn man sie verstehen will: ein Hinweis auf die Bedeutung, die Bion als Alternative zur übermäßigen Anwendung psychoanalytischer Theorien dem gesunden Menschenverstand und der empirischen Evidenz beimisst. Die Zahl der grundlegenden psychoanalytischen Theorien lässt sich nach Bion auf vier oder fünf reduzieren: Sie sind insofern wichtig, als sie als Vergleichsgrundlage dienen können. Jeder einzelne Analytiker muss die Verantwortung für die Auswahl der Theorien übernehmen, von denen er sich leiten lässt. Bion selbst bezog sich besonders häufig auf die Theorien zum psychischen Funktionieren für die »Aufhaltung der motorischen Abfuhr« (Freud, 1911a, GW 5, S. 412), die projektive Identifikation (Klein, 1962c) und die Unterscheidung zwischen den psychotischen und den nicht-psychotischen Persönlichkeitsanteilen (Bion, 1967b[1957]). Bion vertritt allerdings die Auffassung, dass die psychoanalytische Arbeit nicht mithilfe psychoanalytischen Theorien, sondern mithilfe des gesunden Menschenverstandes durchgeführt werden muss, das heißt, mithilfe von Methoden, die er als mentale Methoden bezeichnet und die es dem Analytiker ermöglichen, Hypothesen über die innere Disposition des Patienten in Bezug auf seinen Denkapparat aufzustellen (Lombardi, 2003c).

Ich werde jetzt versuchen, einige klinische Implikationen der von mir vorgestellten Interpretation der Schriften Bions zu erforschen, die die Verbindung zwischen primitiven psychischen Funktionen und bestimmten körperlichen Aspekten hervorhebt, wie beispielsweise den Sinnesorganen. Deshalb ist die Lektüre seines Werkes unweigerlich von meinem Interesse an Phänomenen geprägt, die im Zusammenhang mit der Beziehung zwischen Körper und Psyche stehen.

## Die Entdeckung des Sehvermögens

Wir werden nun einige Aspekte des klinischen Falles von Mauro untersuchen, der die Rolle des Sehvermögens in der Entwicklung als Sprungbrett für den Aufbau der Denkfähigkeit veranschaulicht. Zu diesem Zeitpunkt war Mauro 24 Jahre alt, seine psychiatrische Diagnose lautete Schizophrenie, Agoraphobie und Erythrophobie; er suchte mit seiner Familie jeweils drei verschiedene Fachärzte auf, einen Psychoanalytiker, einen Arzt für die pharmakologische Behandlung sowie einen ärztlichen Berater. Ich verfolgte den Fall als Supervisor.[2] Ich halte ihn wegen seiner Entwicklung vom Körper hin zur Psyche für sehr wichtig, das heißt, von der konkreten körperlichen Ebene des Errötens hin zu Emotionen, die als solche erkannt und berücksichtigt wurden und die Grundlage für Mauros Denkfähigkeit bildeten.

Es gab einen Wendepunkt in dieser klinischen Arbeit, als der Patient sich gegen einen chirurgischen Eingriff entschied, bei dem einige Nerven durchtrennt werden sollten, um das Erröten zu beseitigen. In der Analyse konnte er sehen, wie die chirurgische Lösung seinem Wunsch entsprach, »nichts zu fühlen« – was er für den Idealzustand gehalten hatte.

2 Ich möchte mich bei Dr. Sandra Isgrò bedanken, die diese Analyse durchgeführt hat.

In dieser Entwicklungsphase, in der Mauro die »chirurgische Lösung« ablehnte, hatte die Analytikerin den Eindruck, sie stünde einem Menschen gegenüber, der zum ersten Mal die Augen für die Welt öffnete. »Ich sehe alle diese Menschen, wie sie umherlaufen. Wohin rennen sie?«, bemerkte der Patient.

Während einer Sitzung sagte Mauro plötzlich:

M(auro): Ich kann mir dieses Bild nicht ansehen, das ist nicht respektvoll.

A(nalytikerin): Sie empfinden das Anschauen als nicht respektvoll. Für Sie sind Ihre Augen beleidigend.

Wir verstehen, wie die Vorstellung des Patienten vom Sehen durch paranoide Fantasien über mangelnden Respekt und Angst vor Vergeltung geprägt ist. Die Analytikerin fasst die innere Theorie des Patienten in Worte, die er in Bezug auf die Augen und das Sehen anwendet, um seine Selbstwahrnehmung und seine Bereitschaft zu Veränderung zu steigern.

Werfen wir einen Blick auf einige weitere Sequenzen.

M: Wenn Ihre Augen mich ansehen, dann erstechen sie mich.

A: Sie schreiben einem Blick all den Hass zu, den Sie nicht wahrnehmen können, sodass aus dem Angeschautwerden ein Getötetwerden wird, anstatt zu bedenken, dass jemand anzuschauen Teil des Sehens ist.

Und dann in einer anschließenden Sitzung:

M: Ich muss meine Pillen vor dem Spiegel einnehmen, da ich mich dann sehen kann. Sonst kann ich meinem Mund nicht trauen.

A: Wenn Sie lernen, Ihrem Sehvermögen zu vertrauen, gelingt es Ihnen auch, Ihrem Mund einen konkreten Ort zu geben: eine Möglichkeit, sich selbst zu sehen und sich selbst zu finden.

Bei all diesen Gelegenheiten betont die Analytikerin den Wert des Auges und des Sehens, wobei sie zwischen der realistischen Sehfunktion des Auges und einer von Hass geprägten instinktiven Orientierung unterscheidet, bei der das Auge als durchdringend und gewalttätig empfunden und »Schauen« mit »Töten« gleichgesetzt wird.

Dieses klinische Material zeigt uns, wie bei einer Psychose die Grenze zwischen der abstrakten Sehfunktion, die auf das Sehen ausgerichtet ist, und dem Blick als etwas Konkretem, Aufdringlichem und Gewalttätigem brüchig werden kann: Eine unklare, verschwommene Grenzlinie, die in Filmen untersucht wurde, sowohl als *Konflikt zwischen Sehen und Nicht-Sehen* – so können die Augen gleichzeitig offen und geschlossen sein, wie in Stanley Kubricks *Eyes Wide Shut* (1999; dt. »Augen weit geschlossen«) – oder auch als *Verwirrung zwischen Schauen und Töten,* wie zum Beispiel in Michael Powells Film *Peeping Tom* (1960; deutscher Titel: *Augen der Angst*), in dem der Blick/die Filmkamera beinahe zu einer tödlichen Waffe wird.

Kehren wir zum vorliegenden Fall zurück; bei einer anderen Gelegenheit machte Mauro folgende Beobachtung:

M: Das Wetter hat umgeschlagen!

A: *(Die Analytikerin ist von seiner Fähigkeit überrascht, Veränderungen zu erkennen.)* Sie beobachten, dass sich etwas verändert hat.

M: Ja, denn am Dienstag war es sonnig und heute regnet es.

A: Jetzt können Sie sehen, dass sich der Dienstag vom Donnerstag unterscheidet.

Ein Analytiker sollte sich bei der Behandlung von schweren Fällen mit Denkstörungen vor allem vom gesunden Menschenverstand leiten lassen und dem Patienten helfen, eine erste Wahrnehmung der Realität zu erlangen; dies ist dann der Fall, wenn der Patient kaum über eine Wahrnehmungsorientierung verfügt und von der Welt abgeschottet ist, die weder Raum noch Zeit kennt. In diesem kurzen Fragment steht *die Zeit* im Mittelpunkt der Wahrnehmung des Patienten (ich sollte an dieser Stelle erwähnen, dass im Italienischen das Wort für Wetter dasselbe ist wie das Wort für Zeit: Beide Wörter heißen *tempo* – ein Wort, das ich bei Bedarf verwenden werde) – und merkwürdiger Weise wird die abstrakte Bedeutung von *tempo* durch das konkrete, atmosphärische *tempo* vermittelt und dementsprechend wahrgenommen – was auf eine Konfrontation mit der Realität von Raum und Zeit hinweist. Die einfache Tatsache, dass der Patient mit seinen Augen den Unterschied zwischen einem Tag und einem anderen wahrnahm, brachte eine Neuerung in eine Welt, die wie gelähmt und ohne Bezug zu Zeit und Raum gewesen war.

Dann tauchten einige Aspekte auf, die mit seinen Sinnesorganen zusammenhängen.

M: Im Traum bin ich bei meiner Mutter, und ich merke, dass mein Ohr schmutzig ist. Zuerst versuche ich, es selbst zu säubern, aber ich schaffe es nicht, also bitte ich meine Mutter, einen Blick darauf zu werfen und es für mich sauber zu machen.

A: Sie neigen dazu, sich um Ihre Ohren und Sinnesorgane zu kümmern, so wie sich eine Mutter um ihr Baby kümmert. Jetzt halten Sie Ihre Ohren sauber, in dem Sinne, dass sie offen für äußere Reize sind, so wie Sie lernen, Ihre Augen offenzuhalten.

Die Analytikerin deutet die mütterliche Übertragung nicht auf sich selbst (obwohl sie sicherlich auf einer bestimmten Ebene in der Kommunikation des Patienten präsent ist und sich auf die analytischen Beziehung auswirkt), sondern sie unterstreicht *die Übertragung des Patienten auf sich selbst* oder einen Vorgang, den ich *die Übertragung auf den eigenen Körper* genannt habe (Lombardi, 2005a; 2010); hierzu gehört insbesondere die Beziehung des Patienten zu seinen Sinnesorganen als Ausgangspunkt für *ein Bewusstsein, das mit den Sinnesorganen verknüpft ist* (Freud, 1911a, GW 5, S. 413).

Im Laufe der Behandlung, in der *die Analytikerin der Beziehung des Analysanden zu sich selbst größte Bedeutung* beimaß, tauchten Hinweise auf körperliche Empfindungen im analytischen Material auf.

M: Wie seltsam [...] Mein Bauch ist hart.

A: Sie spüren etwas in Ihrem Bauch und können sich fragen, was dieses Gefühl Ihnen sagen könnte.

Der harte Bauch des Patienten lässt sich in Mitteilungen mit emotionaler Bedeutung übersetzen, wie beispielsweise »Ich fühle mich angespannt«, »Ich fühle eine Spannung, die vom Bauch ausgeht und sich über den ganzen Körper ausbreitet«, bis hin zu – wie wir noch sehen werden – »Ich habe Angst« – das heißt, dem expliziten Ausdruck eines Gefühls. Dies ist eine sehr wichtige Entwicklung angesichts der Tatsache, dass der Patient diese Analyse in einem Zustand begann, in dem er »nichts fühlte« und in dem außerdem die physiologischen und körperlichen Erstmanifestationen (die Vasomotorik des Errötens) als etwas diagnostiziert worden waren, das durch chirurgische Exzision beseitigt werden könnte.

Eines Tages brachte Mauro seine Angst vor dem Erröten zum ersten Mal mit etwas in Verbindung, das er in Bezug auf sich selbst hinterfragen konnte.

M: Zu einem bestimmten Zeitpunkt spürte ich, wie mein Gesicht heiß wurde, und fragte ich mich: »Aber warum reagiere ich so, wenn jemand von der Vergangenheit spricht?«

Dieser einfache Satz war wie eine kopernikanische Revolution in Mauros innerem Kosmos: Zum ersten Mal wurde *das Erröten* nicht mehr als ein Fehler gesehen, den er ignorieren oder ausmerzen konnte, sondern als *Ausgangspunkt, um sich selbst zu hinterfragen.*

In dieser Phase der Behandlung fiel der Analytikerin auf, dass Mauro sich Zeit ließ, bevor er ihr antwortete, wie wenn sein beginnendes *Sehvermögen* ihn dazu veranlasst hätte, *die Vorstellung von Zeit pragmatisch zu nutzen*, um »*sich selbst Zeit zu geben*«, nachdem er sich der zeitlichen Dimension bewusst geworden war.

M: Sobald ich früher eine lustige Bemerkung hörte, errötete ich sofort. Jetzt ist eine lustige Bemerkung ein Geräusch, das in mein Ohr dringt und mein Gehirn trifft: In diesem Moment spüre ich, dass eine *Pause* entsteht.

A: Dank dieser Pause können Sie mental arbeiten. In der Pause lassen Sie die Worte auf sich wirken und geben ihnen eine Bedeutung.

So wurde die Entdeckung der Wahrnehmung der Zeit vom Patienten explizit mithilfe der Entdeckung einer inneren Zeit durchgearbeitet, die Mauro als »Pause« bezeichnete. Wurde zuvor eine ironische Bemerkung als Angriff aufgefasst, gewann Mauro jetzt einen zeitlichen Abstand, der es ihm ermöglichte, einer Bemerkung eine repräsentative und symbolische Bedeutung zu verleihen. Dieser Abschnitt war anscheinend ausschlaggebend: Es war, als ob ein primitiver Reiz-Reaktions-Reflexbogen durch einen breit angelegten Rückkopplungskreislauf ersetzt worden wäre, in dem auf einen Reiz eine zeitliche Verzögerung – eine Pause – folgte, aus der sich Phänomene der Selbstbeobachtung und Selbstwahrnehmung entwickeln konnten.

Deshalb erlebte dies der Patient als Anregung, weitere Beobachtungen über seine Art des Funktionierens anzustellen. Eines Tages stellte er fest:

M: Es ist gerade eine Phase, in der ich spüre, dass mein Gesicht heiß wird, bevor ich rausgehe, unabhängig davon, was draußen passieren wird.

A: Sie merken, dass Sie von Angst attackiert werden, bevor Sie rausgehen. Es ist, als ob Sie Schwierigkeiten vorhersehen würden, obwohl Sie nicht wissen, was passieren wird, anstatt abzuwarten, was passiert.

Auf diese Weise konnte die Analytikerin Mauro auf seine ausgeprägte Neigung hinweisen, dass er funktioniert, indem er Ereignisse »vorhersieht«, was seinem Interesse an Kontrolle und seiner negativen Vorstellung entsprach, dass die Dinge immer schlecht laufen würden: ein System, in dem die Wiederholung seiner Erwartungen an die Stelle der Aktivierung einer Realitätswahrnehmung trat.

Die Folge dieses Durcharbeitens war ein deutlicher Rückgang seiner Verfolgungsängste; dies ging so weit, dass er über sein Erröten nicht mehr als belastendes Symptom klagte. Diese Phase ebnete gleichzeitig den Weg für eine neue Angst, da Mauro mit einem Paradoxon konfrontiert wurde.

M: Gerade jetzt, wo es mir besser geht, fühle ich mich in gewissem Sinne schlechter, in dem Sinne, dass ich vorher, als ich nichts fühlte, keine Probleme hatte. Jetzt, wo ich etwas fühle, merke ich, dass es mir besser geht, aber es kostet mich auch viel Mühe.

A: Es ist wie im Fitnessstudio. Am Anfang sind die Muskeln noch nicht in Form und es erfordert mehr Anstrengung. Mit der Zeit kommt man dann in Form und es ist möglicherweise weniger anstrengend.

Auf diese Weise stellte Mauro fest, dass er seine Psyche von innen heraus steuern und seine bedrückende Angst in Grenzen halten konnte. Durch die Beachtung der zeitlichen Grenzen und die analytischen »gymnastischen Übungen«, die dazu beitrugen, dass er in der Gegenwart präsent sein konnte, gelang es ihm, die negativen Fantasien, die mit seiner Tendenz zur Vorwegnahme negativer Ereignisse verbunden waren, neu zu bewerten und die tatsächlichen Wahrnehmungen, die ihm seine Augen vermittelten, deutlich zu spüren.

Mit zunehmender Erfahrung begann Mauro zu verstehen, dass er seine Ängste nur ertragen konnte, wenn er mit ihnen in Dialog trat.

M: Wenn ich jetzt rausgehe, ist es anders. Vorher war dieses »Ich spüre nichts.« Jetzt denke ich zunächst nichts und das macht mir Angst.

A: Was Sie Denken nennen, war Ihre Art, zu kontrollieren, was passieren könnte. Jetzt lassen Sie stattdessen Ihre Angst zu und achten darauf, dass Sie in der Gegenwart bleiben.

M: Früher habe ich mich um meine eigenen Angelegenheiten gekümmert und alles vorher sorgfältig bedacht. Jetzt wird alles anders und neu: Und das macht mir Angst. *(Etwas optimistischer)* Aber es ist schön, diese Gleichzeitigkeit der Ereignisse, die mir widerfahren.

An dieser Stelle schenkt Mauro seiner früheren Art zu funktionieren Beachtung, die auf antizipierende Kontrolle und »nicht fühlen« ausgerichtet war, und stellt ihr seine Bereitschaft gegenüber, in der Gegenwart zu leben und die Tatsache zu akzeptieren, dass er seine Angst »spürt«. Diese »Gleichzeitigkeit« könnte zu echten Erfahrungen führen, die psychisches Wachstum fördern. Wenn der Patient das Voranschreiten der Zeit und das Funktionieren eines auf die Gegenwart ausgerichteten Sehvermögens respektiert, kann das Wort »Denken« für ihn eine realistischere Bedeutung erlangen, im Gegensatz zu dem, was in der Vergangenheit stattfand, als er in seiner Omnipotenz »Denken« mit Antizipation und Kontrolle in Verbindung brachte. Dieser Punkt könnte uns übrigens veranlassen, über die Implikationen der Loslösung von der tatsächlichen Erfahrung nachzudenken, die der Abwehr dienen und sich für uns alle – Psychoanalytiker und Psychiater – aus einer Art des Denkens ergeben, die zu sehr in vorgefassten Theorien verankert und nicht ausreichend auf den sich ständig verändernden Prozess der klinischen Erfahrung abgestimmt ist.

Doch kehren wir zu Mauro zurück und den Auswirkungen der zwei verschiedenen Arten, wie er seiner Psyche Orientierung gibt: »antizipierende Kontrolle« und »Denken in der Gegenwart«, wobei der Patient der persönlichen Erkundung folgt, die er in der Analyse begonnen hat.

M: Ich glaube, ich habe verstanden, wie es funktioniert. Ich dachte kürzlich darüber nach. Früher habe ich wie ein Baby gelebt, das Angst hat und völlig gelähmt ist. Aber jetzt sage ich mir: »Ich erlebe die Angst.«

A: Sie können sehen, wie Sie sich verändert haben: Zunächst waren Sie gelähmt, jetzt haben die Fähigkeit erworben, zu spüren und mit sich selbst ins Gespräch zu kommen.

M: Wissen Sie, wie es ist, wenn es ein Erdbeben gibt? Es gibt Gebäude, die einstürzen, obwohl sie anscheinend neu sind, während andere speziell erdbebensicher gebaut wurden: Sie schwanken, aber sie stürzen nicht ein. Früher war ich bei der Vorstellung eines Einsturzes wie gelähmt; jetzt spüre ich die Angst, ich schwanke, aber ich stürze nicht ein.

Wir können sehen, wie Mauros innere Theorien über das Denken von konkreten Gefühlen durchdrungen sind, bis zu dem Punkt, an dem seine *Angst* sich *eindeutig körperlich* äußert: »Das Zittern vor Angst« zeigt seine konkrete Dimension in der Verbindung mit körperlichen Manifestationen wie beispielsweise Herzklopfen, Ruhelosigkeit und Muskelzittern, mit anderen Worten:

körperliche Erdbeben. (Nebenbei gesagt, Mauro lebte in einer Stadt, die vor vielen Jahren durch ein Erdbeben völlig zerstört wurde, sodass einstürzende Gebäude in seiner Kultur einen ganz konkreten Bezugsrahmen darstellen.) Im Laufe der Analyse hatte Mauro ein Bewusstsein für die Art und Weise seines Funktionierens entwickelt; er fand heraus, dass *er* – wie dies bei erdbebensicheren Gebäuden der Fall ist – *zittern konnte, ohne tatsächlich einzustürzen.* Diese Entwicklung betraf auch das weitere Durcharbeiten seiner Erythrophobie, da das vasomotorische Gefühlsbeben, das zuvor zu somatischen Explosionen geführt hatte, nun auf eine andere Art und Weise erlebt werden konnte, und zwar im Kontext seiner Psyche, die das Gefühlsbeben erkennen und akzeptieren konnte, anstatt es abzulehnen und darauf zu warten, es vollständig loszuwerden. Wir könnten diese neue Form der Interaktion zwischen den physischen Ursachen von Emotion und Psyche als ein weiteres Beispiel für Bions *Container-Contained-Beziehung* (2006) bezeichnen.

Am Beispiel von Mauros Fall konnten wir die Entwicklung einer ausbleibenden und einer explosiven körperlich-sensorischen Reaktion (Erröten und Erythrophobie) untersuchen; sie zeigte sich, als sein Sehvermögen erwachte, das dann allmählich in eine Form der Wahrnehmung überging, die mit der disruptiven Kraft emotionaler Erschütterungen einhergehen kann: eine Entwicklung, welche die Rolle anerkennt, die das Auge und der Blick beim Aufbau zunehmender mentaler Funktionen spielen, die zum Denken angesichts von Emotionen führen (Bion, 1962a). Im Rahmen dieser Entwicklung trägt der kreative Austausch zwischen Wahrnehmung und Tremor zur Entstehung des binokularen Sehens bei, bei dem sich Denken und Emotion gegenseitig ergänzen.

## Das verlorene Auge

Wir können nun zu einem zweiten Fall übergehen, der einen weiteren Beweis für die strukturierende Rolle des Auges und des Sehens liefert sowie für die Störung und den Zusammenbruch, denen das emotionale Auge ausgesetzt sein kann. Nach einer psychotischen Krise, auf die einige Monate später ein Selbstmordversuch folgte, begann Rosa im Alter von 24 Jahren eine Analyse. Die analytische Arbeit erstreckte sich über einen Zeitraum von 14 Jahren mit jeweils vier Sitzungen pro Woche, in denen wir – aufgrund der Zusammenarbeit mit einem Psychiater, der gleichzeitig Pharmakologe war, und einem Analytiker, der die Familie betreute – vier langwierige akute psychotische Episoden bewältigten. Alle diese Episoden fanden im Anschluss an ein beträchtliches persönliches Wachstum und konstruktive Veränderungen im Leben der Patientin statt.

Zu Beginn der Analyse schien Rosas Blick abwesend und ging an mir vorbei, als wäre ich durchsichtig. Die Sitzungen wurden von wiederkehrendem körperlichem Unwohlsein (Magenschmerzen, Übelkeit und verschiedene Arten von Schmerzen und Qualen) und dem Fehlen jeglicher Inhalte dominiert.

Nach mehr als einem Jahr traf ich sie zufällig auf der Straße, aber ihr Blick blieb absolut leer, wie wenn sie nichts sehen könnte. Erst nach ein paar Jahren gab es bei Rosa tatsächlich einige Anzeichen, die darauf hindeuteten, dass sie aus ihrem ernsten Zustand der Nicht-Differenzierung herauskommt, indem sie ihre Sehfähigkeit aktiviert.

Anstatt den Zeitpunkt zu erforschen, an dem Rosa ihre Sehfähigkeit entdeckte – wir haben in unserem ersten Fall etwas Ähnliches in Betracht gezogen –, werden wir einige Aspekte der späteren Entwicklung betrachten, welche die Auswirkungen ihres Sehvermögens auf ihre Identität im Allgemeinen zeigen; außerdem schauen wir auf die stark ausgeprägte Regression, die ihre Sehfähigkeit einschränkte, als die Emotionen ihres Schmerzes und Verlustes unerträglich wurden, sodass – wie die Patientin selbst sagte – »ein Auge auf den Meeresgrund fiel«, das heißt, in die undifferenzierten Tiefen der psychotischen Verwirrung. In der ersten Phase ihrer Analyse erwiesen sich die akuten psychotischen Episoden paradoxerweise als sehr wertvoll, dadurch dass sie einen emanzipatorischen Anreiz in Bezug auf ihren paralysierten, leblosen Zustand boten; dagegen schien die akute Explosion im Verlauf der Krise des siebten Jahres eher mit regressiven Phänomenen der Verleugnung angesichts des seelischen Schmerzes ihrer Trauer verbunden zu sein.

Im Laufe der Krise im vierten Jahr ihrer Analyse sprach Rosa oft von Augen, Sehen und Sinnesorganen. In einer Sitzung, die von Geschrei und Schlägen gegen die Wände geprägt war, holte Rosa plötzlich ein Foto von sich heraus, zeigte es mir und sagte: »Sie waren attraktiver, als ich zu Ihnen kam.« Ich verstehe diese Mitteilung in dem Sinne, dass sie mich weniger idealisierte, aber noch stärker als einen Hinweis auf ihre zunehmende Differenzierung, sodass sie mich und sich selbst jetzt als räumlich und zeitlich getrennte Personen sehen konnte.

Als ich Rosa dies sagte, antwortete sie.

*R(osa):* Genau, jetzt bin ich allein. Ich bin von Ihnen getrennt. Es ist eine tolle Sache, allein zu sein: Ich kann mein eigenes Leben führen, mit einem eigenen Haus. Ich brauche einen Schwerpunkt: Ohren, Augen, Nase, Gefühl, Geschmack. Das ist mein Schwerpunkt.

Ich war von ihrer Antwort sehr überrascht; Rosa bezog sich auf eine ganze Reihe »sensorischer Kräfte«, die sie besaß und gerade entdeckte: *Ohren, Augen, Nase, Gefühl, Geschmack.* Sie war dabei, in dieser Konstellation von Sinnesorganen und Empfindungen einen entscheidenden *Schwerpunkt* zu erkennen. Bei einer anderen Gelegenheit teilte Rosa mir direkt und mit einfachen Worten mit, sie hätte sich ihren eigenen Raum und ihre eigene persönliche Identität angeeignet, die in besonderer Weise im *Funktionieren ihrer Augen und der Wahrnehmung von Farben* verankert ist.

R: Vorher war alles da, nur Rosa nicht. Jetzt ist Rosa da. Vorher war rot für mich grün, und grün war rot. Jetzt nicht mehr! Rot ist rot und grün ist grün. Sehen Sie, das habe ich gelernt. Ich habe gelernt, dass ich, wenn ich 68 Kilo wiege, nicht sagen kann, dass dies nicht mein Gewicht ist. Die Dinge sind, wie sie sind, und so ist es. Das habe ich gelernt. Die Welt ist einfach: Jeder will sie kompliziert machen, aber sie ist einfach.

Demzufolge bildete sich Rosas Identität anscheinend auf der Grundlage der Aktivierung ihres Wahrnehmungsvermögens, das die unmittelbare Wahrnehmung der Realität begünstigte, in der jedes Sinnesorgan seine spezifische Rolle übernahm und – was das Sehen betrifft – jede Farbe eindeutig identifizierbar war. Und so würde sich alles, was sie wahrnahm, als wahr erweisen: *Die Dinge sind, wie sie sind, und so ist es.*

Nach weiteren drei Jahren der Analyse tauchte im Zusammenhang mit einer konkreten, akuten psychotischen Episode, die dramatisch verlief, das Thema Auge wieder auf, diesmal mit einer regressiven Wirkung auf die vorausgegangene Entwicklung ihres bereits erworbenen Wahrnehmungsvermögens.

Als Rosa zu einer Sitzung in meine Praxis kam, wirkte sie schlafwandlerisch, wie ein Geist, der sich seinen Weg durch die Wolken bahnt. Nachdem sie sich auf der Couch hingelegt hatte, war ihr erster Satz:

R: Der erste Tote, den ich sah, hieß Mario. *(Pause)* Ich habe ein Auge verloren.

Ich wusste nicht, wer Mario war, aber es war auch nicht das erste Mal, dass ich mich mit ihren rätselhaften Mitteilungen auseinandersetzen musste. Ein paar Sitzungen später erfuhr ich, dass es sich um ihren Bruder handelte, der ertrunken war, bevor sie auf die Welt kam: einen Bruder, den sie zu diesem Zeitpunkt mir gegenüber noch nie erwähnt hatte.

Ich versuchte, irgendwie eine sinnvolle Beziehung zwischen den einzelnen Elementen herzustellen, die sie erwähnte. Meine Aufmerksamkeit richtete sich auf die Wechselwirkung zwischen der Wahrnehmung (»Der erste Tote, den ich sah«) und der unmittelbaren darauffolgenden Abwehr durch die Negation (»Ich habe ein Auge verloren«). In einem äußerst konkreten Bereich an der Grenze zwischen Bewusstem und Unbewusstem entstand die Struktur eines sehr raschen psychischen Impulses. Deshalb dachte ich, dieser Verlust ihres Auges könnte ihre psychotische Tendenz zur Negation verstärken, also versuchte ich, die mit ihrem Leiden verbundene Angst in Worte zu fassen, indem ich den Wert des »Sehens« (was für sie bereits eine Form des »Denkens« der Realität war) als strukturierenden Faktor hervorhob, der ihre Angst containen könnte. Folglich sagte ich:

A: Den Tod zu sehen, lässt Sie leiden, aber Sie können Ihre Augen benutzen, um ihn zu sehen, anstatt dass Sie sich blenden. Sonst leiden Sie doppelt so viel.

R: *(Sie wendet sich auf der Couch, wie wenn sie eine Schlange im Bauch hätte, und antwortet dann) Mir ist sehr schlecht, ich muss die Kröte ausspucken, die mir wehtut. Jetzt muss ich erbrechen.*

Ich merkte, dass sich in ihrer Antwort eine gewisse Tendenz zeigte, sich auf ihren Schmerz einzulassen, auch wenn sie ihn als etwas Giftiges empfand, das sie dringend loswerden musste. Als ich ihr zuhörte, wurde mir schwindelig und mein Magen zog sich heftig zusammen, wie wenn ich mich gleich übergeben müsste. Ich fing an, sehr regelmäßig zu atmen, um zu versuchen, eine Koordination meiner inneren Organe zu erreichen, die durch die unmittelbar bevorstehende Aufregung bedroht schien. Von diesem Zeitpunkt an nahm die Sitzung eine positive Wendung hin zu eindeutigen Gefühlen von Verlust und Trauer, die sowohl mit ihrem toten Bruder als auch mit ihren ungeborenen Kindern zu tun hatten, für deren Tod sie sich schuldig fühlte. Indem Rosa dem Weinen und den Gefühlen, die mit ihrer Trauer einhergingen, Raum gab, konnte sie in derselben Sitzung das Auge zurückgewinnen, das sie im Meer der Psychose verloren zu haben glaubte.

Ein paar Wochen später tauchte das Thema des verlorenen Auges in dem erweiterten Kontext eines Traumes wieder auf. Ich erkannte die schöpferische Aktivität des Traumes und merkte, dass die durch die akute Explosion unmöglich gewordene Unterscheidung zwischen bewusst und unbewusst wiederhergestellt war: Das Thema des verlorenen Auges konnte nun symbolisch im Rahmen eines Traumes contained werden. Nichtsdestoweniger war dies ein Bereich, der dringend weiterbearbeitet werden musste.

R: Heute habe ich von einem Ungeheuer mit nur einem Auge geträumt. *(Dann wechselt sie plötzlich das Thema.)* Gestern ging ich zum Bahnhof und wollte einen Cappuccino kaufen. Der Mann sah mich an und sagte: »Sie sind zu schön.« *(Sie wirkt resigniert)* Ich war in die falsche Richtung gegangen.

A: (Ich hatte den Eindruck, dass ihr die Angst vor dem Verlust eines Auges durch ein sinnliches Bedürfnis nach Befriedigung – mit den Worten »zu schön« – genommen wurde, eine Möglichkeit, die sie manchmal nutzte, um sich vor Schmerzen zu schützen). *Sie suchen nur nach Befriedigung, um Ihrem Hass aus dem Wege zu gehen und nur schöne Dinge zu sehen. Deshalb haben Sie auch nur ein Auge. An diesem Punkt merken Sie aber selbst, dass Sie den falschen Weg eingeschlagen haben, weil Sie nur noch ein Auge haben und nicht in der Lage sind, Ihre Gefühle zu verdauen.*

R: *(etwas gequält)* Mein Vater war krank, die Mutter meines Freundes war krank. Für Sie bedeutet das gar nichts, Doktor. Sie sind ein anderer Mensch. Aber für mich bedeutet es etwas. *(Sie beginnt zu weinen.)*

Dann wies ich sie darauf hin, dass sie durch die Wertschätzung, die sie ihren positiven Beziehungen zuteilwerden ließ, sowohl ihre Augen als auch ihre Menschlichkeit zurückbekäme, sodass sie nicht mehr das unmenschliche, einäugige Monster ihres Traums wäre.

In dieser kurzen Sequenz können wir erkennen, wie im Traum das Risiko eines akuten psychotischen Schubs antizipiert werden konnte, da der Traum auf die drohende Gefahr eines weiteren Verlusts des »Auges des Denkens« hinwies. In diesem Zusammenhang ist ihr Auge des Denkens tatsächlich *den Erdbeben ausgesetzt, die von den Gefühlen ausgehen* – wie unser erster Patient Mauro sie genannt hätte. Das Auge spürte die direkten Auswirkungen der psychotischen Abwehr durch Verleugnung, die die Patientin in Gang gesetzt hatte, um seelischen Schmerz zu vermeiden.

Wir können auch sehen, wie schnell das binokulare Sehen wieder in ein harmonischeres psychisches Funktionieren integriert werden konnte, als Rosa –

unterstützt durch die analytische Arbeit, die wir gemeinsam geleistet hatten – sich psychisch auf das Ertragen ihres Schmerzes einstellte.

## Eine körperliche Anziehung zum abstrakten Denken

Fassen wir zusammen: Ausgangspunkt meines Essays waren einige Grundgedanken Bions, die er in seinem frühen Aufsatz »The Imaginary Twin« (1967a) dargelegt hat; an zwei klinischen Fällen untersuchte ich die zentrale Rolle der Sinne (*Ohren, Augen, Nase, Tastsinn, Geschmack*) bei der Entwicklung eines inneren psycho-sensorischen Zentrums, aus dem ein Denkvermögen erwächst, das mit der Fähigkeit verbunden ist, Getrenntheit und Einsamkeit zu ertragen. Im Verlauf der Analyse konnten wir sehen, wie das Erkennen von Emotionen sowie das Ertragen von Hass und seelischem Schmerz die Voraussetzung für eine individuelle Entwicklung schafft, die auf binokularem Sehen beruht, das Bewusstes und Unbewusstes sowie Gedanken und Gefühle nebeneinanderstellt.

Die Durcharbeitung dieses Materials führt zum Aufbau eines inneren psycho-sensorischen Zentrums bzw. einer individuellen Anziehungskraft, die auf dem Körper basiert, und der Wahrnehmungsfunktionen der Sinnesorgane; sie scheint eine entscheidende Voraussetzung für die Entwicklung der Denkfähigkeit und insbesondere für die Durcharbeitung der Abwesenheit eines Objekts zu sein, sodass »die ›abwesende Brust‹ im Innern zum Gedanken wird« – wovon Bion in seinem Aufsatz »Eine Theorie des Denkens« ausgeht (Bion, 1990b, S. 227). Es trifft zu, dass die Fähigkeit zum abstrakten Denken durch eine Loslösung/Emanzipation von der sensorischen/körperlichen Ebene durch die Vermittlung der *Reverie* des Analytikers (Bion, 1962b) aufgebaut wird – eine Loslösung, durch die der Körper und das Denken zu zwei getrennten Einheiten werden, auch wenn sie ständig – vorausgesetzt sie funktionieren harmonisch – direkt und wechselseitig voneinander abhängig sind. Trotzdem halte ich es für ebenso wichtig, darüber nachzudenken, wie die auf Erfahrung basierende Fähigkeit zur Abstraktion aufgebaut wird, die sich an der Wahrnehmungsfähigkeit der Sinnesorgane ausrichtet (welche vom Wesen her körperlicher Natur sind) und daher im Kontext der Beziehung zwischen Körper und Psyche zu verstehen ist.

In diesem Kapitel habe ich versucht, diese primitivere Stufe des ersten Auftretens einer Denkfähigkeit zu beschreiben, die mit dem Körper und den

Sinnesorganen verbunden ist. Dieser Abschnitt ermöglicht es uns, Bions allgemeine Theorie des Denkens besser einzuordnen; er kann dazu beitragen, dass wir diesen Teil seines Vermächtnisses vor dem Abgleiten in eine selbstreferenzielle Konzeption des Denkens bewahren, die von den physischen Erfahrungsmustern, in denen Wahrnehmung und Emotion ihren Ursprung haben, abgekoppelt ist.

Kapitel 3

# Intersubjektivität und der Körper

Im Jahr 1986 – drei Jahre nach seiner Erstveröffentlichung in den Vereinigten Staaten – erschien in Italien Jay Greenbergs und Stephen Mitchells *Object Relations in Psychoanalytic Theory* (1983) (dt. *Objektbeziehungen in der psychoanalytischen Theorie*). Das Buch besticht durch seine ungewöhnlich umfassende Darstellung einer pluralistischen Sichtweise auf die Psychoanalyse, die orthodoxe Denker wie Melanie Klein, Donald Winnicott und Heinz Hartmann auf derselben Stufe als Autoritäten integriert wie die weniger orthodoxen Autoren, z. B. Harry Stack Sullivan, Erich Fromm, Ronald Fairbairn, Harry Guntrip, usw. Die psychoanalytische Ausbildung, wie sie von der Società Psicoanalitica Italiana (einem Mitglied der Internationalen Psychoanalytischen Vereinigung) zugelassen ist, basiert in ihrer theoretischen Ausrichtung ganz eindeutig auf dem Studium der Schriften Freuds, die in geringerem Umfang durch britische, französische und amerikanische Beiträge ergänzt werden. Die Psychoanalyse in Italien zeigte bisher tatsächlich wenig Interesse an Beiträgen, die außerhalb des offiziellen psychoanalytischen Milieus angesiedelt sind, und es gibt fast keine Verbindung zwischen der Freud'schen Schule und anderen theoretischen Ansätzen. In diesem Kontext bietet das Buch von Greenberg und Mitchell ein offenes, dialektisches Spektrum miteinander verflochtener psychoanalytischer Perspektiven, die durch die sanktionierten Bereiche der politischen Orthodoxie keine Einschränkung erfahren.

In den vergangenen 30 Jahren waren wir Zeuge bedeutender Veränderungen, in denen die Welt, in der wir leben, komplexer geworden ist und die Formen psychischer Störungen tiefer verwurzelt und archaischer sind. Es gibt einen Faktor, der allgegenwärtig ist und sich stark auf das psychische Funktionieren der Menschen auswirkt; er ergibt sich aus dem immer stärkeren Einfluss der Informatik und der künstlichen Intelligenz, die uns große Vorteile bieten, aber auch dazu beitragen, dass in der heutigen Zeit die Beziehung zwischen Körper und Psyche komplizierter und problematischer geworden ist. Der schwierige Patient von heute ist immer weniger in seinem Körper und in seinem Selbst verwurzelt und hat labile Objektbeziehungen, die besonders anfällig für Oberflächlichkeit, Zweidimensionalität und tiefgreifende Dissoziationen sind. Eine Diskontinuität zwischen den Welten der Empfindungen, der Gefühle und des Denkens führt schnell dazu, dass ein traditionelles Durcharbeiten unmöglich wird.

Angesichts dieser aktuellen klinischen Probleme könnte die Möglichkeit bestehen, einen neuen Blick auf die Verbindung zwischen Beziehungsebenen und intrasubjektiven Ebenen zu werfen. Gab es 1983 – in der Zeit von Greenbergs und Mitchells Veröffentlichung – tatsächlich die historische Verpflichtung, das Triebmodell und das Beziehungsmodell strikt voneinander zu trennen, so zeichnen sich heute neue Forderungen nach einer Ausweitung des Aktionsradius der Psychoanalyse am Horizont ab. Wir können innere Prozesse dann nicht mehr so sehr durch die Linse des alten Triebmodells betrachten, sondern mit neuer Sensibilität für die Individualität der inneren Ordnung jedes einzelnen Patienten und für neue Horizonte, die sich durch die Probleme der Beziehung zwischen Körper und Psyche aufgetan haben (Bion, 1962b; Lombardi, 2002).

Verschiedene Kollegen, denen ich sehr dankbar bin, haben in den letzten Jahren zur Debatte über meine klinische Perspektive beigetragen, die sich auf das Problem der Beziehung zwischen Körper und Psyche und deren Dissoziation konzentriert. Sie begann mit der Diskussion einer Reihe von analytischen Sitzungen (Lombardi, 2004b), die Henry Smith im *Psychoanalytic Quarterly* organisiert hatte und an denen Jay Greenberg (2004), Vincenzo Bonaminio (2004) und James Grotstein (2004) teilnahmen. Später verfasste Paul Williams (2007) einen wohlwollenden, ausführlichen Kommentar für die *Pschoanalytic Dialogues* zu einer meiner klinischen Arbeiten über einen schweren Fall von Psychose mit Selbstmordgefahr und homizider Übertragung. Williams erweiterte mein Verständnis des Falles und bereicherte meine Perspektive, indem er einen Zusammenhang zu der klinischen Arbeit anderer Psychoanalytiker aus der Tradition der *Independent Group* (Nina Coltart, Phil Mollon und Donald Campbell) herstellte. An anderer Stelle erfolgte eine ausführliche Erörterung meines klinischen Ansatzes von Marc Blechner (2011), der einige interessante Beiträge aus den jüngsten Entwicklungen in den Neurowissenschaften miteinbezog.

An dieser Stelle möchte ich auf zwei sehr unterschiedliche klinische Fälle eingehen. Sie können uns eine Vorstellung von den Besonderheiten und Paradoxien vermitteln, denen wir beim analytischen Durcharbeiten an den Grenzen zwischen Psyche und Körper möglicherweise begegnen.

## Die verschwindende Patientin

Mary, eine Frau in ihren 40ern, bittet um eine Beratung wegen Problemen, die sich nach ihrer Scheidung ergaben. Die Patientin scheint intelligent und motiviert zu sein. In der Übergangsphase zwischen unseren ersten Beratungsgesprächen und der Analyse finden allerdings überraschende Entwicklungen statt: Bereits vor ihrer ersten Sitzung teilt mir Mary am Telefon mit, dass sie aufgrund einer unerwarteten Verpflichtung nicht kommen kann. Erst zu ihrer dritten vereinbarten Sitzung gelingt es ihr zu erscheinen, sie kommt gegen Ende der Stunde und aus ihren Mitteilungen spricht so große Angst, dass ich nicht in der Lage bin, während der Sitzung das Thema ihrer Anwesenheit anzusprechen.

In der Mitte der zweiten Woche hört Mary auf, sich telefonisch bei mir zu melden, kommt aber auch weiterhin nicht. Ich bin gezwungen, bis zur dritten Woche zu warten, bevor ich sie telefonisch erreichen kann; Mary teilt mir mit, dass sie die Zeit, die ihr zur Verfügung steht, überschätzt und deshalb beschlossen hat, zum gegenwärtigen Zeitpunkt keine Analyse zu machen. Ich schlage ihr vor, dass wir persönlich über die entstandene Situation sprechen; es gelingt mir, mit ihr einen Termin zu vereinbaren, obwohl sie erst in einem Monat Zeit hat.

Ich ertappte mich dabei, dass ich mich innerlich fragte, warum ich trotz meiner langjährigen klinischen Erfahrung keine so drastischen Angriffe auf Verbindungen (Bion, 1959) erlebt hatte, wie sie plötzlich bei Mary aufgetreten waren. War ich vielleicht so ein blinder und unfähiger Analytiker?

Als Mary schließlich zum vereinbarten Termin erschien, machte sie zunächst einen distanzierten Eindruck, der sich kaum mit ihrem motivierten Auftreten während unseres ersten Beratungsgesprächs vereinbaren ließ. Ich musste ganze Arbeit zu leisten, um die Motivation meiner Analysandin wiederherzustellen, die zu unserer Vereinbarung geführt hatte, die analytische Arbeit zu beginnen. Mary erklärte diese Veränderung und sagte, sie sei in den Strudel beruflicher Verpflichtungen und anderer konkreter Dinge hineingezogen worden und habe jegliches Bewusstsein für sich selbst verloren. Ich antwortete der Patientin, offensichtlich könne diese Haltung des Verschwindens der Selbstwahrnehmung auf der gleichen Stufe angesiedelt werden wie ihr konkretes Verschwinden zu Beginn der Analyse, auch wenn – so fügte ich hinzu – in diesem letzteren Fall auch eine externe Person involviert sei, nämlich ich selbst, mit der sie geglaubt hatte, eine Verpflichtung eingehen zu können.

Im Verlauf unserer Begegnung bemerkte ich, dass Mary sich wieder ähnlich verhielt wie bei unseren ersten Gesprächen; es war fast so, als würde sie vor meinen Augen eine Wandlung durchmachen. Was ihr Interesse an einer Fortsetzung der Analyse betrifft, so brachte ich ihr gegenüber klar zum Ausdruck, dass ich nicht die Probleme lösen könne, die ihre Anwesenheit in den Sitzungen betreffen; Probleme könnten wir gemeinsam besprechen, aber wenn sie nicht zu einer Sitzung komme, müsse sie hierfür die Verantwortung übernehmen. Wenn sie Interesse habe, sich mithilfe einer Analyse helfen zu lassen, so fuhr ich fort, müsse sie sich verpflichten, zu den vereinbarten Sitzungen zu kommen, um die Schwierigkeiten und Probleme, die sie bei sich selbst wahrnehme, zu besprechen und gemeinsam zu bewältigen. Daraufhin beschloss Mary, sich auf die Erfahrung eines analytischen Prozesses einzulassen, und die Wiederaufnahme der Sitzungen führte zu einigen interessanten Beobachtungen.

»Ich hole ständig mein Telefon heraus, um zu sehen, ob es irgendwelche Anrufe gab«, sagte Mary in einer ihrer ersten Sitzungen. »Aber das Klingeln würde ausreichen, damit ich Bescheid weiß, wenn ich jemandem antworten muss. Ich klammere mich immer an mein Handy!« Nehmen wir diese einfache Beobachtung, könnten wir ihre Neigung erörtern, sich um jeden Preis an ein äußeres mechanisches Objekt zu klammern und somit die Möglichkeit zu vermeiden, bei sich selbst zu sein und auf sich selbst zu hören. Das Handy schien für sie eine Alternative zu einer Kommunikationsebene mit ihrem Inneren, die es ihr ermöglichen würde, etwas von dem zu spüren, was in ihr vorging.

Ab diesem Zeitpunkt entwickelte sich eine Phase, in der Mary unter körperlichen Beschwerden verschiedener Art zu leiden begann. Parallel hierzu hatte ich den Eindruck, dass sie sich anscheinend auf der Welt weniger verloren fühlte und mit sich selbst mehr in Kontakt war, auch wenn sie bei ihrer Arbeit vielleicht weniger brillant und effizient war.

Ich erklärte mir diesen Zusammenhang zwischen der Krankheit der Patientin und der subjektiven Verbesserung ihres psychischen Zustands wie folgt: Aufgrund der körperlichen Symptome trat ihr Körper in den Vordergrund und war in besonderer Weise anwesend, wodurch sie ihre mentale Aufmerksamkeit jetzt auf ihre wirkliche Person lenken konnte.

Etwas später erkrankte Mary an einer Nasennebenhöhlenentzündung und einer Mittelohrentzündung, die eine intensive medizinische Behandlung erforderte; die Mittelohrentzündung führte zu einer erheblichen Beeinträchtigung ihres Hörvermögens und ihrer Fähigkeit, Außengeräusche zu lokalisieren. »Seit ich krank bin«, sagte sie,

> höre ich nur noch wenige Außengeräusche und so entdecke ich eine ganze Reihe von inneren Empfindungen, die ich nie beachtet habe. Es ist, als gäbe es eine ganze Reihe von inneren Botschaften, die vorher nicht existierten. Mit Entsetzen stelle ich fest, dass bestimmte Dinge bei mir eine Anziehungskraft auslösen, während sie bei anderen dagegen auf Ablehnung und Unlust stoßen. Für mich war es so, als wäre alles gleich und ich würde mit allem oder allen gut zurechtkommen. Es ist, als hätte ich nie als eigenständige Person reagiert, als hätte ich nie etwas in mir selbst gespürt!

Auf der Grundlage der analytischen Arbeit konnte Mary allmählich ihre inneren Empfindungen zulassen und ihre eigenen sensorischen und emotionalen Reaktionen auf verschiedene äußere und relationale Kontexte akzeptieren.

Diese klinische Vignette zeigt, wie sich das anfängliche Problem der Patientin, mit sich selbst nicht in Kontakt zu sein, in der analytischen Beziehung explosionsartig zeigte – das heißt, in einer Form des Agierens, die die Analyse in den Hintergrund rücken ließ und zum Verschwinden genau der Möglichkeit führte, die ihr eigentlich hätte helfen können. In Anbetracht der engen Korrelation zwischen intrasubjektiven und intersubjektiven Beziehungsmustern könnten wir die Hypothese aufstellen, dass – auf der Ebene der analytischen Beziehung – der Beginn der Analyse eine Verlagerung ihrer extremen Körper-Psyche-Dissoziation nach außen bewirkt hat.

Der Auslöser, die Analyse abzubrechen, verlief parallel zu Marys Impuls sich zu entziehen – einen Impuls, den sie in Bezug auf sich selbst, ihren eigenen Körper und ihre körperlichen Empfindungen erlebte, der sich in einem sehr tiefen Konflikt mit starken prämentalen und prärepräsentationalen Elementen äußerte.

Vielleicht ist es kein Zufall, dass ich bei meinen ersten Begegnungen mit Mary nichts von ihrer hochgradigen inneren Dissoziation ahnte. Als der Konflikt zwischen Körper und Psyche in der analytischen Beziehung stattfand, konnte er identifiziert werden, als Mary ihn agierte – das heißt, konkret im Abbruch der Sitzungen. Dadurch fand eine Annäherung an ihre Probleme statt, die zu diesem Zeitpunkt eine neue Grundlage bildete, um eine analytische Erkundung weiter voranzutreiben; von dort aus ermöglichte der Prozess des Durcharbeitens der Patientin eine allmähliche Kontaktaufnahme mit ihrem eigenen Körper, der zunächst abwesend und distanziert erschien. Durch den

Ausbruch ihrer körperlichen Erkrankungen schien Marys Körper aus einem sehr tiefen Abgrund aufzutauchen und präsent zu sein. Die Krankheiten ihrerseits trugen zu einem Prozess des Durcharbeitens bei, der darauf abzielte, dem Selbst zuzuhören.

## Der verschwindende Analytiker

An dieser Stelle möchte ich auf einen Fall eingehen, bei dem die Inszenierung der Gegenübertragung eine wichtige Verstärkerfunktion bei der Entwicklung der analytischen Beziehung erfüllte.

Ferdinando ist ein junger Mann in seinen 20ern mit einer sanftmütigen Ausstrahlung; er will eine Analyse machen, weil er von gewaltsamen Selbstmordgedanken geplagt wird. Er ist haschischsüchtig und neigt zu gefährlichen Schlägereien und Gewalttätigkeiten, für die er bereits verhaftet wurde. Diese Neigung zur Gewalttätigkeit steht in starkem Gegensatz zu seiner friedlichen und wehrlosen Ausstrahlung.

Nach unserer ersten analytischen Arbeitsphase tauchte die Erinnerung an ein schweres traumatisches Ereignis auf, bei dem der 13-jährige Ferdinando seiner achtjährigen Nachbarin Gewalt angetan hatte, indem er sie in bestimmte sexuelle Spiele verwickelte und dazu brachte, seinen masturbatorischen Absichten zu folgen und seinen Penis zu berühren. Ferdinandos Kindheit war sehr schwierig gewesen; er fühlte sich in einer sehr zurückgezogenen Familie gefangen, die von einem Freund seines Vaters, einem Mafiaboss, beherrscht wurde.

Obwohl Ferdinando die Einflüsse aus seiner Vergangenheit rekonstruieren konnte, war die Durcharbeitung seiner Kindheit sehr mühsam; es gab lange Phasen des Schweigens, aus denen er – trotz meiner ständigen Bemühungen, eine gewisse verbale Kommunikation aufrechtzuerhalten – nur selten herauskam. Dies war für mich besonders schmerzlich, da ich ein Gefühl der Lähmung und Ohnmacht empfand, das mir der Analysand vermittelte; außerdem nahm ich in seiner Analyse eine beinahe völlige verbale und mentale Inhaltsleere wahr. Ich spürte eine seltsame körperliche Erschöpfung (manchmal als hätte ich einen schweren Amboss auf meinem Kopf), eine fast unerträgliche Schläfrigkeit und ein Gefühl, als würde ich in ein betäubendes Koma versinken. Selbst bei normalen Atembewegungen stellte ich bei mir eine tiefe körperliche Anspannung fest. Nach einer Unterbrechung der Analyse durch die Ferien wurde die Situation noch komplexer: Das Gefühl der Sinnlosigkeit, anhaltende suizidale Impulse und der Wunsch nach Beendigung der Analyse, die mein Patient als Teil der allgemeinen, sämtliche Bereiche umfassenden Sinnlosigkeit erlebte, wurden immer stärker. In diesen Situationen war es hilfreich, den Druck klar zur Sprache zu bringen, der sowohl durch die mögliche Zerstörung des Patienten als auch des analytischen Vorhabens nach dem Muster von »Simsons Tod mit den Philistern« entstanden war.[1] Auf diese Weise konnten wir den Druck, handeln zu müssen, zurückweisen und die analytische Kontinuität wahren.

In dieser heiklen Situation passierte es eines Tages, dass ich Ferdinandos Termin komplett aus meinem Gedächtnis gelöscht hatte. Ich ging in die Praxis, um meinen nächsten Patienten zu sehen – wie wenn Ferdinando in meinem Terminkalender oder in meinem Kopf gar nicht existieren würde. Für das Missgeschick, dem ich zum Opfer gefallen war, musste ich mich bei Ferdinando entschuldigen und übernahm die volle Verantwortung.

Ich versicherte ihm, die verpasste Sitzung auf meine Kosten nachzuholen, vertröstete ihn aber auf die nächste Sitzung und bot ihm an, noch einmal über den Vorfall zu sprechen.

Nachdem ich zu einem »verschwindenden Analytiker« geworden war, wurden meine Orientierungslosigkeit und Erschöpfung noch größer. Es führte dazu, dass ich von einem Gefühl der völligen Unzuverlässigkeit und beruflichen Inkompetenz geplagt wurde. Hatte diese schwierige Situation mich möglicherweise dazu veranlasst, meinen Analysanden auf so extreme Weise loswerden zu wollen, nachdem ich so viel Mühe und Kampf auf mich genommen hatte, um seine Analyse zum Erfolg zu führen? War es möglich, dass ich meinem Patienten durch die Zurückweisung und Ablehnung noch zusätzliche Schwierigkeiten auferlegt hatte?

1 Simson war eine biblische Figur, dem Gott übernatürliche Kräfte verlieh, um seine Feinde zu bekämpfen. Nachdem er seine Kraft verloren hatte, die mit seinem langen Haar verbunden war, wurde er von den Philistern gefangen genommen und geblendet.
Als Simson zu einer religiösen Feier der Philister in den Tempel gebracht wurde, um geopfert zu werden, bat er – inzwischen wieder mit langem Haar – einen Diener, ihn in die Nähe der zentralen Säulen des Tempels zu bringen. »Simson sagte: ›So mag ich denn zusammen mit den Philistern sterben.‹ Er streckte sich mit aller Kraft und das Haus stürzte über den Fürsten und über allen Leuten, die darin waren, zusammen. So war die Zahl, die er bei seinem Tod tötete, größer als die, die er während seines Lebens getötet hatte.« (Richter 16, Vers 30; Bibel, Einheitsübersetzung, Herder, Freiburg, 2011)

In der nächsten Sitzung besprachen Ferdinando und ich den Vorfall. Wir stellten fest, dass paradoxerweise die Unterbrechung der Analyse, von der ich glaubte, sie ginge von ihm aus, in Wirklichkeit von mir vorangetrieben wurde, als ob die Kombination von Impulsen aus Hass und Absagen nicht Ferdinando, sondern mich betreffen würde. Reagierte ich nur aus Verzweiflung angesichts von Ferdinandos Drohungen, die Analyse zu beenden? Oder gab es etwas, was nicht nur mich direkt betraf, sondern auch den Patienten selbst und somit eine Situation, in die wir beide verstrickt waren?

Der Analysand verband diese Episode mit der Erinnerung an eine vergangene Situation, in der er einen Identitätswechsel mit einer anderen Person vollzogen hatte, wobei eine Person die Impulse und Fantasien der anderen Person auslebte. Vor diesem Hintergrund tauchte bei Ferdinando die Überlegung auf, dass man möglicherweise etwas agieren kann, was sich aus einflussreichen äußeren Faktoren ergibt, deren Bedeutung nicht immer klar war. Dies brachte ihn zum Nachzudenken über seine gewalttätige familiäre Situation, die sowohl implizit als auch explizit auf ihn eingewirkt hatte – eine Situation, mit der er zwangsläufig immer wieder konfrontiert worden war.

Von diesem Moment an erlebten wir einen unerwarteten Wendepunkt in der Analyse; es war tatsächlich möglich, das aggressive Verhalten des Patienten als Jugendlicher gegenüber seiner jüngeren Nachbarin durchzuarbeiten. Wir konnten diese Situation dem fehlenden Denkvermögen und den von Gewalt und Kontrolle geprägten familiären Beziehungen zuordnen, anstatt sie nur als eine persönliche Handlung zu betrachten, die er im Nachhinein als unverzeihliches Vergehen erlebte, für das er sich sehr schuldig fühlte. Ferdinando fand seine Rolle in einem erweiterten Beziehungskontext, die es ihm ermöglichte, ein realistischeres Verantwortungsgefühl zu entwickeln, das heißt, er glaubte nicht länger, verfolgt zu werden – ein Gefühl, das ihn damals geprägt hatte. Er ergriff unter anderem die Initiative, das Mädchen, dem er Gewalt angetan hatte, aufzusuchen und letztendlich mit ihr zu sprechen. Danach konnte er sich einen Vorfall verzeihen, über den er bis zu diesem Zeitpunkt überhaupt nicht gesprochen hatte.

Von diesem Zeitpunkt an zeigte Ferdinando deutliche Anzeichen der Besserung, was sich auch in einer aktiveren Beteiligung an den Sitzungen äußerte. Außerdem begann er eine Liebesbeziehung mit einer jungen Frau, die er nach Abschluss seines Studiums heiratete.

Diese Sequenz zeigt die Verstrickung des Analytikers in eine klinische Situation, die dadurch kompliziert geworden war, dass das Durcharbeiten auf einer symbolischen Ebene nicht mehr gelang: Der verbale Austausch zwischen Ferdinando und mir war praktisch nicht mehr vorhanden, und die analytische Beziehung war – in einer Situation voller Angst und Todesdrohungen – gelähmt. Dabei handelt es sich nicht um eine Wiederholung in der Übertragungsbeziehung, die von unbewussten Fantasien geprägt war, sondern, anders ausgedrückt, um die Konfrontation mit einer Disharmonie in der Beziehung von Körper und Psyche (Ferrari, 2004; siehe auch Kapitel 4 des vorliegenden Buches). In diesem Fall hat der Körper keinen Zugang zur Psyche und die Ressourcen werden in Schach gehalten, über die das analytische Paar normalerweise zur Durcharbeitung verfügt. Die Inszenierung, an der sowohl der Analysand als auch der Analytiker beteiligt waren und in der Letzterer die vom Analysanden gewünschte Aufhebung der analytischen Beziehung agierte, öffnete den Weg zu einer Aufgeschlossenheit gegenüber seinem fehlenden Denkvermögen und der Anerkennung der lähmenden Kraft seiner Emotionen. Darüber hinaus wurde der Beziehungsaspekt sichtbar, der sich hinter dem Denken und Handeln verbarg, ohne dass dies eine Form der Verantwortungslosigkeit oder der Delegation von Verantwortung implizierte.

## Schlussfolgerung

In diesem Kapitel habe ich zwei klinische Fälle untersucht, die auf verschiedenen Ebenen die Rolle der Beziehung zwischen Körper und Psyche im Kontext der Objektbeziehungen veranschaulichen. Ich konnte feststellen, dass die Entwicklung bestimmter archaischer Ebenen der Objektbeziehung nicht durch symbolische oder rekonstruktive Deutungen, sondern eher durch die Arbeit an der Wiederherstellung der Verbindung zwischen Körper und Psyche unterstützt wird; diese Verbindung wird manchmal um den Preis des Agierens aufrechterhalten, das beide an der analytischen Beziehung Beteiligten betrifft.

Die ungesättigte Orientierung des Analytikers (Bion, 2006) lässt Erfahrungen in den Vordergrund treten, die noch nicht in das System der Repräsentationen verwoben sind, und ermöglicht eine wichtige Entwicklung dieser Erfahrungen in Richtung möglicher Veränderungen.

Ich hoffe, ich konnte etwas von dem deutlich machen, was ich persönlich von Greenberg und Mitchell (1983) gelernt habe: Patient und Analytiker beeinflussen sich gegenseitig auf eine Art und Weise, die über das Wissen und das Verstehen hinausgeht, darüber hinaus stellt die besondere Form der analytischen Beziehung einen entscheidenden therapeutischen Faktor dar. Durch dieses komprimierte klinische Material konnte ich hoffentlich auch eine Vorstellung von der Komplexität der klinischen Phänomene vermitteln, mit denen der heutige Analytiker, der mit schwierigen Patienten arbeitet, konfrontiert ist: Wir haben vor allem gesehen, wie Objektbeziehungen mit Konflikten, Abbrüchen und tiefen Abgründen behaftet sein können, die die innere Beziehung zwischen Körper und Psyche prägen. Dies ist ein Thema, das meiner Meinung nach weitere Aufmerksamkeit verdienen würde und intensiver psychoanalytisch erforscht werden müsste.

Die Schwierigkeit, Körperphänomene in Worten zu beschreiben, zeigt heute mehr denn je Wirkung und treibt die Suche nach der Authentizität von Objektbeziehungen voran.

Kapitel 4

# Primitive mentale Zustände und der Körper[1]

## Eine persönliche Meinung zu Armando B. Ferraris konkretem originären Objekt

In diesem Kapitel stelle ich einen Ansatz vor, bei dem sich die psychoanalytische Betrachtungsweise auf Ereignisse konzentriert, die zwischen der körperlichen und der seelischen Realität angesiedelt sind; meine Argumentation wird sich in erster Linie auf Freuds (1915c) Konzeption der Affekte als Verbindung zwischen dem Somatischen und dem Psychischen stützen.

Einige der wichtigsten Gedanken Freuds wurden von Bion (1992b) in seinem Raster neu formuliert, einem verdichteten Modell, in dem die unverfälschte Abstraktion einer mathematischen Berechnung als eine direkte Entwicklung der sensorischen Ebenen der Alpha- und Beta-Elemente erscheint. In den letzten Jahren erforschte Bion einige neue Möglichkeiten zur Erweiterung des Rasters.

> Nehmen wir an, der Analytiker möchte speziell diesen Bereich gründlicher erforschen, der sich zwischen körperlichem Fakt und psychischem Fakt befindet. Er kann den ganzen Raster zwischen die Raster-Reihen A und B stellen, als ob man innerhalb des Rasters, in der Tiefe, weitere Raster erkennen könnte. Auf diese Weise ließe sich der Raster beliebig unendlich erweitern, aber dies müsste man natürlich erklären und zum Beispiel eine zweite Ebene von einer ersten unterscheiden. (Bion, 2010, S. 64)

Auf dem Weg, der im Idealfall vom Empfinden zum Denken führt, kommt es tatsächlich häufig zu Unfällen, die zu mehr oder weniger tiefen Brüchen in der inneren Integration führen. Bion, der seiner Zeit weit voraus war, stützte seinen Ansatz zur Erklärung dieser Brüche auf ein neurophysiologisches Modell:

1 Dieses Kapitel wurde bereits in *The International Journal of Psychoanalysis* (2002) veröffentlicht.

> Nehmen wir an, daß sich das zentrale Nervensystem nicht über den Thalamus hinaus entwickelte und daß es eine Welt gäbe, die vom parasympathischen oder autonomen Nervensystem kontaktiert werden könnte, dessen Hirn der Thalamus wäre. [...] ich behaupte, dass der Patient, der seinen Thalamus zu mobilisieren vermag, Träume und Erfahrungen haben kann, die dem Sehen oder Hören von Dingen analog sind; er hört oder sieht aber nichts, weil sich das System der Sinnesorgane gar nicht entwickelt hat. (ebd., S. 42)

Hier scheint Bion einen Vorläufer des Denkapparates zu erkennen, der konkreten, körperlichen Apparaten sehr ähnlich ist – voller sensorischer Elemente, die nicht in Erfahrung umgesetzt werden können, da ihnen die Verbindung zu den kortikalen Bereichen des Gehirns oder den bewussten Ebenen der Mentalisierung fehlt.

Eine Reihe von Autoren (Meissner, 1997, 1998a, 1998b, 1998c; Solms & Nersessian, 1999; Mathis, 2000) lenkte in jüngster Zeit die Aufmerksamkeit auf das, was der Körper zur psychischen Realität beiträgt – ein Gedanke, der sich auch in dem wachsenden Interesse widerspiegelt, das gegenwärtig dem Dialog zwischen den Neurowissenschaften und der Psychoanalyse entgegengebracht wird (Bucci, 2000). Um eine Formulierung von Damasio aufzugreifen: Die Psyche musste zuerst für den Körper da sein, sonst hätte es ihn gar nicht geben können. Dies gilt auch für einige der wichtigsten Freud'schen Modelle (1895, 1911b, 1940a).

In meiner Diskussion über primitive psychische Zustände und Körperlichkeit werde ich – wenn auch nur im Rahmen eines Kapitels – auf die Beiträge einiger Autoren verweisen, welche die Behandlung besonders schwieriger Patienten in Angriff nahmen. In den ausgewählten Theorien ist ein Bezug zur Körperlichkeit nicht immer erkennbar, aber er gehörte für mich angesichts der Beteiligung sehr archaischer Bereiche der Mentalisierung mit dazu. Dadurch, dass ich Autoren zusammenführe, die manchmal sehr unterschiedliche Standpunkte vertreten, könnten meines Erachtens die verschiedenen Ebenen des Funktionierens im Inneren und in Beziehungen sichtbar werden, die wir in der vergleichbaren, in einigen Fällen sich durchaus überlagernden Realität unseres klinischen Alltags beobachten. Im Folgenden möchte ich einige wenig bekannte Hypothesen von Ferrari (1992, 1994, 2004) erläutern, die den Körper als Ausgangspunkt für das psychische Funktionieren nehmen. Diese Axiome führen Bions Ansatz weiter und nutzen die Beziehung zwischen Körper und Psyche, um emotionale Erfahrung und emotionales Wachstum innerhalb psychoanalytischer Sitzungen zu fördern. Mein persönlicher Blick auf Ferraris Beitrag ist von meiner klinischen Erfahrung und den Bezügen geprägt, die sich aus meiner Lektüre anderer Autoren ergaben. Es wird immer wieder darauf hingewiesen, dass der Zugang zu Ferraris Ideen durch seinen »ausgesprochen selbstreferentiellen Stil« (Ginzburg, 1999) und den fehlenden Bezug zur aktuellen psychoanalytischen Literatur erschwert sei.

Deshalb kann es passieren, dass man einige seiner Hypothesen nicht kennenlernt, wobei das Anliegen des Autors darin besteht, die Körperlichkeit in den Vordergrund zu rücken, ein Ansatz, der – wie gesagt – die psychoanalytische und die neurowissenschaftliche Sichtweise zusammenführt und die Ein-Personen-Ebene des Funktionierens in einem heutigen Kontext rekapituliert, in dem »einige wichtige und bisher unterentwickelte Aspekte des Ein-Personen-Modells Gefahr laufen, verloren zu gehen« (Grotstein, 1997, S. 404; Übers. E.K.).

Das Kapitel endet mit einigen klinischen Fragmenten von einem Fall, in dem deutlich wird, dass der Körper beim Verarbeitungsprozess eine zentrale Rolle spielt.

## Aspekte der psychoanalytischen Erforschung primitiver mentaler Zustände

Dieses Kapitel befasst sich mit den frühesten Aspekten des psychischen Funktionierens, die mit dem Ursprung des Gefühlslebens und der Entstehung des Denkens zu tun haben. Ich erhebe natürlich nicht den Anspruch, diese Themen erschöpfend zu behandeln, sondern ich versuche, einen Bereich von Hypothesen und klinischen Manifestationen zu beschreiben, der, wie gesagt, Phänomene betrifft, die sich mit traditionellen Ansätzen nicht erklären lassen, und der deshalb die Erschließung neuer Forschungsfelder rechtfertigt. In der psychoanalytischen Forschung über die frühesten Phasen der individuellen Entwicklung werden Kinder untersucht, die von motorischen und sensorischen Körperfunktionen beherrscht werden (Bick, 1968; Mahler & McDevitt, 1982); vor allem Gaddini (1992) beschreibt eine psychische Basisorganisation (PBO), die sich auf die »ebenso elementaren wie komplexen Phänomene« der primären psychische Struktur bezieht. Diese Phänomene treten sowohl vor der von Freud beschriebenen strukturellen Organisation der Psyche als auch vor der Dynamik der Objektbeziehungen in Erscheinung; es handelt sich um eine Ebene, auf der die Nachahmung vor der Introjektion kommt.

Obwohl die Arbeit am Übertragungsgeschehen von zentraler Bedeutung ist und zu den größten Gemeinsamkeiten der heutigen Psychoanalyse gehört (Kernberg, 1993), berichten einige Autoren von ihren Erfahrungen mit besonders schwierigen Patienten, bei denen der Zeitpunkt und die Art und Weise des eindeutigen Beginns der Aufnahme einer analytischen Beziehung sorgfältig bedacht werden muss – der Analytiker nutzt beispielsweise eher Übertragungen auf innere Objekte als Übertragungen auf seine Person als Möglichkeit, um mit dem Patienten zu kommunizieren. Ronald Baker schreibt zum Beispiel: »Auf diese Weise wurde das Risiko erheblich reduziert, dass der Patient den Analytiker als Übertragungsobjekt erlebt, das ihn ablehnt und sich an ihm rächt.« (1994, S. 748; Übers. E. K.)

Schwierigkeiten mit dem Fokus der Interpretationen haben auch die britischen postkleinianischen Analytiker, die »bei der Deutung des Übertragungsgeschehens größere Vorsicht walten lassen [...] und die Deutung auf der aktivsten – nicht der tiefsten – Ebene der Angst besonders hervorheben und mit der aktuellen Ebene des psychischen Funktionierens des Patienten in Beziehung setzen« (Hanna Segal, zitiert nach Kernberg, 1993, S. 660f.; Übers. E. K.). Einige der postkleinianischen Autoren berichten von Patienten, bei denen die sensorisch-emotionale Dimension entweder fehlt oder so stark überwiegt, dass sie die Kommunikation in der Analyse erheblich behindert, was enorme behandlungstechnische Probleme aufwirft. Joseph (1991) zum Beispiel beschreibt sehr ausführlich eine stark ausgeprägten schizoiden Persönlichkeitstyp, der abgespalten bleibt und die Kommunikation mit dem Analytiker blockiert: Obwohl solche Persönlichkeiten scheinbar auf einer reifen Ebene kooperieren und kommunizieren, agieren sie tatsächlich in der Übertragung eine Ablehnung gegen die wirkliche Kontaktaufnahme zu den Persönlichkeitsanteilen, die sich auf Liebe und eine Beziehung mit anderen einlassen können. Steiner geht davon aus, dass es eine Position an der Grenze zwischen der paranoid-schizoiden und der depressiven Position gibt; er spricht von einem »psychischem Rückzug«, der die Beziehung des Patienten zum Analytiker und zu den inneren Objekten blockiert und sämtliche Wachstums- und Entwicklungsmöglichkeiten lähmt. Der Autor bringt diese Disposition mit einer pathologischen Persönlichkeitsorganisation in Verbindung, die von perversen Aspekten des destruktiven Narzissmus beherrscht wird (Rosenfeld, 1971). Henry Rey (zitiert nach Steiner, 1993) beschreibt ein »klaustro-agoraphobisches« Dilemma, bei dem der Patient zwischen unterschiedlichen Gefühlen hin- und hergerissen ist: der Suche nach einem Zufluchtsort, an dem er sich sicher fühlen kann, wobei er gleichzeitig das Gefühl hat, darin gefangen zu sein, und einer erneuten Panik, wenn er mit einem offenen Raum konfrontiert wird.

Diese verschiedenen Hypothesen treffen sich angesichts der Schwierigkeit des Patienten, einen inneren Raum zu finden, der das Funktionieren innerer und äußerer Beziehungen ermöglicht. Die Probleme, die »der schwierige Patient« aufwirft, haben einige Analytiker dazu veranlasst, sich nicht nur mit dem Widerstand gegen eine Kontaktaufnahme in der Übertragung oder mit perversen Aspekten zu befassen, sondern ihr Augenmerk auf den Schmerz des Patienten bei der Integration der sensorischen und körperlichen Erfahrungsebenen zu richten. Eine originelle Interpretation des kleinianischen Ansatzes, bei der die Körperlichkeit eine wichtige Rolle spielt, stammt von Salomon Resnik; er sah sich aufgrund seiner klinischen Erfahrungen mit Psychosen dazu veranlasst, die Rolle des Körpers bei der Konstitution des Narzissmus und der Ich-Struktur zu berücksichtigen; hier folgt er zum Teil Scott (1948), einem anderen Kleinianer.

Eine Patientin von Resnik sagt: »Ein Mensch ist etwas, das irgendwo ist, das man sehen kann, von dem man gesehen werden kann und das einen Körper hat. Und einen Körper zu haben bedeutet, zu sehen und sich selbst anzuschauen.« (Resnik, 1973 S. 61; Übers. R. Lombardi/E. K.) Wenn das Besitzergreifen des Körpers zusammen mit den ersten Äußerungen des psychischen Funktionierens (was mit den Sinnesorganen korreliert) zur »Geburt einer Person« führt, dann kommt es umgekehrt durch die Negation des Körpers in der Psychose zu einer Depersonalisierung. Resnik entschlüsselt die Sprache des Körpers durch Worte und erforscht die verschiedenen Manifestationen des mentalen Raums: »Ich habe keinen Körper.« Eine weitere seiner Patientinnen stellt eine zutreffende negative Korrelation zwischen Körperlichkeit und Klaustrophobie her und sagt: »Meine Kleider quälen mich; ich bin in etwas, das mich einhüllt und nicht herauslässt [...] ich bin sehr klein [...] die Wände engen mich ein.« (Resnik, 1987, S. 56; Übers. E. K.) Darüber hinaus stellt Resnik fest: Vor allem Träume – in Verbindung mit imaginativen, wahnhaften Aspekten – ermöglichen es dem Analytiker, in die Ausdrucksformen der primitiven Psyche einzudringen, wo er »eine Sprache finden kann, die als Vermittlung zwischen der ›biologischen Stufe‹ [und] der ›psychischen Stufe‹ des Körpers dienen könnte« (Resnik, 1987, S. 53; Übers. E. K.).

In einer ausgefeilten Theorie legt Ogden bei primitiven psychischen Zuständen den Fokus auf die zentrale Bedeutung des Körpers; er postuliert die Existenz einer »autistisch-kontingenten Position« als einer Möglichkeit, auf einer präsymbolischen sensorischen Ebene Erfahrungen zu generieren, die vor den paranoid-schizoiden und den depressiven Positionen oder gleichzeitig mit ihnen existiert. Der Autor geht von Freuds These aus, dass sich das Ich in erster Linie aus körperlichen Wahrnehmungen heraus entwickelt (Freud, 1923, GW 13, S. 254) – ein Gedanke, den er mit den Überlegungen von Donald W. Winnicott und mit der Autismusforschung von Autoren wie Frances Tustin verbindet, die auch unter normalen Umständen von einer »autosensuellen« Entwicklungsphase ausgeht. Ogden beschreibt eine Reihe von klinischen Situationen, in denen sich die Präsenz des Körpers aufdrängt und den Patienten in die Lage versetzt, »einen Ort zu schaffen, an dem er (aufgrund seiner Körperempfindungen) spüren kann, dass er existiert« (1989, S. 130; Übers. E. K.). Ein männlicher schizophrener Jugendlicher kann beispielsweise aufgrund des starken Geruchs seines ungewaschenen Körpers Zugang zu sich als Mensch bekommen und eine zwanghafte Patientin kann durch die Empfindungen, die ein kaltes Glas Wein bei ihr auslöst, ihre Lähmung überwinden, was bezeichnenderweise als »einen Gedanken richtig verstehen« bezeichnet wird. In diesen Fällen bietet sich die sensorische Ebene als einzige Möglichkeit an, die ein Mensch hat, um einen Zugang zu sich zu finden. »In einem psychologischen Bereich, in dem das Individuum wenig oder gar kein Gespür für einen inneren Raum hat, wird der Begriff der Internalisierung praktisch bedeutungslos.« (1989, S. 135; Übers. E. K.)

Einer der wichtigsten Beiträge zur Erforschung der Grenzbereiche zwischen Psyche und Körper stammt von McDougall (1989, 1995). Sie schreibt:

> Das Konzept der Dualität von Geist und Körper, dieses Erbe der Philosophie Descartes', kann unsere Wahrnehmung verdunkeln, unsere Theorien verfälschen oder gar unsere klinische Arbeit auf Abwege führen. Wenn manche Theoretiker behaupten, der Körper habe keine »Sprache«, so handelt es sich bei einer solchen Behauptung um ein für Psychoanalytiker gefährliches Vorurteil. Denn die Körpersprache ist vielleicht die *einzige* Sprache, die nicht zu lügen vermag! (1997, S. 225)

Die Hauptfunktion der psychoanalytischen Beziehung besteht deshalb darin, ein »Wörterbuch« zu erstellen, das den anarchischen Körper in die Lage versetzt, sich durch Symbole auszudrücken; die neosexuellen Lösungen, bei denen der Körper sich bemüht, das Individuum zu einer »psychologischen Geburt« zu bewegen, gewinnen in diesem Zusammenhang an Bedeutung; es handelt sich um Versuche der Selbsttherapie und der Wiedergutmachung angesichts einer ansonsten unheilbaren inneren Leere.

Erneut in Frankreich, erörtert Marty (1976, 1980) die Beziehung zwischen Psyche und Körper im Kontext der somatischen Pathologie, wo der Körper wieder an Bedeutung gewinnt; dieses Wiederauftauchen des Körpers sieht Marty im Rahmen fortschreitender Desorganisationen und schwerer Depression, in der die psychischen Mechanismen dazu tendieren sich aufzulösen. Marty (1985) entwirft außerdem ein psychotherapeutisches Modell, das aus der Psychoanalyse abgeleitet ist und auf der Ansicht beruht, dass das klassische psychoanalytische Setting für diese Patienten ein *pensée opératoire* (operatives Denken) darstellt.

Serge Lecours und Marc-André Bouchard, die sich auf die Beiträge von Marty, André Lussier und Bion stützen, systematisieren die unterschiedlichen (somatischen, motorischen, imaginativen und verbalen) Modalitäten bei der Entwicklung des Denkens und die verschiedenen, grundlegenden Ebenen der Verarbeitung (»disruptiver Impuls«, »modulierter Impuls«, »Externalisierung«, »Aneignung«, »Assoziation einer Bedeutung«). Sie gründen ihre Annahme darauf, dass »der größte Teil der Übertragungsmanifestationen zunächst durch disruptive und modulierte Impulse in Erscheinung tritt« (Lecours & Bouchard, 1997, S. 865; Übers. E.K.). Die Autoren halten die Untersuchung verschiedener Formen der psychischen Verarbeitung für wichtig, da »die heutigen Erfahrungen mit Borderline- und anderen schwierigen Patienten durch die alleinige Anwendung des Strukturmodells nicht angemessen wiedergegeben werden. So werden beispielsweise Mentalisierungsdefizite oder -störungen durch intersystemische Konflikte [und durch] intrasystemische Konflikte nicht zufriedenstellend erklärt.« (1997, S. 872; Übers. E.K.) Die Autoren verdeutlichen dies am Beispiel der Entwicklung einer Borderline-Patientin, die auf den verschiedenen Ebenen der Mentalisierung und parallel zur Entwicklung der Übertragung stattfindet.

Der Fall begann auf der sehr konkreten Ebene »brennender Empfindungen«, zu denen die Patientin keine Assoziationen mit anderen Bildern und Eindrücken hatte; im Lauf der Zeit verwandte sie aber allmählich metaphorische Ausdrücke wie »einen Vulkan erforschen und trotzdem überleben«. Viel später gelang der Patientin eine Integration (welche die Autoren mit der depressiven Position Melanie Kleins vergleichen) von Bildern, die auf distanzierte Selbstreflexion hinweisen, wie ein »schützender Zaun« und »Trauerweiden an einem Fluss«.

Dieses Fragment deutet meines Erachtens auf den Versuch hin, die klinische Entwicklung der Patientin zu beschreiben, indem der Analytiker sich auf ihr inneres Funktionieren konzentriert und nicht auf die Übertragungsebene, die in einem umfassenderen Sinne erforscht wurde.

Dieses Interesse an den funktionalen Merkmalen der Mentalisierung wird in der Literatur von unterschiedlichen Standpunkten aus betrachtet. So weisen Peter Fonagy und Mary Target in ihrer Studie über die Rolle des Traumas bei der Psychogenese psychischer Störungen darauf hin, dass bei Borderline-Zuständen ein Prozess des »hyperaktiven Mentalisierens« stattfindet, der mit anderen wichtigen Korrelaten der psychischen Situation zusammenhängt, »wie der psychischen Entsprechung zwischen einem innerem Zustand und der äußeren Realität« oder »der Neigung, weiterhin in einen Scheinmodus zu wechseln und der partiellen Unfähigkeit, über die eigenen psychischen Zustände und diejenigen des Objekts zu reflektieren« (Fonagy & Target, 2000, S. 857; Übers. E. K.). Diese Patienten scheinen von ihren instinktiven Impulsen so überwältigt zu sein, dass sie – wie sehr kleine Kinder – die äußere Realität und das äußere Objekt mit ihren inneren emotionalen Zuständen vollkommen gleichsetzen; oder sie machen das Gegenteil und übernehmen eine Form des inneren Funktionierens, die auf einer verzerrten Mentalisierung beruht, welche jede Verbindung mit inneren sensorischen sowie affektiven Zuständen ausschließt oder verdrängt. Innerhalb ihres eigenen theoretischen Bezugsrahmens beschreiben die genannten Autoren demnach eine Störung, die die Umwandlung eines disruptiven, körperlichen Impulses in reflektierendes Denken stark beeinträchtigt. In dem von den Autoren vorgestellten Fall der Frau A. besteht ein Zusammenhang zwischen der Denkstörung und den expliziten Angriffen auf den Körper in einer 20-jährigen Geschichte von Selbstverletzungen und Selbstmordversuchen:

> Frau A. hatte es sich angewöhnt, ihre Reflexionsfunktion zu pervertieren, indem sie die Aufmerksamkeit von ihren eigenen psychischen Zuständen ablenkte und diejenigen anderer Menschen verzerrte oder negierte. Ihr zwanghaftes missbräuchliches Ausnutzen der Mentalisierung schützte sie vor tatsächlicher Einsicht bzw. Intimität […]
>
> Ein Beispiel dafür war, dass Frau A. nach einer Nacht, in der sie sich selbst geschnitten und ihren neunjährigen Sohn dazu gebracht hatte, ihr beim Verfassen eines Abschieds-

briefs zu helfen, aufgeregt in die Sitzung kam und versuchte, den Geiz der neuen Frau ihres Bruders zu verstehen, wobei sie ihre eigenen Ausbrüche vom Vortag nur am Rande erwähnte. (Fonagy & Target, 2000, S. 858; Übers. E. K.)

Eine zwanghafte Mentalisierung bedeutet demzufolge auch eine Distanzierung des Patienten von seinen Gefühlen, während ihm gleichzeitig der emotionale Zugang zu den Möglichkeiten der Repräsentation verwehrt scheint, die er zur Kommunikation in der Analyse einsetzt – wie wenn die Vektoren auf den psychischen und physischen Ebenen so weit voneinander entfernt wären, dass sie gewissermaßen Parabeln beschreiben, die sich nicht überschneiden; folglich besteht das Risiko, dass die im analytischen Kontext erbrachten Ressourcen zur Verarbeitung psychischer Prozesse völlig wirkungslos bleiben.

## Der Untergang des Körpers

Ferraris Ansatz stellt das innere Funktionieren des Analysanden in den Vordergrund; er konzentriert sich auf Oszillationen, die bewirken, dass körperliche Manifestationen mit psychischen Eigenschaften in Verbindung gebracht werden sowie auf die Hindernisse und Konflikte, die der zunehmenden Entwicklung der Mentalisierung vom konkreten Körper zum abstrakten Denken im Weg stehen. Für ihn hat der Körper Vorrang und er bezieht sich deshalb auf den Körper als konkretes originäres Objekt (COO; engl.: *concrete original object*); hierbei handelt es sich nicht um den Körper in einem phänomenologischen oder medizinischen Sinne, sondern um ein lebendiges Objekt, das Empfindungen aussenden kann und mit speziellen Strukturen, wie den Sinnesorganen, ausgestattet ist, die über Wahrnehmungsfähigkeiten verfügen.

Er schreibt:

Gehen wir davon aus, dass das psychische Funktionieren mit der ersten Registrierung einer Sinneswahrnehmung beginnt, sodass die Vorgänge der Wahrnehmung einer Empfindung und deren Registrierung unterschiedliche Bedeutungen bekommen [...] Die Registrierung lässt sich vermutlich auf die Notwendigkeit zurückzuführen, dass eine ansonsten gänzlich invasive Sinneswahrnehmung gewissermaßen auf Distanz gebracht wird und sie gleichzeitig eine Bedeutung bekommt. (Ferrari, 1992, S. 35; Übers. E. K.)

Der Beginn der sensorischen Registrierung fällt mit dem Beginn des Untergangs des Körpers (*eclipse of the body*) zusammen und zur selben Zeit entwickeln sich die ersten psychischen Phänomene. Ferraris klinisches Augenmerk und seine Forschungen konzentrieren sich auf die Beziehung zwischen den sensorischen Elementen und der Psyche, und umgekehrt auf die Beziehung zwischen Gedanken und Emotionen bzw. Empfindungen; dies gilt als zentraler Punkt, was die Fehlentwicklung bei der Strukturierung des Denkens betrifft. Sein Ansatz scheint eine Weiterentwicklung der Oszillation zwischen dem Konkreten und dem Abstrakten in der Freud'schen Metapsychologie (Freud, 1915a) zu begründen, wobei der Schwerpunkt auf der Präsenz des Körpers als der ersten und grundlegenden Entität liegt, auf der die Identität des Individuums beruht. Dieser Blick auf den Körper gewinnt besondere Bedeutung in den immer häufiger auftretenden Fällen, die als Entwicklungsstörungen bezeichnet und unterschiedlich als Borderlinepathologien oder Pathologien des Falschen Selbst (Winnicott, 1983b, 1984) beschrieben werden, in denen das Individuum den fortdauernden Zusammenhang zwischen dem körperlichen und dem emotionalen Identitätskern verliert.

Die Vorstellung vom Untergang des Körpers *(eclipse of the body)* unterscheidet sich damit von der kleinianischen Konzeption, in der die Beziehung zur Mutterbrust und ihre anschließende Introjektion als strukturierender Kern des Ichs eines Individuums betrachtet werden (Klein, 1962d); Ferraris Ansatz ähnelt – wenn auch in einem anderen Kontext – eher den Freud'schen Hypothesen, wonach die autoerotische Objektbesetzung der Körperorgane jeder anderen Quelle der Objektbesetzung vorausgeht (Freud, 1914b). Die Funktion der Mutterfigur oder später die des Analytikers besteht darin, die Beziehung zu den körperlich-emotionalen Elementen zu filtern und zu entgiften, sodass sie für das Kind (oder den Analysanden) zunehmend erträglicher wird; dieser Vorgang trägt dazu bei, dass der Untergang *(eclipse)* der Körperlichkeit und die anschließende Schaffung eines psychischen Raums in Gang gesetzt wird. Ferrari teilt die konstitutive *Reverie* der mütterlichen Funktion, die bereits Bion (1962b) für entscheidend hielt, in zwei Phasen: zunächst die Verarbeitung des speziellen Bereichs, zu dem das konkrete originäre Objekt gehört, und erst in der zweiten Phase die projektiv-introjektive Dynamik, die zur Kommunikation mit der Außenwelt beiträgt. So ein Ansatz, bei dem die Beziehung zwischen dem Ich und dem Körper vor der häufiger erforschten Beziehung zwischen dem Ich und dem äußerem Objekt Vorrang hat, erscheint manchmal ungewohnt und sogar »provokativ [...], da er uns zwingt, Dinge aus ungewohnten Perspektiven zu betrachten« (Mancia, 1994, S. 1224; Übers. E. K.).

Bion postulierte eine Antithese zwischen Beta- und Alpha-Elementen, wobei nur Letztere zur Steuerung von Denkvorgängen eingesetzt werden können; Ferrari hingegen vertritt offenbar die Ansicht, dass sensorische Elemente nur aufgrund eines fehlenden inneren Dialoges oder eines Missverständnisses in der Beziehung zwischen Körper und Psyche nicht gedacht werden können oder sich als toxisch erweisen. Ana-Maria Rizzuto zum Beispiel beschreibt angesichts von Essstörungen solche Formen eines inneren Missverständnisses: »Reize, die unter normalen Umständen einen Affekt auslösen sollten, finden in den inneren Repräsentationen nicht die notwendige Sicherheit, sodass sie für die bewusste Wahrnehmung von Gefühlen oder die innere Sprache nicht zur Verfügung stehen.« (Rizzutto, 1988, S. 386; Übers. E. K.)

Folglich wird Bions Konzeption der psychotischen und nicht-psychotischen Bereiche (Bion, 1967b[1957]) revidiert und Ferrari stellt stattdessen die Hypothese auf, dass die Persönlichkeit zwei unterschiedliche Bereiche, einen entropischen und einen negentropischen Bereich, umfasst. Der erste Begriff stammt von Ilya Prigogine, der ihn als eine »Unordnung definiert, die durch das Zusammenwirken von Elementen und Kräften zu einer bestimmten Ordnung und somit zu einem instabilen Gleichgewicht führen kann« (zitiert nach Ferrari, 1992, S. 44; Übers. E. K.).

Der Begriff »negentropisch« wird hingegen als lebenserhaltendes Prinzip verstanden und bezieht sich auf den Apparat der psychischen Wahrnehmung und Registrierung, wo er eine für den entropischen Bereich charakteristische Funktion der »Abkühlung« und Stabilisierung »der Heftigkeit primitiver Funktionen« ausübt (Bion, 1965). Auf diese Weise werden die Theorien über den psychotischen Bereich von ihren sadistischen und destruktiven Konnotationen befreit und die Interaktion zwischen dem psychotischen und dem nicht-psychotischen Bereich wird sozusagen in einer neuen Tonart wiedergegeben, die das lebendige Wechselspiel von Desorganisation und Organisation, Gefühl und Denken hervorhebt.

Geht man von einer Kontinuität einiger Hypothesen von Bion und Ferrari aus, sollte man beachten, dass Ferraris Theorie sich nicht eindeutig aus Bions Annahmen ergibt. Bezeichnenderweise war es Meltzer (1982), dem es im Rahmen einer von Bion abgeleiteten psychosomatischen Theorie eher darum ging, den nach außen gerichteten (expulsiven) Aspekt der Entladung von Beta-Elementen auf den Körper zu betonen als den nach vorne gerichteten (propulsiven) Aspekt vom Körper in Richtung einer Entwicklung zum Denken. Tustin (2000) hingegen ist eine Autorin, deren Position eher der Auffassung von Ferrari näherkommt; sie vertritt die Ansicht, dass die aktive Haltung des Analytikers ein wesentliches Element in der Analyse von Kinderpsychosen darstellt, da das Kind unterstützt und ermutigt wird, sensorischen Erfahrungen zu unterscheiden und kontrastierende sensorische Inputs zu integrieren.

Die Hypothese von einem Konflikt zwischen dem entropischen und dem negentropischen Bereich veranlasst uns, die Persönlichkeit eines Menschen im Sinne eines harmonischen/disharmonischen Funktionierens der Beziehung zwischen Körper und Psyche zu betrachten. Eine disharmonische Beziehung führt zu einem Abgleiten in gegensätzliche Polaritäten: So können zum Beispiel sensorische Phänomene wie bei einem Marasmus[2] überwiegen, sodass die Reflexionsfähigkeit gefährdet ist – was sich bei akuten Psychosen deutlich zeigt.

Im umgekehrten Fall kann es zu einer verfälschten Prävalenz kommen: Die Analysanden verlegen sich auf intellektuelle Abstraktionen, während ihr Interesse an Empfindungen, Emotionen und Gefühlen zurückgeht oder sogar fast völlig verschwindet; in den extremsten Fällen kann der Körper als eine Art *imaginärer Zwilling* erlebt werden (Bion, 1967a[1950]), der durch mentale Repräsentationen sehr schwer zu erreichen ist und deshalb manchmal sogar konkret angegriffen wird. Angesichts solcher disharmonischen Situationen entsteht innerhalb der analytischen Beziehung ein besonderes Arbeitsgebiet, in dem die Beziehung zur Körperlichkeit und zu den sensorischen und emotionalen Ereignissen erforscht wird, die sich aus der Körperlichkeit ergeben. So gesehen bietet die psychoanalytische Erfahrung eine Gelegenheit, Konflikte zu bearbeiten, die in der Beziehung zwischen Körper und Psyche angelegt sind, wobei sowohl die körperlichen als auch die psychischen Manifestationen des Individuums zusammengehören und »dabei versuchen, jeden Dualismus zu überwinden; Ausgangspunkt ist ein einheitliches Menschenbild, bei dem sich alle Faktoren ergänzen« (Mancia, 1994, S. 1284; Übers. E.K.).

Dies hat wichtige Auswirkungen auf die sogenannten psychosomatischen Störungen (sowie auf psychische Manifestationen, die sich direkt auf den Körper auswirken), auf Essstörungen oder Panikattacken. Im Gegensatz zu

2 Ferrari (1992, S. 37) betrachtet den Marasmus als einen vorübergehenden Zustand bei Neugeborenen, der auf den sensorischen Druck des Körpers zurückzuführen ist. Marasmus ist der Ausgangspunkt der entropischen Phase, die durch die mütterliche *Reverie* die Aktivierung des negentropischen Bereiches anregt.

Nemiah und Sifneos, die das Konzept der Alexithymie entwickelt haben (Nemiah & Sifneos, 1970), vertritt Ferrari die Auffassung, dass es den »psychosomatischen Patienten« gar nicht gibt; er hält die Frage des Verhältnisses zwischen Körper und Psyche und dessen Disharmonien nämlich für ein allgemeines Problem des inneren Funktionierens eines Menschen. Durch die Wechselwirkung zwischen Körper–Psyche und der analytischen Beziehung lassen sich auf bestimmten Ebenen der Übertragung Phänomene und Beziehungen untersuchen, die für die Beziehung zwischen Körper und Psyche typisch sind; auf diese Weise kann dann der Weg zu Wahrnehmung und Veränderung erschlossen werden. Natürlich sind nicht alle somatisch bedingten Prozesse umkehrbar, denn schließlich hat der Körper seine eigenen Regeln und Strukturen, die nicht nur erlernt, sondern auch respektiert werden müssen, da sie für die Psyche eine Begrenzung darstellen.

Solano (2000) beschreibt den Fall eines Analysanden, der an Diabetes mellitus litt. Die Krankheit verkörperte eine Beziehungsstörung zu einem Objekt, das die inneren und/oder äußeren Prozesse regelt. Der Patient hatte die körperlichen Anzeichen seiner Hypoglykämieattacken systematisch verleugnet und handelte gegen seine eigenen Bedürfnisse, um über das für seine Beziehungen und sein Leben (einschließlich seines Überlebens) Notwendige triumphieren zu können; im Laufe seiner Analyse bildete sich die Fähigkeit zur Kontrolle seines Blutzuckerspiegels parallel zu der Fähigkeit heraus, seine vier analytischen Sitzungen pro Woche zu nutzen und die Verbindungen zu seinem Denken beizubehalten.

In einer für den Patienten typischen Vignette verspürt er unterwegs ein starkes Bedürfnis nach Zucker, doch anstatt in ein nahegelegenes Restaurant zu gehen, um etwas zu essen, kauft er im Schreibwarengeschäft nebenan einen Bleistift. Stern und andere haben in ihren Untersuchungen das Enactment infantiler Erfahrungen der Fehlanpassung beschreiben. Der Fall des zuckerkranken Patienten scheint mir auch ein gutes Beispiel für eine disharmonische, die eigene Körperlichkeit ablehnende Veranlagung zu sein sowie für die Korrelation zwischen der vertikalen Beziehung zwischen Körper und Psyche und der horizontalen Beziehung zu äußeren Objekten. Das Konzept des konkreten originären Objekts besagt, dass der Körper die grundlegenden Elemente bereitstellt, aus denen sowohl die Vorläufer der Emotionen als auch die Wahrnehmungsstrukturen (die die Voraussetzung für die Ich-Funktionen bilden) hervorgehen. Ferrari geht von folgender Annahme aus: Das Wesensmerkmal einer Empfindung besteht darin, darauf zu drängen, eine psychische

Ausdrucksform zu finden, die ihr gewissermaßen angeboren ist – aufgrund einer natürlichen Tendenz, Verbindungen zu den Wahrnehmungsressourcen herzustellen, wenn die marasmische Spannung aufgrund der mütterlichen *Reverie* nachlässt. Mit dem Untergang des Körpers verkleinert sich der von der sensorischen Welt besetzte Bereich immer mehr und führt schließlich zur Bildung eines »mentalen Raums«, in dem Empfindungen empfangen und identifiziert werden können. In diesem Raum findet eine Erweiterung statt: Der Wahrnehmungs- und Bewusstseinsapparat erfasst auch Empfindungen, die »Knotenpunkte« erzeugen; aus ihnen gehen visuelle Repräsentationen hervor, die sich ihrerseits zu besser definierten und bewussteren Konfigurationen weiterentwickeln können. Auf diese Weise kommt es zu »signifikanten Korrespondenzen« zwischen sensorischen und repräsentationalen Daten (Ferrari & Stella, 1998). Ferrari spricht von einem Bereich des Übergangs von der Konkretheit der Empfindung zu den ersten Formen der Abstraktion und Repräsentierbarkeit. Er verwendet den Begriff »Kontaktnetzwerk« für die multidimensionale Funktion, die jederzeit durch die Überschneidung von Empfindungen und Gedanken in Gang gesetzt wird. Mit seiner Annahme beschreibt Ferrari den Beginn des Denkens nicht nur in seinem primären Entstehungs-, sondern auch in seinem ständigen Strukturierungsprozess durch das kontinuierliche Einströmen von Empfindungen aus dem Körper. Er betrachtet somit den Denkvorgang unter dem Blickwinkel seiner Entfaltungsmöglichkeiten, was die Möglichkeit betrifft, aktuelle Emotionen auszudrücken. Äußerungen wie zum Beispiel »ich habe Angst; ich fühle mich nicht wohl; ich fühle mich verloren« oder »du bist schön; ich liebe dich; ich hasse dich« usw. versteht er als Hinweis auf die Entwicklung von Identität als ein »sich ständig verändernder und mit inneren Widersprüchen behafteter Vorgang, der niemals statisch ist oder gar ausbleibt« (Ferrari & Stella, 1998, S. 102; Übers. E. K.). Wenn der Abstand zu den Emotionen zu groß ist, fehlen die signifikanten Korrespondenzen und eine Veranlagung, Barrieren aufzubauen, tritt an die Stelle des Netzwerks. Der entropische Bereich ist deshalb ständig an der Entstehung von Denkphänomenen beteiligt. Dessen Ausblendung führt dazu, dass emotionale Prozesse imitiert werden, die nicht die Container-Funktion echter psychischer Phänomene übernehmen; Denken wird demnach als dynamischer Prozess verstanden, der ständig an Gefühle gekoppelt ist. In diesem Sinne macht Ferrari interessante Vorschläge zu den verschiedenen Manifestationen, die strukturierteren Formen des Denkens vorausgehen; er beschreibt die verschiedenen Arten, in denen sich die primitive sensorische Welt offenbart, von traumartigen Repräsentationen bis hin zu wahnhaften, phobischen, zwanghaften und anderen Ausdrucksformen. Sofern besser entwickelte Instrumente zur Mentalisierung fehlen, greift das Individuum auf Behelfssprachen zurück, die Ferrari als Sprachregister oder primitive Sprachformen bezeichnet; sie funktionieren solange, bis günstigere Bedingungen für die Mentalisierung vorhanden sind – wie die *Reverie* eines Analytikers, die dem Patienten die Chance bietet, seine Sprache und somit sein Denkvermögen zu entwickeln. Es gibt bestimmt viele Ähnlichkeiten zwischen dieser Sichtweise und den Ansätzen anderer Autoren wie Resnik oder McDougall, insbesondere im Hinblick auf die Rolle, die die Analyse bei der Entwicklung einer Sprache spielt, um Körperlichkeit sprachlich ausdrücken zu können.

Von den verschiedenen Hypothesen, die sich aus dem Untergang des Körpers ergeben, möchte ich nur eine erwähnen, die sich auf die Rolle der Adoleszenz bezieht (Ferrari, 1994); im Gegensatz zur Kindheit betrachtet Ferrari die Adoleszenz mit ihren verschiedenen klinischen Manifestationen als Ausdruck von Autonomie – als eine Phase, in der der Konflikt zwischen Körper und Psyche und dessen mögliche Harmonisierung dramatischer sind und eine Grundlage für die zukünftige Identität im Erwachsenenalter bilden. Denn die körperlichen Veränderungen in der Pubertät führen zu einer Neukonfiguration des *konkreten originären Objekts*, das zum zweiten Mal seit der Geburt eine entscheidende Beziehung zur Psyche aufnimmt; in der Adoleszenz ist es aber nicht die Psyche, die sich aus dem Körper heraus entwickelt, sondern der Körper, der sich einer wachsamen Psyche präsentiert, die ständig radikale Veränderungen bewusst vor Augen hat. In diesem Sinne ist die Adoleszenz immer eine kritische und sehr konfliktreiche Zeit, in der sich Entwicklungen und Veränderungen extrem schnell vollziehen können. So erweist sich beispielsweise der klaustro-agoraphobische Konflikt, der bei Magersucht und Bulimie von zentraler Bedeutung ist, als eine typische Form der Oszillation in der Adoleszenz, die entscheidend zum Wachstum beiträgt, wenn sie innerhalb bestimmter Grenzen contained wird. Selbst dem Anschein nach pathologisches oder perverses Agieren kann in der Adoleszenz eine wichtige Wachstumsfunktion erfüllen, indem es zu einem Wechsel von »etwas tun, um Wissen zu erlangen, zu Wissen erlangen, um etwas zu tun« führt und so den Ausstieg aus der Kindheit und den Weg zum Erwachsensein ermöglicht.

## Körperlichkeit und Übertragung

Die Psychoanalyse gründet in erster Linie auf aktuellen Erfahrungen (Bion, 2010; Ferrari, 1982; Sandler & Sandler, 1984), wobei der Analysand aufgefordert ist, sich selbst zu beobachten und seine Eigenwahrnehmung zu aktivieren. Bion griff die Gedanken von Melanie Klein (1975e, 1962c) auf und nahm die Abwesenheit der Brust als Ausgangspunkt für seine Beobachtungen zur Erklärung der Aktivierung von Denkphänomenen (Bion, 1962a); Ferrari dagegen legt den Schwerpunkt auf die Rolle der sensorischen Komponente im Inneren des Individuums. Ein Kind wird dazu angeregt, sich seines Körpers und der sensorischen Phänomene, die sich in seinem Inneren abspielen, bewusst zu werden; folglich konstruiert es eine eigene Vertikalität, einen Bereich, der von den dramatischen Auswirkungen seiner eigenen diffusen Empfindungen geprägt ist, die contained und strukturiert werden wollen. Dies erinnert an Winnicotts Feststellung, dass alles, was uns widerfährt, von Kreativität zeugt und einen expliziten Bezug zu einer körperlichen Aktivität hat (1987). Mit Blick auf diese Textstelle betont Marion Milner die Bedeutung des Bewusstseins für den Körper und seine ständigen Veränderungen angesichts einer kreativen Wahrnehmung der Welt: Die Art, wie jemand seinen Körper präsentiert, führt ihrer Meinung nach nicht zu »einer narzisstischen Verarmung der Beziehung zur Außenwelt, die man vielleicht erwartet hätte, sondern [zu] einer tatsächlichen Bereicherung dieser Beziehung« (1987[1977]; S. 282; Übers. E. K.).

Aus diesem Grund unterscheidet Ferrari zwischen zwei wesentlichen Achsen, die in der analytischen Beziehung präsent sind und auf denen die therapeutische Arbeit stattfindet. Die erste, die vertikale Achse, bezieht sich auf die Beziehung zwischen Psyche und Körper und ganz allgemein auf die Beziehung des Individuums zu sich selbst, während die zweite, die horizontale Achse, die zwischenmenschlichen Beziehungen betrifft – mit dem Analytiker als erstem und wichtigstem Gesprächspartner. Bei seinen Interventionen im Laufe einer Sitzung wird der Analytiker je nach analytischem Kontext eine der beiden Achsen in den Vordergrund rücken. Die horizontale Achse bezieht sich auf das, was üblicherweise als Übertragung verstanden wird; sie wird sowohl als Verschiebung archaischer Beziehungen auf die Analyse verstanden (Freud, 1912) als auch in einem weiteren Sinne als »reale Beziehung« (Greenson, 1971) oder als »ein in die Zukunft projiziertes Bündnis« (Ferrari, 1982).

Ferraris Unterscheidung zwischen den beiden Übertragungsebenen lässt sich in gewisser Hinsicht mit der Unterscheidung zwischen Selbstobjektübertragung und Objektübertragung in der Kohut'schen Tradition vergleichen sowie mit den beiden Übertragungsmustern, die Killingmo (1989) als Defizitübertragung und Konfliktübertragung beschreibt. Erstere ist durch eine prästrukturelle Beziehung zum Objekt gekennzeichnet, das heißt, eine Beziehung, die den Phänomenen der Internalisierung vorausgeht. Eine Gemeinsamkeit der beiden Autoren besteht darin, dass sie nicht der Wiederholung der Vergangenheit, sondern der Lebensqualität der Analysanden und ihren Wachstumsbedürfnissen besondere Aufmerksamkeit schenken. Trotzdem handeln die Konzeptualisierungen der Selbstpsychologen immer eher von Objektbedürfnissen (wie der Korrektur verzerrter Objektrepräsentationen oder Objektbeziehungen, die auf Internalisierung warten) als von der Organisation eines primär körperlichen Bereichs; in diesem Bereich kann der strukturelle Aspekt niemals von dem sensorischen Druck getrennt werden, der auf die Möglichkeit wartet, gedacht zu werden. James Fosshage vertritt einen interessanten Ansatz, der den Konflikt zwischen der Notwendigkeit, das Material ohne Berücksichtigung des Übertragungsgeschehens zu evaluieren, und der Bedeutung der analytischen Beziehung auflöst; er unterscheidet bei der Übertragung zwischen Inhalt und Prozess:

> Sämtliche Mitteilungen innerhalb des analytischen Settings haben eine Bedeutung in Bezug auf das Übertragungsgeschehen: Diese Bedeutung betrifft aber möglicherweise nicht den Inhalt, sondern den Kommunikationsprozess. Eine Patientin kann beispielsweise von einer missbräuchlichen Erfahrung mit einer anderen Person erzählen, nicht weil sie ihren Analytiker als »latent« missbräuchlich erlebt (das heißt, sie bezieht den Inhalt auf die Übertragung und deutet ihn entsprechend), sondern weil sie in diesem Moment ihren Analytiker als so vertrauenswürdig und beschützend erlebt, dass sie ihm die schmerzhafte Erfahrung mitteilen kann (das heißt, sie deutet den Kommunikationsprozess in seiner Bedeutung für die Übertragung). (Fosshage, 1994, S. 276; Übers. E. K.)

Je nachdem, welche Phänomene auf der vertikalen oder der horizontalen Achse vorherrschen, wird sich die analytische Beziehung auf einer der beiden Ebenen entwickeln. In der ersten Phase der Beziehung zum Analytiker steht die Funktion der Übertragung im Vordergrund, damit sich die innere Welt des Analysanden entfalten kann: In diesem Fall identifiziert sich der Analytiker mit seiner Funktion und erleichtert dadurch die Repräsentierbarkeit und Dimensionalität in der primitiven sensorischen Welt.

Ein Säugling kann durch die Beziehung zu seiner Mutter zum einen seine eigene Vertikalität gestalten, zum anderen verleiht die Horizontalität auf der psychischen Ebene der vertikalen Dimension eine Repräsentierbarkeit, die sonst nicht vorhanden wäre (Ferrari & Stella, 1998, S. 150).

Erst später erlebt der Analysand in der Beziehung zu seinem Analytiker das Gefühl der Andersartigkeit mit dessen spezifischer Konnotation; es ist dann die »Aufgabe des Analytikers, die horizontale Dimension zur Sprache zu bringen und den Analysanden die Grenze, die durch den Einfluss der äußeren Realität gesetzt ist, intensiv spüren zu lassen« (Ferrari & Stella, 1998, S. 151; Übers. E. K.).[3]

Tatsächlich ist das Postulat der zwei Achsen nicht ganz neu, denn es fasst eine Reihe von Hypothesen systematisch zusammen, die in der psychoanalytischen Tradition seit Freuds Modell der primitiven Triebe im Ansatz bereits vertreten werden, bei dem das Objekt »gleichzeitig innerhalb des Triebes und außerhalb des Körpers ist. Das Objekt hat also zwei Seiten, eine innerliche und eine äußerliche« (Green, 1984a, S. 390; Übers. E. K.). Die Wechselwirkung zwischen der innerpsychischen und der relationalen Ebene der Übertragung wird tendenziell unterschätzt, obwohl sie von einigen Autoren als wesentlich angesehen wird (Fornari, 1979; Loewald, 1960; Green, 1984b). In *Die Traumdeutung* (1900) wurde der Begriff »Übertragung« von Freud erstmals als ein innerpsychischer Mechanismus definiert, bei dem Träume die Tagesreste nutzen, damit diese durch die Übertragung einer unbewussten Spur auf einen vorbewussten Gedanken zum Ausdruck gebracht werden können; erst später entwickelte er diese ursprüngliche Definition in Bezug auf äußere Beziehungen zu dem klassischeren, allgemein anerkannten Konzept der Übertragung weiter und verstand unter Übertragung die Verschiebung von Gefühlen, Wünschen und Einstellungen (die mit den infantilen Objekten verbunden sind) auf spätere Objekte – vor allem auf den Analytiker (Freud, 1912). Bion war seinerseits bemüht, zwischen den verschiedenen Beziehungsebenen des Analysanden in der Analyse zu unterscheiden – insbesondere innerhalb von ein und derselben psychischen Manifestation, der Beziehung zu sich selbst und zum Analytiker:

3 Diese zweite Ebene scheint mir der »Verwendung eines Objekts« sehr nahe zu kommen, die von Winnicott als Prozess bezeichnet wird, der darin besteht, dass »das Subjekt das Objekt außerhalb des Bereichs seiner eigenen omnipotenten Kontrolle ansiedelt; es handelt sich also darum, dass das Subjekt das Objekt als ein äußeres Phänomen und nicht als etwas Projiziertes wahrnimmt […] nach meiner Auffassung rücke ich damit von der Theorie ab, die äußere Realität nur vom Standpunkt der Projektionsmechanismen des Einzelnen her in ihre Konzepte einbeziehen möchte.« (S. 105f.)

> Wir versuchen, ihn mit einer Person bekannt zu machen, die zu respektieren sich für ihn lohnte, nämlich mit sich selbst [...] Diese beiden Personen mögen einander nicht und wollen nicht mit einander bekannt gemacht werden. Sie hassen sich nicht nur gegenseitig, sondern hassen auch diesen Psychoanalytiker, der sie einander vorzustellen versucht. (Bion, 2010, S. 125f.)

Die Bedeutung der vertikalen Achse ergibt sich unmittelbar aus der theoretischen Annahme, dass der Körper der erste und wichtigste Gesprächspartner der Psyche ist:

> Zu Beginn des analytischen Prozesses ist der Analysand in erster Linie »Teilnehmer«, da das Fehlen eines Kontaktnetzwerks eine fast vollständige Auslastung des mentalen Raums mit sich bringt; in dieser Situation wird die Fähigkeit zur Selbstbeobachtung – die wesentliche Voraussetzung für die Formulierung von Gedanken – eingeschränkt, wenn nicht gar völlig unterbunden. Indem wir unsere Aufmerksamkeit auf die vertikale Dimension richten, ermöglichen wir dem Patienten eine echte Konfrontation mit sich selbst; sie impliziert die spezifische Identifizierung der Ängste, das Eingeständnis der Unwirksamkeit der bisherigen Abwehrmechanismen und eine realistische Einschätzung der eigenen Verantwortung bei der Suche nach neuen Möglichkeiten, einen Ausgleich zu finden. (Ferrari & Stella, 1998, S. 155; Übers. E. K.)

Auf der Grundlage dieses primitiven Übertragungsaspektes kann die psychische Verantwortung des Analysanden zunächst als direkter Ausdruck seiner somatischen Prozesse gewertet werden (Isaacs, 2000), die in der Außenwelt durch die Phänomene der projektiven Identifikation sichtbar werden (Klein, 1975e[1936]); sie werden dann nicht als Widerspruch zu einem intersubjektiven und interaktiven Übertragungskonzept missverstanden (Ogden, 1994). In der Übertragung werden die »unbewussten Wahnvorstellungen« des Analysanden (Money-Kyrle, 1968) so real, dass sie als konkrete, tatsächliche Gegebenheiten erlebt werden. Auf diese Weise verändert der Patient seinen Blick auf den Analytiker, indem er ihn seinem System von Kategorien, die sein inneres Funktionieren direkt ausdrücken, einverleibt. Dies hat zur Folge, dass der Analytiker »sich selbst als ›mentalen Raum‹ innerhalb des potenziellen mentalen Raums des Analysanden etabliert […] und somit tatsächlich zwischen den konflikthaften Aspekten des Analysanden vermittelt« (Ferrari & Stella, 1998, S. 156; Übers. E. K.).

## Sensorik, Denken und Bi-Logik

Es gibt eine interessante Überschneidung zwischen Ferraris Position und Matte Blancos Ansatz (1975, 1988), der sich auf den ersten Blick wesentlich von Ferrari unterscheidet – Matte Blanco beabsichtigt nämlich mit seinen Forschungen eine abstrakte und epistemologische Neuformulierung der logischen Implikationen von Freuds wissenschaftlicher Vorgehensweise. Angesichts ihrer gemeinsamen Rückbesinnung auf die klinische Forschung Freuds und bestimmte kleinianische Entwicklungen (siehe Bon de Matte, 1988, 1994) haben einige Autoren (Ginzburg, 1993; Bria, 1996, 2000; Lombardi, 2000a[1998], 200b) einen Kompromiss zwischen Ferraris und Matte Blancos Formulierungen über das psychische Funktionieren vorgeschlagen. Beide Autoren, Ferrari und Matte Blanco, nehmen ihr Interesse an den außergewöhnlichsten psychischen Manifestationen als Ausgangspunkt und messen den individuellen pathologischen Manifestationen des Narzissmus und des Zerstörungstriebs nur eine untergeordnete Bedeutung bei. Sie konzentrieren sich auf die strukturelle Schwierigkeit des Individuums, angesichts beunruhigender, drängender Emotionen (die bio-psychologische Ursachen haben) eine Unterscheidungs- und Denkfähigkeit zu erlangen. Sie fassen die im psychischen Apparat wirkenden Kräfte zu zwei Grundprinzipien (entropisch/negentropisch; symmetrisch/asymmetrisch) zusammen, die sich auf den strukturellen Gegensatz zwischen Ordnung und Unordnung bzw. zwischen Harmonie und Disharmonie zurückführen lassen; somit entspricht der Gegenstand der Psychoanalyse einem grundlegenden Thema zeitgenössischer Wissenschaft.

Matte Blancos Interesse an der Tendenz bestimmter Manifestationen des Denkens hin zum Unendlichen findet seine Entsprechung in Ferraris Aufmerksamkeit gegenüber der uneindeutigen Fluktuation körperlicher Empfindungen oder der Mehrdimensionalität und der intensiven Symmetrisierung, die mit dem Auftauchen der ersten Gedankenspuren auf der sensorischen Ebene einhergehen. In beiden Fällen stellen »unendlich« und »uneindeutig« die wichtigste und extremste Herausforderung innerhalb der komplexen Problematik des Denkvermögens dar, sodass die beiden Kategorien eine zentrale Bedeutung für eine psychoanalytische Sichtweise bekommen. Die beiden Vertices verfügen meiner Ansicht nach über eine latente Komplementarität, sodass tiefergehende Forschungen in beiden Bereichen sich gegenseitig befruchten könnten: Der eine Bereich würde die erkenntnistheoretische Präzision der

Logik und der Mathematik, der andere das konkrete Element der Verbindung zum Körper beitragen.

Beide Autoren verstehen die psychoanalytische Technik als ein Medium, das keinen Vorbedingungen unterliegt, für die Entwicklung der differenzierenden Kraft des Denkens, wobei sich hierbei eine ihm strukturell fremde Urmatrix »entfalten« kann (Matte Blanco, 1975), oder mit den Worten Freuds, an die Matte Blanco erinnert: Die psychoanalytische Technik ist ein Verfahren, bei dem ein Kamel dazu gebracht wird, durch ein Nadelöhr zu gehen.

Zum Beispiel könnte man die 1993 von Fink vorgestellte klinische Anwendung des Gedankens von Matte Blanco, der die Bedeutung der rechtzeitigen psychischen Arbeit bei einem ansonsten nicht analysierbaren Patienten betrifft, mit der »vertikalen« Achse von Ferrari vergleichen, wobei die Wahrnehmung der Zeit eines der ersten Organisationsprinzipien für den Beginn des Untergangs des Körpers und den Aufbau eines mentalen Raums darstellt.

Aufgrund ihrer Ausrichtung auf die primitivsten Aspekte des psychischen Funktionierens erweist sich die klinische Anwendung der Hypothese vom Untergang des Körpers bei der psychoanalytischen Behandlung von Psychosen als besonders wertvoll, einschließlich der schweren psychotischen Erkrankungen, die zu gewalttätigem Agieren führen können (Piperno, 1992; Lombardi, 1992, 2000a), der Kinderanalyse (Milana, 1992; Lombardi & Carignani, 1998), der klinischen Arbeit mit Jugendlichen (Bon de Matte, 1994, 1998, 1999; Del Greco, 1996) sowie der verschiedenen klinisch-psychoanalytischen Bereiche (Ciocca, 1998; Turno, 1998).

Ich werde nun eine kurze Fallgeschichte aus einer Analyse mit vier Sitzungen pro Woche vorstellen. Aus Gründen der Vertraulichkeit werde ich mich hierbei auf das Wesentliche beschränken.

## Fallvignette

Arturo ist ein 40-jähriger, atypischer männlicher Magersüchtiger. Er ist dünn wie eine Bohnenstange und erbricht seit seiner Jugend täglich und systematisch das Wenige, das er isst. In der Analyse spricht er wie ein Nachrichtensprecher aus dem Fernsehen und stimmt allem zu, als wenn er keine eigene Meinung hätte. Er ist immer in Eile und immer damit beschäftigt, irgendetwas zu »denken«. Vor allem zum Essen und Verdauen hat er keine Zeit; dies würde – so sagt er – ihn Zeit kosten und der Gefahr aussetzen, langsamer zu werden und an Effizienz zu verlieren, was er nicht akzeptieren kann. In Momenten der Einsicht beschreibt Arturo sich selbst als jemanden, der von einer Schale umgeben ist, die ihn von seiner Außenwelt trennt; in seiner Analyse ist es in der Tat sehr schwierig, mit ihm zu kommunizieren, zumal er kaum Zugang zu seinen sensorischen und affektiven Erfahrungen hat.

Arturos Emotionslosigkeit geht mit seiner ausgeprägten Schwierigkeit einher, zwischen Abstraktem und Konkretem zu unterscheiden, da für ihn alles eine Abstraktion darstellt, wie das folgende klinische Fragment zeigt: Er erzählt, dass ein Freund, den er lange nicht gesehen hat, zugenommen habe. Beim Abendessen bricht der Stuhl dieses Freundes zusammen; eine halbe Stunde später gibt auch ein zweiter Stuhl unter ihm nach, und sein Freund fällt erneut auf den Boden. Daraufhin ruft Arturo: »Das Gespräch heute Abend muss besonders schwer sein.« Obwohl es sich hierbei um einen Scherz handeln könnte, spüren die Anwesenden, dass es nicht ironisch war; sie sehen ihn entsetzt an, als sei er verrückt geworden; für Arturo hingegen scheint alles normal zu sein, außer dass ihn die Reaktion der anderen in Verlegenheit brachte.

Sein Bericht über diese Ereignisse in der Sitzung hatte einen traumartischen Unterton, den ich deshalb als Hinweis auf seinen inneren Zustand ansah. Denn sobald es konkret wird, zeigt Arturo drastische Abwehrmechanismen, indem Sachverhalte negiert; dies kann so weit gehen, dass er negative Halluzinationen entwickelt.

In dieser Sequenz wird das Konkrete so sehr mit dem Abstrakten vermischt, dass das, was den Stuhl zum Einsturz bringt, nicht ein realer Körper mit seinem konkreten Gewicht ist, sondern das abstrakte Thema des Gesprächs. Gleichzeitig war der dicke, schwere Freund – vor allem im Hinblick auf spätere Entwicklungen, die ich weiter unten erwähnen werde – wie geschaffen für die Repräsentation des Körpers von Arturo. Dem Körper wurde die Rolle eines externalisierten, imaginären Zwillings zugeschrieben, der von der Repräsentation seiner selbst losgelöst war – und dieser Körper des anderen musste zusammenbrechen, da er für eine Psyche, die ihn hätte aufhalten sollen, nicht erreichbar war. In den Sitzungen fanden tatsächlich keine Sinneswahrnehmungen statt, die auf eine Verbindung zwischen Körperlichkeit und Selbstrepräsentation hindeuteten.

In den Sitzungen mit diesem Patienten musste ich darauf achten, dass ich seinen Forderungen nach einer »Analyse« der Zusammenhänge, die seine Beziehungen und die Rekonstruktion seiner Lebensgeschichte thematisierten, nicht nachkam; dies wäre dann meiner Meinung nach eher eine Pseudoanalyse gewesen, als dass es zu einem echten Wachstumsprozess geführt hätte. Stattdessen machte ich Arturo wiederholt darauf aufmerksam, dass er seine persönlichen Erfahrungen missachtet, seine Einschätzungen nicht auf sich bezieht und seine Mitteilungen offenkundig widersprüchlich sind. Mit anderen Worten: Ich hielt es für wichtig, den Patienten dazu zu bringen, die Verantwortung für seine innere Haltung zu übernehmen (Bion, 1965), die ihn dazu brachte, nicht nur passiv, sondern auch aktiv Hürden aufzubauen, die ein echtes Zuhören auf der Ebene der Empfindungen und Gefühle verhinderten.

Die Arbeit im ersten Jahr führte dazu, dass Arturo sich seiner Affektiertheit und seiner extremen Intellektualisierung bewusst wurde. Somit wurde sein System, das ihm Sicherheit gab und eine Beteiligung seiner inneren Welt blockiert hatte, immer instabiler. Es traten Zweifel und Unsicherheiten auf, die durch das Auftauchen neuer, unvorhergesehener Phänomene einige Veränderungen erkennen ließen. In einer Sitzung unterbrach Arturo plötzlich und ohne ersichtlichen Grund sein mechanisches, sich ständig wiederholendes Reden; er sah fassungslos aus.

Er sagte, er habe etwas im Raum bemerkt, was konkret und präsent war: eine feste kugelförmige Masse, die unter der Decke schwebte. Einige Minuten später sah er dieselbe Masse näher an sich herankommen, beinahe in die Reichweite seiner Arme. In einer späteren Sitzung bewegte sich die feste, kugelförmige Erscheinung zu einem Punkt knapp über seinem Bauch, sodass er sie sogar wahrzunehmen schien, als sie mit seinen Handflächen Verbindung aufnahm. Arturo war nach diesen Erfahrungen so erschöpft, als wenn er eine anstrengende körperliche Arbeit erledigt hätte und Zeit bräuchte, um sich zu erholen.

Diese bizarren Ereignisse ließen bei Arturo den Beginn einer Erfahrung von Körperlichkeit erkennen; sie trat in Form von halluzinatorischen, extrakorporalen Phänomenen in Erscheinung, die Ausdruck seiner extremen Abwehr sensorischer Inputs waren. Trotz der Dissoziation seines Körpers tendierte er doch dazu, Spuren seiner Persönlichkeit preiszugeben, vor allem angesichts der *Reverie* eines Analytikers, der Mitteilungen erkennen und aufnehmen könnte, die von seinem authentischen Persönlichkeitskern herrührten.

In einer der darauffolgenden Sitzungen wurde ich Zeuge einer wichtigen Veränderung. Wieder einmal hörte Arturos Redefluss abrupt auf; nach einiger Zeit erzählte er mir, dass er eine enorme Masse in sich gespürt habe, als wenn seine Arme und sein Brustkorb angeschwollen wären. Etwas später erlebte er seinen ganzen Körper als ein geschwollenes Gebilde. Ich versuchte mir vorzustellen, was mit ihm geschah, und brachte das Bild seines geschwollenen Körpers innerlich mit dem des »Michelin-Männchens« (das für den berühmten Restaurantführer steht) in Verbindung.

Meine spontane Assoziation erwies sich in gewisser Weise als vorausschauend, denn kurz darauf erzählte mir Arturo, dass er aufgehört habe, sich zu übergeben. Er hatte beschlossen, sich Zeit zu lassen, und fing an, kleine Mahlzeiten zuzubereiten, die ihm – so klein sie auch sein mochten – dennoch riesig vorkamen. Arturo sagte, er spüre noch immer die Anstrengung der Verdauung der Mahlzeiten, die er mehrere Stunden vorher zu sich genommen hatte, als hätte er sie gerade erst gegessen. Er fügte hinzu, dass er die größten Schmerzen nicht in seinem Bauch, sondern an seinen Schläfen spürte, die stark pochten. Diese Verlagerung vom Bauch zu den Schläfen erschien mir als eine originelle Art, etwas auszudrücken, als wenn er mir etwas mitteilen wollte; ich fragte mich, ob er vielleicht eine Veränderung zur Sprache bringen wollte – eine Verbindung von Bauch und Kopf, Körper und Psyche. Seltsamerweise spiegelte sich diese Veränderung unmittelbar in der analytischen Beziehung wider: Während Arturo mir von seinen Erfahrungen erzählte, begann mein Magen laut zu knurren und meine Geräusche wurden sofort von seinem Borborygmus beantwortet. Die Sitzung war zu einem Gespräch mit vier Teilnehmern geworden, bei dem sich die Stimmen aus unserem Mund mit denen aus unserem Bauch abwechselten. Bevor er ging, sagte Arturo, er habe sich niemals zugetraut, einen Verdauungsprozess aushalten zu können. Was mich betrifft, so war ich erstaunt, wie Arturo seinen Verdauungsapparat genau zu dem Zeitpunkt in Gang gesetzt hatte, als unsere Därme ihre Tätigkeit anscheinend so koordiniert hatten, als wären sie ein Darm.

Als ich einige Wochen später mit Arturo im Gespräch war, schreckte ich plötzlich auf: Ein Schatten war am Rande meines Blickfeldes erschienen. Ich hatte den Eindruck, ein großer Skorpion hätte den Raum betreten, und ich erschrak. Als ich meine Augen auf die Erscheinung richtete, sah ich nur noch den Schatten der Leiter des Bücherregals. Meine halluzinatorische Erfahrung wurde von Arturo auf der Couch erwidert, der seine Assoziationen unterbrach und mir erzählte, er hätte etwas in seinem Magen gespürt.

»Merkwürdigerweise kam es mir vertrauter und weniger beängstigend vor.« Während ich nach diesem Schreck darum kämpfte, wieder normal zu atmen, dachte ich voller Erstaunen an die sensorische und emotionale Entwicklung in der analytischen Beziehung, die es Arturo ermöglichte, sich seiner Körperlichkeit zu nähern. Auch ich hatte mich – so wie Arturo – dabei ertappt, dass ich körperliche Empfindungen als Halluzinationen erlebte als gäbe es keinen Unterschied zwischen uns. Dieser Austausch von Persönlichkeitsanteilen – vermittelt durch projektive Identifikation (Bion, 1962b) und eine intensive Symmetrisierung in der Beziehung (Matte Blanco, 1988) – bedeutete keine erfolglose Verlagerung nach außen, sondern markierte den Beginn eines Entwicklungsprozesses, der es Arturo allmählich möglich machte, sich seinen sensorischen Erfahrungen zu nähern und sie auszuhalten.

Wenden wir uns jetzt einer späteren Sitzung zu, in der es um einen Traum ging. Arturo war in dem Traum eine kleine Schildkröte in einer Art Brunnen, den jemand mit einem Deckel abgedeckt hatte. Im Wasser befanden sich noch weitere kleine Schildkröten in anderen Farben – nicht nur grün, sondern auch gelb, und so weiter. Im Traum fragte sich Arturo, ob er es ertragen könnte, den Rest seines Lebens im Körper einer kleinen Schildkröte zu verbringen; als er über seine Assoziationen zu dem Traum sprach, erzählte Arturo, er habe es vor vielen Jahren vorgezogen, seine Schildkröten zu verschenken, wenn sie erwachsen waren, um sich die Mühe zu ersparen, ein Aquarium einzurichten. Ohne Unterbrechung begann er von einer Sitzung bei der Arbeit zu erzählen und davon, dass die Dinge für ihn immer viele Bedeutungen hätten; ab diesem Zeitpunkt wurden seine Worte immer chaotischer und letztendlich unverständlich. Anschließend verstummte er. Nach einer Weile fragte ich ihn, was los sei. Er sagte, er habe abstrakte Figuren in seinem Kopf, die er nicht verstehen könne. Daraufhin fragte ich ihn, was er in seinem Körper spüre. Er streckte sich auf der Couch aus und wirkte wieder lebendig: »Ich habe Hunger [eine Pause]. Ich denke, ich werde etwas essen, ohne bis Mitternacht zu warten, wie ich es normalerweise tue. Ich habe dieses Gefühl nun schon seit ein paar Tagen und habe angefangen, nachmittags ein kleines Stück Pizza zu essen. Früher habe ich nie etwas gespürt.« Er fuhr fort und sagte, es sei ihm nie gelungen, sich mit dem zu verbinden, was er tat, er spüre eine große Distanz, als wäre er irgendwo anders, alles erschiene ihm nutzlos und bedeutungslos. Ich sagte ihm, dass er seinen Körper hasse – so sehr hasse, dass er sich an dem Ort, an dem er sich aufhalte, nie wiedererkennen würde, er könne es nicht ertragen, in einem Körper zu leben, den er als einengend und schwerfällig empfinde. Arturo erwiderte, im Traum habe bei ihm das Gefühl, eine kleine Schildkröte zu sein, große Angst ausgelöst; er fuhr fort: »Jetzt fällt mir ein, dass ich mich wie Kafkas Käfer fühlte: Ich wollte weglaufen, aber ich konnte nicht.«

Dadurch dass Arturos Situation im Traum durch einen geschlossenen Raum und die Schildkröte repräsentiert wurde, konnte er allmählich seinen »Körperraum« als eine Erfahrung wahrnehmen, die er mit der Anwesenheit anderer kleiner Schildkröten teilt. Dies war eine bildliche Übertragung der Tatsache, dass er die sich entwickelnde Erfahrung der Körperlichkeit in der analytischen Beziehung mit mir teilte und dies weiterhin tat; die Farbunterschiede verrieten hier eine beginnende Differenzierung, die eher auf der Farbe des Gefühls als auf abstrakten Gedanken beruhte. Die Mühe, ein Aquarium für die Schildkröten einzurichten, wenn sie erwachsen sind, erinnerte mich daran, dass Arturos Entwicklung in seiner Jungend abbrach; er wollte den Schmerz vermeiden, der sich aus einer Phase der Veränderung ergibt.

Während der Sitzung war es Arturo nicht gelungen, Verbindungen zu dem Traum herzustellen und ihn auf einer symbolischen Ebene zu bearbeiten, da er innerlich mit bedeutungslosen, abstrakten Figuren beschäftigt war und ihm zweifelsohne die sensorischen Erfahrungen, die er zum ersten Mal gemacht hatte, bei der Symbolisierung im Wege standen. Für die weitere Arbeit war eine Grundlage wie die einer körperlichen Empfindung notwendig: Als Arturo sagte, er sei »hungrig«, hatte er tatsächlich eine Sinneswahrnehmung, die eine Kommunikation zwischen Körper und Psyche ausdrückte; dadurch war er in der Lage, sich zwischen Konkretheit und Abstraktion hin und herzubewegen. Seine Art zu sprechen vermittelte den Eindruck eines Kleinkindes, das versucht, Worte zu finden, um seine Sinneserfahrungen auszudrücken. In solchen Phasen kommt den Träumen eine besondere Bedeutung zu, da sie gewisse Hinweise auf Repräsentationen und Denkvorgänge geben, die noch weit von den abstrakteren Ebenen der Persönlichkeit entfernt sind.

Die Metapher des Käfers in seinen Assoziationen ermöglichte es ihm, das visuelle Bild der kleinen Schildkröten im Traum zu entwickeln: Das Bild des Insekts repräsentierte die enorme Klaustrophobie und die »unheimliche« Erfahrung der Annäherung an seinen Körper – eine Veränderung, die eine größere Durchlässigkeit für emotionale Erfahrungen zeigt, bis hin zur eindeutigen Offenlegung der Verachtung seiner eigenen Körperlichkeit (schließlich ruft ein Käfer ganz andere Reaktionen hervor als die zärtliche Reaktion auf eine kleine Schildkröte). Auch der literarische Bezug zu Kafkas Metamorphose schien für das Thema der körperlichen Verwandlung äußerst relevant; es gab nämlich eine Verbindung zu Arturos pubertären Problemen, die sich in dem anorektischen Symptom der Ablehnung der Körperlichkeit zeigten.

Die vorgestellten klinischen Fragmente veranschaulichen die Entwicklung, die im Rahmen einer Analyse stattfinden kann, wobei sich die Psyche künstlich aus der Abhängigkeit von dem körperlichen Substrat, das die Empfindungen und Emotionen generiert, befreit hat. Wenn Worte, die in den Sitzungen geäußert werden, die Tendenz aufweisen, eine Welt bedeutungsloser »abstrakter Figuren zu offenbaren, die dazu führen, dass wir unsere Empfindungen vergessen« (wie Arturo in einer Sitzung scharfsinnig feststellte), besteht die Funktion der Analyse darin, den Analysanden zu einer realen lebendigen Dimension zu führen, damit Fragmente authentischer Erfahrung entstehen können – wie bei Arturo, der allmählich einen Zugang zu der Sinneswahrnehmung seines Körpers fand oder nur innere Reize wahrnahm, die er in Worte fassen konnte, indem er zum Beispiel »Ich habe Hunger« sagte.

Immer wiederkehrende Erfahrungen mit sensorischen Wahrnehmungen und »signifikanten Korrespondenzen« (Ferrari & Stella, 1998) bilden eine psychische Struktur, aus der sich im Laufe der Zeit und mit zunehmendem Wachstum Container-Funktionen entwickeln werden (Bion, 1962b). In späteren Phasen der Analyse gelang es Arturo, sich dank dieser Errungenschaften den Emotionen sowie auch den Übertragungen zu stellen, die durch seinen Kontakt zu der Welt der Beziehungen ausgelöst wurden, ohne auf »imitierende Abwehrstrategien« zurückzugreifen (Gaddini, 1992).

Das vorgelegte Material spiegelt zugegebenermaßen nicht alle Aspekte der von mir erläuterten Hypothesen wider, da es nur eine Momentaufnahme im Verlauf dieser Analyse darstellt; trotzdem hoffe ich, dass es eine Vorstellung von einem Ansatz vermitteln kann, der sich auf den Körper und auf primitive psychische Zustände konzentriert; dieser Ansatz kann möglicherweise auch auf Fälle angewandt werden, die ernsthaft Gefahr laufen, in eine Sackgasse zu geraten.

Kapitel 5

# Der Körper in der analytischen Sitzung

## Fokussierung auf die Leib-Seele-Verbindung[1,2]

> Der Dichter Donne schrieb: »Das Blut sprach aus ihren Wangen [...] als ob ihr Körper dachte.« Dies bezeichnet genau das Zwischenstadium, welches im Raster als eine Linie dargestellt wird, die Beta-Elemente von Alpha-Elementen trennt. Dabei ist zu beachten, dass ich nicht Beta oder Alpha meine, sondern die Linie, die beide trennt, welche von den Worten des Dichters dargestellt wird. Der praktizierende Psychoanalytiker muss empfänglich sein für das, was während der Konversation geschieht [...], eine Situation der Veränderung von etwas gar nicht Gedachtem hin zu etwas Gedachtem. (Bion, 1990a, S. 41)

Maria, eine junge Frau in den 30ern, litt unter schweren Panikattacken und verschiedenen Hautproblemen. Während der ersten Monate ihrer vierstündigen Analyse sah sie sehr starr aus, lag fast zu einem rechten Winkel gebogen auf der Couch. Eines Tages hatte ich nach einem Kommentar von mir das Gefühl, dass sich zwischen uns ein Raum eröffnete, um miteinander zu kommunizieren. Sie schwieg, und ihre Angst schien geradezu fühlbar. Ich fragte sie, welche Gedanken sie beschäftigen. Sie antwortete in ernstem Ton: »Die Schwierigkeit ist, dass es nicht nur meine Gedanken sind.« Als ich sie nach einer näheren Erläuterung fragte, sagte Maria: »Als Sie aufhörten zu sprechen, fühlte ich mich seltsam entspannt, und ich fühlte mich wohl auf der Couch [...].« Dann klang sie plötzlich verängstigt: »[...] Aber ich komme her, um zu denken!« Tatsächlich spürte ich Marias Angst, mit ihren Gefühlen in Kontakt zu kommen, die im Zusammenhang mit einer, wie mir schien,

1 Eine frühere Version dieses Beitrages wurde auf der IV. Britisch-Italienischen Konferenz in London, bei einem Treffen des Centro di Psicoanalisi Romano in Rom mit dem Thema »Körper« und bei einem Vortrag am Centre for Psychotherapy, Knockbrackcn Healthcare Park, Belfast, im Februar 2007 vorgestellt.

2 Dieses Kapitel ist in der vorliegenden Übersetzung von Uta Karacaoglan erstmals erschienen in: *Psyche - Zeitschrift für Psychoanalyse*, 73 (3), S. 51–82.

möglichen Transformation ihrer inneren Ausgangslage standen, weg von ihrer vorherigen intellektualisierenden Undurchdringlichkeit. Ich nahm an, dass dies ihre Art war, mir zu zeigen, wie unpassend sie ihre Entspannung empfand und dass sie fürchtete, professionelle Grenzen zu überschreiten. Daher versuchte ich, mich in einer Weise auszudrücken, die die *neue Erfahrung* ihrer selbst unterstützte, die Maria im Kontakt zu ihren körperlichen Empfindungen hatte. Daher antwortete ich: »Sie scheinen jetzt Angst zu haben, weil Ihr Körper beteiligt ist. Stattdessen könnten Sie dies als Teil Ihrer Erfahrung betrachten und zwischen ›sinnlich‹ und ›sexuell‹ unterscheiden.« Sofort wirkte Maria ruhiger.

Was Maria über das Denken äußerte, war eine irrtümliche Annahme (Money-Kyrle, 1968): Sie stellte sich das Denken eher als abstrakte Größe vor, die von körperlicher und emotionaler Realität ziemlich weit entfernt war, anstatt das Denken mit »einer Wahrnehmung emotionaler Erfahrung« (Bion, 1962b, S. 8) in Verbindung zu bringen. Ich bemerkte, dass ich den Eindruck hatte, der Versuch, sie durch das Fokussieren auf die Übertragung und die Objektbeziehungen auf eine reifere Ebene zu bringen, würde sie von der intimen Erfahrung ihrer körperlichen Empfindungen ablenken, die sie sich zum ersten Mal in den Sitzungen zu erleben gestattete. Daher unterstrich meine Intervention das Auftauchen des Körpers in der Analyse und zielte darauf ab, die Möglichkeit aufzuzeigen, *innerhalb der Erfahrung des Körpers* (Leib-Seele-Beziehung) *zu denken und zu differenzieren*, als die Patientin begann, sich ihren eigenen Empfindungen anzunähern.

Diese Erfahrung des sensorischen Kontakts in Verbindung mit ihrer aufkeimenden mentalen Wahrnehmung schien im Kontext dieser Sitzung *ihre Leib-Seele-Dissoziation zu heilen*. Im Laufe der ersten Monate ihrer Analyse hatte sie diese Dissoziation durch körperliche Steifheit und zwanghafte Ausdrucksweise gezeigt. Der einzige Traum, den sie bis dahin mitgebracht hatte, wirkte wie ein bildlicher Versuch, ihre Verfassung in dieser Zeit zu dokumentieren: »Eine Frau war ganz allein in einem Schloss auf einer Anhöhe, während weiter unten am Fuß des Schlosses eine andere Frau wie verloren auf einem engen Pfad umherwanderte.« Tatsächlich konnte sie sich zu diesem Zeitpunkt nicht von dem seelischen Panzer befreien, der sie davon abhielt, mit ihren wirklichen Empfindungen und Gefühlen in Berührung zu kommen. Indem sich Maria jedoch in der hier betrachteten Sitzung auf der Couch entspannt fühlen und darüber sprechen konnte, hatte sie die Möglichkeit, »ihrem Körper etwas Raum zu geben« und »seelisch mit ihm in Beziehung zu treten«. Da das

In-Erscheinung-Treten ihres Körpers generell mit einer unmittelbaren Tendenz zur Panik und einer daraus folgenden Gefahr der seelischen Paralyse verbunden war, sollte meine Intervention eine bewusste Unterscheidung zwischen »sinnlich« und »sexuell« anregen. So konnte die Aktivierung ihres Verstands dabei helfen, die emotionale Hitze abzukühlen, die sie körperlich in Aufruhr versetzt hatte.

Ich habe diese erste klinische Vignette als Einleitung zu einer Erörterung des Körpers in der analytischen Sitzung gewählt – sie ist eine von vielen, die mir zeigten, wie das Fokussieren auf den Körper den Zugang zu einer großen Anzahl von Patienten ermöglicht, die unter einer »Denkstörung« (Bion, 1962b) leiden. Dieses Material veranschaulicht, wie hilfreich ein solcher Zugang in den Fällen sein kann, in denen die Störung nicht voll erkennbar ist, bevor konkrete und körperliche Aspekte in den Sitzungen aufzutauchen beginnen.

## Fokus auf der Leib-Seele-Verbindung

In der vorliegenden Arbeit widme ich mich vorwiegend klinischen Fragen. Trotzdem möchte ich die sich bietenden Möglichkeiten erforschen, wenn man den Körper als Zentrum der verschiedenen Phasen des analytischen Durcharbeitens betrachtet. Im Verlauf meiner analytischen Tätigkeit habe ich häufig beobachtet, dass »es der Körper selbst ist, der bei der Annäherung an eine Begegnung abwesend zu sein scheint, der Körper, der das Subjekt aus seiner Wohnung und sogar in noch mehr Körperlosigkeit hinaustreibt« (Green, 1999, S. 300). Manchmal steht dagegen der Körper im Vordergrund, sogar durch deutlich sichtbares Ausagieren. Deshalb werde ich jetzt kurz einige grundlegende Theorien über den Körper und die Leib-Seele-Beziehung betrachten. Ich beabsichtige nicht, eine erschöpfende Übersicht zu bieten, sondern möchte vielmehr einige Thesen beleuchten, die meiner Meinung nach in signifikanter Weise mit meiner persönlichen Erfahrung in Einklang stehen. Es versteht sich von selbst, dass dies keinesfalls als möglicher Ersatz für den gesamten Korpus der psychoanalytischen Theorie gelten soll; es ist einfach ein Versuch, einen spezifischen »Scheitelpunkt« (*vertex*) oder Blickpunkt zu untersuchen, der auf Beobachtungen in der Analyse beruht, die als *alltägliche Konversation* (Bion, 1970) empfunden wurden. Dabei soll nicht der Anschein erweckt werden, dass dies die einzig richtige Form des Durcharbeitens ist, zumal sowohl subjektive als auch objektive Faktoren den analytischen Prozess bedingen (Renik, 1993). Die Psychoanalyse hat konsequent die zentrale Bedeutung des Körpers bei der psychischen Entwicklung angenommen. Freud (Breuer & Freud, 1895d; Freud, 1915e, 1940a) bezeichnete den Trieb als zentrales Verbindungselement zwischen Körper und Geist, und die seelische Verbindung zum Körper wurde als essenzieller Teil von Realitätsüberprüfung und Ich-Struktur angesehen (Freud, 1911b, 1923; vgl. Frosch, 1966; Lichtenberg, 1978). Klein erkannte im Körper die Spuren unbewusster Fantasien (Isaacs, 2000) und betonte das Interesse des Babys an der »Geographie des mütterlichen Körpers« (Klein, 1923, 1928).

In Anspielung auf eine Diskussion einer ihrer Arbeiten bemerkte sie:

> Abraham wies darauf hin, dass dem Interesse an der Orientierung über den mütterlichen Körper das am eigenen Körper in einem sehr frühen Stadium vorausgehe. *Dies ist zweifellos der Fall*, aber diese frühe Orientierung scheint erst der Verdrängung mitzuverfallen, wenn das Interesse an der Orientierung über den Mutterleib verdrängt wird, und zwar zufolge der damit verbundenen Inzestwünsche. (Klein, 1923, S. 128f.; Hervorhebung des Autors)

Das Interesse an geistigem Inhalt überschattet daher bei Klein die Aufmerksamkeit, die speziell auf die innere Beziehung des Patienten zu seiner innersten Sinnlichkeit und auf mögliche Verschiebungen in seinem Bewusstsein vom eigenen Körper gerichtet ist. Später haben andere Autoren auf unterschiedliche Weise die Rolle des Körpers in der Entwicklung aus kleinianischer Sicht untersucht (Bick, 1968; Di Ceglie & Di Ceglie, 2001; Heimann, 1952).

Neben einer verkürzten Lektüre der Freud'schen Theorien, welche dazu tendieren, die Betrachtung der Entwicklung psychischer Funktionen auf das begrenzte Gebiet sexueller Triebe zu beschränken (Laplanche, 1970), hat eine umfassendere Konzeptualisierung der Beziehung zwischen dem Organischen und dem Psychischen (Anzieu, 1985; Aron & Anderson, 2003; Mahler & McDevitt, 1982; Marty, 1976; Resnik, 1987; Winnicott, 1953) im Laufe der Jahre Fortschritte gemacht und eine zunehmende Anerkennung der zentralen Stellung des Körpers insbesondere bei einem problematischen Zugang zu schwierigen Patienten mit sich gebracht (Aisenstein, 2006; Gaddini, 1992; Laufer & Laufer, 1989; Liebermann, 2000; McDougall, 1995).

In einer Weiterentwicklung der kleinianischen Perspektive auf die Probleme, welche durch die Funktion des Denkens aufgeworfen werden, betont Bion die

Bedeutung der *inneren Verbindungen* zwischen Gedanken (Bion, 1959) und der Theorien, die die mentalen Funktionen organisieren (Bion, 1962b). Auf diese Weise verschiebt er den Fokus von Beziehungsphänomenen mit ihren Inhalten hin zur *mentalen Organisationsform* selbst, wodurch es möglich wird, Patienten mit schweren Dissoziationen und Zonen nichtsymbolischen Funktionierens zu behandeln. Ich glaube, dass diese Fokusverschiebung durch Bion eine Voraussetzung für die Analyse von Problemen der Leib-Seele-Verbindung ist. Er sah den Ursprung allen abstrakten Denkens auf der sensorischen Ebene und betonte das Risiko vom Tod der Persönlichkeit, wenn der Verstand von der essenziellen Verbindung zu den Emotionen abgeschnitten würde. Er betrachtete daher Denken und Fühlen anscheinend als untrennbar (Bion, 1962b). Während seiner letzten Lebensjahre schien sich Bion (1990a) zunehmend dafür zu interessieren, welche Rolle der Körper bei der Erschaffung der Grundlagen für Phänomene des Denkens spielen könnte. Dies brachte ihn zu einer Akzentverschiebung in seinem Konzept des Mentalen (*mind*): Er sprach nicht mehr *generell* von Beta- und Alpha-Elementen, sondern von einer *Bewegung* von Beta zu Alpha. Die Anwesenheit des konkreten Körpers in der Sitzung macht auf sich selbst als konkretes Ereignis aufmerksam, das als solches noch nicht gedacht wurde, sich aber an der Schwelle dazu befindet.

Man sollte bedenken, dass Bions Arbeiten manchmal eine nahezu biblische Exegese mit dem damit verbundenen sorgfältigen Lesen und Reflektieren erfordern. Es braucht uns also nicht zu überraschen, dass die Betonung verschiedener Aspekte seiner Gedanken zu unterschiedlichen theoretischen Konsequenzen führt (vgl. Ferro, 2005; O'Shaughnessy, 2003; Tabak de Bianchedi, 2005), denn aufgrund seiner grundsätzlichen Unnachahmbarkeit kann letztendlich niemand Bion für sich beanspruchen (Grotstein, 2006). Aus meiner Sicht betont Bion in seinen letzten Schriften den Körper als Keimzelle, die einen neuen Gedanken entstehen lassen kann, der zuvor nicht denkbar war. Indem er die Rolle einer vorläufigen körperlichen Gestalt in der Erfahrung des Analysanden unterstreicht – er nennt dies eine »körperliche Antizipation« (Bion, 1979) –, unterstreicht er auch die Rolle des Analytikers als »Hebamme« eines Gedankens, der darum kämpft, geboren zu werden. Daher untersucht er die Bedeutung der »Zäsur« als »Quelle des Denkens« (Bion, 1976b): die »Zäsur« zwischen intrauteriner Existenz und früher Kindheit ebenso wie die »Zäsur« zwischen der Unmittelbarkeit körperlicher Phänomene und dem Denken. Demzufolge unterstreicht er, wie wichtig es für den menschlichen Geist und die Psychoanalyse ist, das Unbekannte zu tolerieren, um so in der

Lage zu sein, auf die Erfordernisse der Denkbarkeit (*thinkability*) eingehen zu können, sobald sie auftreten: »Es ist nicht leicht für Leute, die in Anatomie, Physiologie, Psychoanalyse und Psychiatrie sehr bewandert sind, in einen Zustand primärer Unwissenheit zurückzukehren« (ebd., S. 307). Dieser »Zustand primärer Unwissenheit« korrespondiert mit dem Fehlen von Erinnern und Verlangen (Bion, 1970) in Übereinstimmung mit *einem näheren Zugang zu einem Körper, der darauf wartet*, gedacht zu werden. Bion bestätigt dadurch die Notwendigkeit, seine Hypothese auszuweiten, indem er eine Vielzahl von verschiedenen »Rastern« (*grids*) und »Scheitelpunkten« (*vertices*) betrachtet, die von spezifischen Denkstörungsbereichen handeln. »Angenommen der Analytiker möchte *genau dieses Gebiet tiefer erforschen, das zwischen körperlicher Tatsache und psychischer Tatsache* liegt. Er kann das gesamte Raster zwischen die Rasterreihen A und B legen, als ob im Raster selbst in der Tiefe weitere Raster gesehen werden können.« (Bion, 1990a, S. 42; Hervorhebung des Autors) Diese bionianischen Einsichten hatten aus meiner Sicht einen bedeutenden Einfluss auf den italienisch-brasilianischen Psychoanalytiker Armando B. Ferrari (2004), der in Brasilien ein Schüler Bions war und in höchst bemerkenswerter Weise einen systematischen Zugang erarbeitete, der das Fokussieren auf die Beziehung zum Körper und zum Körper-Seele-Dialog als eine Möglichkeit versteht, sich analytisch mit schwierigen Fällen zu befassen. Störungen der Körper-Seele-Beziehung, die zum größten Teil durch einen Mangel an oder eine Beeinträchtigung mütterlicher Reverie bedingt sind, nennt er eine *Disharmonie der Leib-Seele-Beziehung*. Diese fehlerhafte mütterliche Reverie wäre vor der Aktivierung der kindlichen geistigen Funktionen aufgetreten, als die Rolle des externen Objekts möglicherweise invasive Züge hatte, die eine harmonische Beziehung zwischen dem Subjekt und ihrem oder seinem Körper behinderten (Bion, 1970; Williams, 2004; Winnicott, 1960). In einem Seminar in São Paulo schien Bion das Konzept dieser Disharmonien bereits in seiner Diskussion eines klinischen Falls anzudeuten:

> Immer denkt und denkt er. Wo? In seinem Kopf? Oder in seinem Bauch? [...] Es ist möglich, über jemanden zu sagen, er halte »seinen Bauch für seinen Gott«. In vergleichbarer Weise können wir sagen, dass Leute ihr intellektuelles Leben für ihren Gott halten. [...] *Was hier plötzlich auftaucht, ist keine wirkliche Uneinigkeit zwischen dem Patienten und dem Analytiker (das ist nur ein Teil davon)*, sondern die Uneinigkeit zwischen dem Verdauungstrakt des Patienten und der Nahrung und zwischen dem Verdauungstrakt und seiner seelischen Ernährung – *beides sind keine innerpsychischen Konflikte*. Genauso

> gibt es die *Uneinigkeit zwischen seinem Verdauungssystem und seinem seelischen System* [...]. Es kann so etwas geben wie zu viel verstandesmäßige Reflexion. Die Hirnhemisphären werden zum Schaden des sympathischen oder autonomen Nervensystems gebraucht. Und so wurde *die Heirat zwischen diesem Patienten und ihm selbst niemals wirklich vollzogen.* (Bion, 1987, S. 163–166; Hervorhebung des Autors)

Obwohl Bions Einfluss auf Ferrari aus meiner Sicht entscheidend war, ist die zentrale Stellung, die Ferrari dem Körper zuschrieb, etwas Neues und wurde eine Art Gegenstück zum neoplatonischen Idealismus in Bions Herangehensweise. Ferrari nennt den Körper das *Konkrete Originale Objekt* (KOO) und stellt ihn sich als ein initial konkretes und nichtsymbolisches Objekt vor, das unter manchen Umständen die Fähigkeit entwickelt, zu symbolisieren und zu denken. In der Psychoanalyse ist dieser dem Körper selbst zugeschriebene epistemologische Status beispiellos (Ferrari & Lombardi, 1998; Lombardi, 2002, 2005b). Ferrari postuliert zwei primäre Beziehungen: die zwischen dem Körper und der Seele, die *vertikale Beziehung*, und die zwischen dem Kind und seiner Mutter, die *horizontale Beziehung*. Letztere schafft die Voraussetzungen, unter denen *Reverie* (Bion, 1962b) *eine Körper-Seele-Beziehung katalysieren kann*, und macht zudem innere Phänomene sichtbar, denen ansonsten eine Repräsentation fehlen würde.

Ich finde die Betonung des *»Konkreten«* besonders wichtig, weil es die psychoanalytische Forschung über den Körper zum einen mit dem klinischen Erscheinungsbild des *konkreten Denkens* zu verbinden scheint, wie man es in schweren Fällen findet (Searles, 1962; Tausk, 1933) sowie zum anderen mit einer Art des *Zugangs zum Unbewussten*, mit dem wir konfrontiert sind, wenn »jenes Element des ganzen Gedankenganges [...], welches eine körperliche Innervation (vielmehr deren Empfindung) zum Inhalt hat«, diesen dominiert (Freud, 1915e, S. 157). Im Ergebnis behauptet Freud: »[D]as System Ubw enthält die Sachbesetzungen der Objekte, die ersten und eigentlichen Objektbesetzungen.« (ebd., S. 160) Der Verweis auf das »Konkrete« sollte daher nicht mit einer Isolation des Subjekts vom Bezugsobjekt oder mit einer Verleugnung dessen verwechselt werden, was wir über die von Geburt an bestehende Bedeutung des intersubjektiven Kontakts wissen (vgl. z.B. Trevarthen, 1993). Er soll stattdessen die *unbewusste Ebene betonen, auf der eine grundlegende Verständigung mit dem ethologisch erwarteten Objekt stattfindet*, das heißt, die Realisierung dessen, was Bion die Präkonzeption des anderen nennt. Diese tiefen unbewussten Gebiete, in denen sich die körperlichen Matrizen des Denkens entwickeln, bringen emotionale Turbulenz (Bion, 1976a), Desorganisation und Symmetrisierung (Matte Blanco, 1988) mit sich. Es ist nicht dem Zufall zuzuschreiben, wie Freud (1930a) umsichtig hervorhob, dass das Kleinkind in diesem Stadium nicht in der Lage ist, seinen eigenen Körper von dem der Mutter zu unterscheiden; erst im Laufe der Entwicklung kann es differenzieren und den Körper des Objekts »außerhalb« seiner selbst einordnen. Ich denke, dass der Hinweis auf die konkreten Ebenen des Unbewussten uns dabei helfen kann, die Phänomene der *körperlichen Gegenübertragung* zu beleuchten, welche der Analytiker mit Patienten erlebt, die ein Problem in der Körper-Seele-Integration aufweisen (Lombardi, 2003). Diese Phänomene betreffen insbesondere die tiefen Schichten des Unbewussten des Analytikers und seine Fähigkeit, in seinem Körper die massiven Projektionen des Patienten aufzunehmen und zu halten (Williams, 2007, S. 403f.).

Ebenso wie Bion sieht Ferrari den Geist als funktionale Antwort des Organismus, die es ihm ermöglicht, den Druck »der Gewalt der primitiven Funktionen« (Bion, 1965) auszuhalten. Das Kleinkind registriert Daten, was bedeutet, dass es einen gewissen Abstand zum sensorischen Fluss containen und halten kann, der ansonsten invasiv und destrukturierend wäre. Mit dem Registrieren von Phänomenen während ihres Auftretens und mit der Abkühlung von glühend heißen sensorischen Elementen kann der »Untergang« (*eclipse*) des Körpers und das Aufdämmern mentaler Phänomene beginnen – unterstützt von der vermittelnden mütterlichen Reverie. Seelisches Wachstum wird so zum Ausdruck der Containment-Ressourcen, die der Geist anzapfen kann, wenn er den sensorischen, emotionalen Einflüssen des Körpers ausgesetzt ist (Freud, 1911b).

»Die Funktion des Analytikers wird grundsätzlich darin gesehen, die subjektive Erfahrung des Analysanden zu ermöglichen, insbesondere einen Dialog zwischen Körper und Geist zu initialisieren.« (Lombardi, 2003b, 2004b)

In fortgeschritteneren Stadien des Durcharbeitens wird der Analytiker zu einer wichtigen Begrenzung, mit der sich das Subjekt konfrontieren muss: Diese Grenze muss erkannt und respektiert werden, indem für den *anderen in der Beziehung* Platz eingeräumt wird. Die erste Konfrontation mit dem anderen ist jedoch durch die strukturelle Differenz zwischen Körper und Geist bedingt. Bion (1962a) schließt sich Kleins (1936) Erklärung der Aktivierung mentaler Phänomene an und geht von einem Kind aus, das mit der Abwesenheit der Brust konfrontiert wird. Er folgt jedoch auch Freud (1900), indem er die Rolle des Hungergefühls mit entsprechenden verfolgenden Elementen betont, welche eine konkrete Tatsache darstellen, die darauf wartet, mental repräsentiert zu werden.

Ferrari (2004) misst der Rolle der sensorischen Faktoren im Individuum große Bedeutung bei. Seiner Meinung nach wird das Kind stimuliert, seinen eigenen Körper und die sich in ihm abspielenden sensorischen Phänomene wahrzunehmen. Dies hat zur Folge, dass es seine eigene »Senkrechte« konstruiert. Außerdem steht es unter dem tiefgreifenden Einfluss seiner eigenen desorganisierenden Gefühle und hat das Bedürfnis, diese zu containen und zu organisieren. Ferrari neigt daher dazu, hauptsächlich die Bedingungen zu untersuchen, die das Durcharbeiten der abwesenden Brust antizipieren oder maximal verzögern. Die Körper-Seele-Unterscheidung wird zur Voraussetzung für die Unterscheidung zwischen Selbst und anderem, zwischen Anwesenheit und Abwesenheit und für die Verschiebung vom Konkreten zur Abstraktion, wodurch ein entscheidender Beitrag zur Organisation der Symbolisierung geleistet wird. Im Gegensatz zu Winnicott (1954a, 1954b) denkt Ferrari nicht, dass Regression eine Voraussetzung für den Kontakt mit dem Körper ist: Das Hervortreten des Körpers ist mit einem temporären »Vorherrschen« des Körpers gegenüber dem Geist verbunden und wird zu einer »progressiven« Quelle der Erfahrung, welche die Übung von »Verantwortlichkeit« und Denken erfordert (Bion, 1965).

Wenn der Körper zur Wiege mentaler Symbolisierungsprozesse werden kann, sollten wir nicht vergessen, dass er in gleicher Weise ihr Grab sein kann, zum Beispiel wenn die Beziehung zum Körper »gesättigt« ist (Bion, 1970), anstatt eine Entwicklung hin zu Emotionen und Denken anzustoßen. Dies ist beispielsweise unter psychotischen Bedingungen der Fall, wenn ein explosiver Körper die Ressourcen des mentalen Containments übersteigt. Ich habe an anderer Stelle (Lombardi, 2003, 2003b, 2005a, 2007) die Bedeutung des Durcharbeitens der Körper-Seele-Beziehung in der Psychoanalyse von Psychosen gezeigt. Eine weitere wichtige Anwendung findet sich im Bereich der Essstörungen (Charles, 2006; Ciocca, 1998; Sands, 2003; Zerbe, 1993), wo der dissoziierte Körper zu einer Art »Mr. Hyde« wird, mit dem der Patient nicht in Kontakt treten kann (Bromberg, 2001; Ginzburg, 2006). Die psychoanalytische Behandlung von Adoleszenten hat ebenfalls gezeigt, wie vorteilhaft es ist, sich auf die Beziehung zum eigenen Körper während seiner Veränderung zu konzentrieren (Cargnelutti et al., 2002; Del Greco, 1996; Ferrari, 2004; Laufer & Laufer, 1989). McDougall (1984, 1989, 1995) betont die Rolle der »Entfremdung« und zeigt, dass die wirkliche Krankheit bei sogenannten

Perversionen und Psychosomatosen die grundlegende Trennung zwischen Seele und Körper ist. Die Rolle des Körpers bei psychischer Traumatisierung ist ebenfalls bedeutend, da das Trauma den Reizschutz (Freud, 1920) durchbricht: Unter derartigen Bedingungen gibt es keine Bildung eines Gedächtnisses im eigentlichen Sinn; stattdessen wird das Erlebnis auf einer konkreten körperlichen Ebene registriert (Kaplan, 2006). Die Verbindung des Subjekts zu seinem eigenen Körper kann auch ein Schutz gegen die mentale Desorganisation sein, die durch ein psychisches Trauma verursacht wird. Anna Freud (1964) scheint das in ihrer Beschreibung der hypochondrischen Ängste eines Kindes anzudeuten, das zu Beginn nicht in der Lage ist, einen symbolischen Zusammenhang zu einem Trauma herzustellen: Sie versteht diesen Rückzug in den Körper als eine Art Identifizierung mit einem mütterlichen Objekt, das die Fähigkeit hat, eine erste und entscheidende Form der Selbstfürsorge herzustellen.

Durch meine Ausbildung war ich es gewohnt, eine Technik zu verwenden, die auf der systematischen Durcharbeitung der Übertragung basiert. In der Analyse von Borderline- und psychotischen Patienten, die ein gewaltsames Ausagieren an den Tag legen, entdeckte ich zunächst die Bedeutung der »Übertragung auf den Körper« (Lombardi, 2005a) und des »Den-Patienten-mit-sich-bekannt-Machens« (Bion, 1990a, S. 90). In der Folge konnte ich beobachten, dass es weniger Sackgassen gab und dass das Durcharbeiten durch die Reduzierung von Übertragungsdeutungen einfacher wurde, besonders in der Anfangsphase der Analysen. In seiner Kritik des in bestimmten psychoanalytischen Schulen bestehenden aktuellen Trends, auf einer systematischen Deutung der Übertragung zu insistieren, hält Bollas (2006) diese Tendenz für ein gefährliches Hindernis bei dem Versuch, tiefere unbewusste Ebenen zu erreichen, genauso wie er es für eine Krankheit der zeitgenössischen Psychoanlyse und eine Art Paranoia ansieht, eine »ausgewählte Tatsache« (Bion) in eine absolute Wahrheit zu verwandeln. Die systematische Deutung der Übertragung scheint eher eine »überbewertete Idee« (Britton & Steiner, 1994) zu sein, selbst wenn man die logischen und bi-logischen Eigenschaften (Matte Blanco, 1975, 1988) berücksichtigt, die sowohl die Sprache als auch das Denken charakterisieren, wenn körperliche Erfahrung in den Mittelpunkt tritt. Der Prozess der Annäherung an den Körper verlangt eine *Entfaltung* symmetrischen Denkens in der analytischen Sitzung, bevor man sich dem spezifischen Durcharbeiten der Beziehung mittels Fokussierung auf die Übertragung zuwenden kann (Lombardi, 2009a). Wie wir im ersten klinischen Beispiel gesehen haben, können die Betonung der Körperwahrnehmung und die Differenzierung zwischen sinnlich und sexuell als Asymmetrisierung (Matte Blanco, 1975) verstanden werden, was wiederum eine Emanzipation von der lähmenden Dominanz der Symmetrie fördert.

Die vorübergehende Rücknahme von Übertragungsdeutungen bedeutet keineswegs ein Zurückweisen der zentralen Stellung der analytischen Beziehung und des sogenannten Übertragungs-Gegenübertragungs-Austauschs, sondern ist ein Warten darauf, dass sich der mentale Raum des Analysanden soweit entwickelt, bis er das Durcharbeiten tolerieren kann. Wie Bollas (2006) und ich (Lombardi, 2002) kürzlich erwähnten, sah Freud (1900) die Übertragung zunächst als einen Prozess an, der es ermöglicht, die Inhalte des Unbewussten zu erkennen, genauso wie die Tagesreste zur Darstellbarkeit eines Traumes genutzt werden. Die Übertragung scheint in dieser Hinsicht ein grundsätzlich kommunikativer Prozess zu sein, der es ermöglicht, kraft der Beiträge zweier im *»Einssein«* (*at-one-ment*) (Bion, 1965) verbundener Psychen »Transformationen« durchzuführen. Dabei ist die deutende Aufmerksamkeit des Analytikers hauptsächlich darauf gerichtet aufzuzeigen, »wie der Patient merkt, dass er Gefühle hat, aber nichts aus ihnen lernen kann; Empfindungen, von denen manche äußerst blass sind, aus denen er aber auch nichts lernen kann« (Bion, 1962b, S. 64). Indem der Analytiker seine Übertragung auf das vom Patienten gelieferte Material anwendet, zieht er kontinuierlich seine Beziehung zu sich selbst in einer komplexen, selbstreflexiven Arbeit zurate, was eine beständige Bereitschaft zur Interaktion mit den eigenen psychotischen Anteilen (Bion, 1967b[1957]) und mit den primitiven Ebenen des eigenen konkreten originalen Objektes (Ferrari, 2004) impliziert: Auf diese Weise aktiviert der Analytiker seine Reverie-Funktion und erleichtert so die emotionalen und mentalen Prozesse des Analysanden. Es könnte also nützlich sein, die Gegenübertragung auch in ihrer Abwehrfunktion zu sehen, die die Beobachtungsfähigkeit des Analytikers so weit schwächt, dass er die durch die analytische Beziehung in ihm ausgelösten emotionalen Turbulenzen nicht containen kann (Bion, 1990a, S. 122, 191).

## Fluktuationen zwischen den vertikalen und den horizontalen Achsen: Der Fall Antonia

In diesem zweiten klinischen Fall hoffe ich zeigen zu können, wie hilfreich ein auf der vertikalen Beziehung beruhender technischer Zugang war, um das Durcharbeiten bei einer Analysandin zu fördern, die offensichtliche dissoziative Züge in ihrer Körpererfahrung aufwies. Wir werden die Oszillation zwischen der *vertikalen* Achse (Körper–Seele) und der *horizontalen* Achse (Analysand–Analytiker) im Kontext des Materials einer Arbeitswoche verfolgen können. Das Durcharbeiten erlaubte der Analysandin, sowohl ihre Körper-Seele-Verbindung als auch ihre analytische Beziehung zu stärken.

Antonia, eine 35 Jahre alte Frau, befand sich in der Mitte ihrer dreistündigen Psychoanalyse. Ihre Beziehungen waren oberflächlich und unverbindlich; sie hatte fast kein Sexualleben, was bei ihrer femininen Erscheinung und ihrer kontaktfreudigen Art etwas überraschend war. Zu Beginn der Analyse beobachtete ich, dass Antonia ihre körperlichen Empfindungen nicht zu bemerken schien und sie ihr eigenes Spiegelbild als fremd erlebte. Aufgrund einer kleineren plastischen Operation, auf die Lymphdrainage und regelmäßigen Aktivitäten wie Massagen, Übungen und dem Training im Fitnessstudio folgten, wurde ihr Körper ein Thema in der Analyse. Es war während des Trainings, als sie begann, ihr eigenes Spiegelbild als etwas Fremdes und Verstörendes wahrzunehmen. Später berichtete sie einen aufschlussreichen Traum: »Eine Frau kam sehr nah an mich heran und setzte sich auf genau den gleichen Stuhl, auf dem ich saß. Da verwandelte ich mich in ein Stück Papier und verschwand.« Auf diese Weise kommunizierte sie ihre Beunruhigung durch die Wahrnehmung ihrer selbst als reale Person mit einem Körper, der seine eigene Dreidimensionalität hat, und ihre Bereitschaft, mit anderen in Beziehung zu treten, indem sie sich äußeren Anforderungen unterwarf und als eigenständige Person verschwand. Die klinische Arbeit mit ihr war wegen der Nicht-Wahrnehmung ihres Körpers und wegen der vermittelten Gefühle von Leere und innerem Tod, was Empfindungen von Lähmung und Langeweile in mir hervorrief, problematisch. Meine Versuche, das Problem durch seine Auswirkungen auf Übertragung und Gegenübertragung anzugehen, indem ich ihre Neigung deutete, die durch die wachsende Nähe zwischen uns entstandenen Emotionen zu verleugnen, blieben allerdings ohne Erfolg.

Während des Durcharbeitens war es möglich, ihre Tendenz zu analysieren, »den Körper ins Gefängnis zu sperren«. Indem sie nicht ausging, vermied sie es, neue Leute kennenzulernen, und schloss so die Möglichkeit eines Sexuallebens aus. Ab diesem Zeitpunkt beinhalteten die Sitzungen ständig Hinweise auf körperliche Empfindungen: Ihr war heiß, ihr war kalt, sie hatte Rückenschmerzen oder Kopfschmerzen, sie litt unter Verdauungsstörungen oder Magenschmerzen. Es war, als ob ihr Körper tatsächlich aus dem Gefängnis entlassen wurde und seine sensorische Anwesenheit durch diese Beschwerden kundtun wollte.

Wollen wir nun kurz das Material dreier aufeinanderfolgender Sitzungen aus einer Woche des vierten Analysejahres betrachten. Während der ersten Sitzung sagte Antonia:

Patientin: An diesem Wochenende war ich auf einer ziemlich überfüllten Party, wo ich ein paar junge Männer kennengelernt habe. Es ist schon ziemlich lange her, dass mir so etwas passiert ist. Die Party fand in einem großen alten römischen Palast statt, in dem zu Mussolinis Zeit das Kriegsministerium untergebracht war. Ich war wie betäubt von der lauten Musik. Irgendwann fühlte ich mich absolut unwohl und dachte, ich würde in Ohnmacht fallen. Es ist seltsam, wenn mir so etwas tatsächlich passiert wäre.

Analytiker: [Ich bemerke ihre neue Fähigkeit, sich in eine soziale Situation zu wagen und gleichzeitig ihren Wunsch zu verschwinden.] Wenn Sie sich einen Raum für Ihren Körper und Ihre innere Musik zugestehen, indem Sie auf eine Party gehen, bricht Krieg in Ihnen aus. In diesem Krieg werden Sie Mussolini, der alles kontrollieren muss, sogar wenn das bedeutet, dass Sie in Ohnmacht fallen müssen, um zu entkommen, wenn Sie nicht alles unter Kontrolle haben.

P.: Ich bin es nicht gewohnt, auf einer Party zu bleiben, aber diesmal fühlte ich vielleicht zum ersten Mal, dass ich selbst und die »weibliche Antonia« dort zusammen bleiben könnten. Ich habe inzwischen verstanden, dass ich daran gewöhnt bin, die Tatsache auszublenden, dass ich sexuell gesehen eine Frau bin.

A.: [Hier ärgere ich mich über die intellektualisierende und imitative Art, in der sie sich ausdrückt.] Sie behandeln Ihren Geist und Ihren Körper getrennt voneinander, sodass Sie fast zwei getrennte Personen werden: Sie und die »weibliche Antonia«. [In einem fast sarkastischen Tonfall:] Entschuldigen Sie, sind Sie nicht immer die gleiche Person?

P.: [Sie scheint beschämt zu sein.] Als ich den Palast verließ, merkte ich, dass das Treppengeländer wackelig war und ich mich nicht daran festhalten konnte. [Stille] Ich habe leichte Rückenschmerzen.

A.: [Ich bin beeindruckt, wie ihr Körper in der analytischen Sitzung auftaucht. Er erscheint genau an der Stelle, als sie auf eine äußere Stütze hinweist – das Geländer –, die wackelig war.]

P.: Diese Empfindungen in meinem Rücken scheinen mich zu beruhigen. Sie geben mir das Gefühl, dass ich in mir bleibe. Der Rücken ist [...] ich weiß nicht, wie ich das nennen soll [...] ein Ringfinger – eine Ringstraße. [Das italienische Wort anulare hat beide Bedeutungen.] Ich fühle mich mit mir selbst verbunden. Es ist etwa so wie die Ringstraße, die Straße, die um Rom führt und verschiedene Bezirke der Stadt miteinander verbindet und den Fahrern erlaubt, in vielen verschiedenen Richtungen abzufahren. Das lockere Geländer hat mich daran denken lassen, wie ich mich daran gewöhnt habe, mich zu sehr auf Dinge außerhalb von mir zu stützen. Ich messe den Dingen außerhalb von mir immer zu viel Bedeutung bei – das ist auf der Party auch so gewesen.

A.: Wenn Sie »den Dingen außerhalb von sich zu viel Bedeutung beimessen«, setzen Sie sich dem Risiko aus, die Verbindung zu sich selbst zu verlieren und damit die Ringstraße zu verlieren, die Sie mit Ihren Gefühlen verbindet. Und es überrascht nicht, wenn Ihr Körper auf diese Weise verschwinden würde. [Während ich diesen Kommentar abgebe, sehe ich, dass Antonia einige kleinere Bewegungen auf der Couch macht, und ich erlebe sie näher und emotional präsenter.]

P.: Ich habe immer noch leichte Rückenschmerzen, aber nicht mehr so störend wie vorher. Ich fühle meinen ganzen Körper ziemlich deutlich, als ob die Empfindungen in meinem Rücken die Grenzen meines Körpers nachzeichnen.

Man könnte sich über meine Vorgehensweise wundern, weder die Wut der Patientin über die Trennung am Wochenende, wie sie sich in ihren ersten Aussagen in der Sitzung offenbart, noch die in Form des wackeligen Geländers erscheinende Übertragung (Flanders, 2007) sofort zu deuten. In diesem Fall war meine emotionale Wahrnehmung ein keinesfalls zu vernachlässigendes Element in der Echtzeit der Sitzung: In der Tat ist es kein Zufall, dass der Analytiker generell »fühlt«, ob der Patient bereit für eine Übertragungsdeutung ist oder nicht. Mein Eindruck in diesem Kontext war, dass es zu früh für eine derartige Intervention war, deshalb entschied ich mich für die oben beschriebene Vorgehensweise.

Wenn ich mir das Material in Erinnerung rufe, scheinen Antonias Hinweis auf die ohrenbetäubende Musik und ihr beinahe In-Ohnmacht-Fallen genauso wie ihre erste Antwort, die eine tiefgreifende Dissoziation in der Beziehung zu sich selbst offenbarte, diesen Eindruck zu bestätigen. Als ich reichlich verärgert ihre Dissoziation ansprach, machte ich aktiven Gebrauch von meiner Gegenübertragung, um in sarkastischem Tonfall dahingehend zu intervenieren, dass sie doch immer noch ein und dieselbe Person sei. Dadurch wollte ich eine weniger intellektuelle und basalere Ebene ihrer Persönlichkeit einbeziehen (vgl. Lombardi, 2004b). Diese Sequenz scheint mir von emotionalen Schwankungen durchdrungen zu sein, die Transformationen und Veränderungen (Bion, 1970) in Bewegung setzen, welche zu authentischen Interaktionen innerhalb des analytischen Paares (horizontale Beziehung) führen und mit der ersten Annäherung der Analysandin an ihre vertikale Beziehung verbunden sind.

Mit dem Auftauchen des Körpers in der Sitzung *begann ihr Rücken, wie eine »Ringstraße« zu fungieren* und so ihre oberen und unteren Teile zu verbinden. Hier kommt ihre Tendenz zum Tragen, *zu viel Bedeutung den Dingen außerhalb ihrer selbst* zu geben. Wir können in dieser Sequenz daher ein Körper-Seele »Kontakt-Netzwerk« sehen, das es ihr ermöglicht, körperliche Empfindungen auszudrücken und defensive *Theorien* (Bion, 1962b) durchzuarbeiten, zum Beispiel sich selbst als zwei unterschiedliche Personen zu sehen und den Dingen außerhalb zu viel Bedeutung zu geben. Am Ende der Sitzung zeichnete Antonia ausgehend von ihren körperlichen Empfindungen einfühlsam die Grenzen ihres Körpers nach. *Die Betonung der vertikalen Beziehung während des Durcharbeitens katalysiert in der Sitzung einen besseren Zugang zum Körper.*

In der folgenden Sitzung erzählte mir Antonia, die Sozialarbeiterin war, wie eine Sitzung mit einem sehr schwierigen Kind besser als gewöhnlich verlief. Der Junge sagte, er sei ein Roboter aus Stahl, aber dann fragte er, ob er pinkeln gehen könne. Als sie die Toilette verließen, fragte sie ihn, wieso Stahlroboter pinkeln könnten. Wenn das so wäre, hätten sie ihrer Meinung nach echte Körper und keine aus Stahl. Die Dinge wurden gegen Ende komplizierter, als das Kind ein Regal verschob und dahinter kroch. Sie hatte das Gefühl, er wolle verschwinden. Als sie an dieser Stelle ihres Berichts sagte, sie habe fürchterliche *Kopfschmerzen*, änderte sich die Tonlage ihrer Stimme; anschließend zog sie sich in ein Schweigen zurück, das ich als sehr feindselig erlebte. Ich fragte sie, was sie mit den plötzlichen Kopfschmerzen in Verbindung brachte. Sie beschrieb, *den Raum dem Gefühl nach schon verlassen zu haben*. Ich fragte mich laut, ob dies mit dem nahenden Ende der Sitzung in Verbindung stehen könne. Antonia erwiderte, sie könne nie das Ende eines Erlebnisses ertragen und formulierte es dann um: »Ich war nie in der Lage, das auszuhalten.«

Sie fuhr fort: »Es ist merkwürdig, dass ich meinen Körper nicht mehr fühle.« Ich sagte ihr, sie verhalte sich wie der Junge im Versteck hinter dem Regal: Sie lasse ihren Körper verschwinden. Es sei ihre Art, unser Erleben einer zeitlichen Begrenzung heute nicht mitzumachen. »Ich weiß nicht, was los ist«, antwortete sie. »Ich weiß nur, dass ich einen starken Hass auf Sie empfinde. Es fängt in meinem Rücken an. Ich habe das Gefühl, ich kann Sie nicht ausstehen.« Ich fühlte, dass ihr Hass authentisch war. Es war wirklicher Hass, denn es war mit ihrer Wahrnehmung von mir als einer Person mit realen Grenzen verbunden – im Gegensatz zu ihrer Omnipotenzfantasie, nach der ich eine Art »Geländer« wäre, an das sie sich jederzeit nach Belieben anlehnen konnte. Ich sagte, wenn sie es akzeptieren könne, mich als reale Person zu hassen, könne sie genauso akzeptieren, ihren Körper zu fühlen, statt sich selbst wie bei anderen Anlässen unsichtbar zu machen. Jetzt konnte sie den Zusammenhang zwischen ihrem Rücken und ihrem Hass sehen und darüber eigenständig nachdenken, statt all dies abtrennen zu müssen.

Während der letzten Sitzung der Woche sagte mir Antonia, wie sehr ihr das Hassgefühl vom Vortag leidtue. Eine ganze Weile nach Verlassen der Praxis hatte sie zunächst kein Bedauern gefühlt. Im Verlauf dieser Sitzung traten ihre *Rückenschmerzen* erneut auf. Sie schilderte ihr Erleben wieder wie einen »Ringfinger« und eine »Ringstraße«, und von da ausgehend konnte sie sich ihren Körper im Geiste vorstellen. Im weiteren Verlauf der Sitzung *führte sie einen Dialog mit mir und gleichzeitig einen kontinuierlichen Dialog mit ihren eigenen körperlichen Empfindungen*, wobei sich beide Dialoge rhythmisch abwechselten. Auf diese Weise konnte Antonia mit mir in Beziehung treten, ohne die Verbindung zu ihren körperlichen Empfindungen zu verlieren. Gegen Ende der Sitzung sagte sie, sie fühle sich ein bisschen traurig: Es tat ihr zwar leid, die Sitzung zu beenden, aber sie war auch froh, weil sie vorhatte, zum ersten Mal mit einigen Freunden eine Wochenendreise nach Nordeuropa zu unternehmen. Sie hatte den Wetterbericht gesehen und die Temperaturen dort waren viel niedriger als in Rom. Sie musste mit Sicherheit einige warme Sachen zum Anziehen einpacken. Als sie dabei war, die Praxis zu verlassen, wirkten ihre Bewegungen langsamer als gewöhnlich, und als sie über die Schwelle trat, *drehte sie sich um und sah mich einige Sekunden lang an*, was sehr ungewöhnlich war.

Wenn wir die Entwicklung dieser Sitzungen verfolgen, können wir sehen, wie sich die Patientin in der zweiten Sitzung mit ihren Schwierigkeiten konfrontiert sieht, angesichts einer bevorstehenden Trennung innerhalb einer Beziehung integriert zu bleiben (Kopfschmerzen; das Erleben, den Raum verlassen zu haben; die Unfähigkeit, den eigenen Körper zu fühlen). In dieser Sequenz beeinflusst die »horizontale Beziehung« die »vertikale Beziehung«. Anders gesagt, das Durcharbeiten einer Trennung vom Analytiker (horizontal) triggert die Abwehr der Körper-Seele-Dissoziation (vertikal). Die durch die Konfrontation mit einer *Grenze* (Green, 1990[1976]; Matte Blanco, 1975, 1988) ausgelöste Körper-Seele-Dissoziation zeigt sich hier durch das *Verschwinden des Körpers in einer Art Versteck* – was vielleicht mit Steiners (1993) »Orten seelischen Rückzugs« vergleichbar ist. Das Erkennen von Hass und das Respektieren einer fühlbaren Grenze spielen in diesem Kontext eine wichtige integrative Rolle, wodurch es für die Patientin möglich wird, eine authentische Beziehung sowohl zum Analytiker als auch zu ihren eigenen körperlichen Empfindungen zu haben.

Die letzte Sitzung der Woche beginnt mit dem Durcharbeiten von Hassgefühlen bei einer sich abzeichnenden Trennung. Im Verlauf dieser Sitzung kann Antonia den Kontakt zu ihrem körperlichen Erleben und gleichzeitig zum Analytiker aufrechterhalten. *Antonia verschwindet sozusagen nicht mehr, wenn sie mit dem anderen konfrontiert wird*, so wie in ihrem Traum zu Beginn der Analyse (in welchem sie sich in ein Stück Papier verwandelte und verschwand). Und diese *Kontinuität ihrer eigenen Anwesenheit beruht nicht auf einem abstrakten Verständnis, sondern eher auf einem kontinuierlichen Zustrom eigener körperlicher Eindrücke.*

Zuvor waren meine Versuche fehlgeschlagen, Trennung und Abwesenheit zu bearbeiten. Auf einen dieser Versuche antwortete Antonia, indem sie mir einen ihrer seltenen Träume erzählte: Darin *sah sie sich selbst im Schlaf und wie sie nicht aufwachen konnte, obwohl sie mehrere Versuche unternahm, sich aufzuwecken, indem sie ihren Körper berührte.* Da erkannte ich, dass Antonia mithilfe eines wachen Alpha-Traums, wie Bion (1992) es genannt hätte, ihre innere Lähmung mitzuteilen versuchte, mit der damit verbundenen Nichtdifferenzierung zwischen Schlafen und Wachen und der Blockade des Lernens durch Erfahrung. Zum Zeitpunkt dieser Stundenabfolge war ihr Zustand bereits weiter fortgeschritten als zu Beginn, wodurch das hier erscheinende Material wesentlich differenzierter ist; trotzdem fühlte ich mich nach wie vor dazu angehalten, die Kontinuität ihrer körperlichen Anwesenheit sorgfältig überprüfen zu müssen. Der Dissoziation wird dadurch entgegengearbeitet, dass ihr »Verschwinden hinter dem Regal« (also ihre Körper-Seele-Dissoziation) aufgezeigt und das Gefühl von Hass anerkannt wird. Am Ende der letzten Sitzung fühlt Antonia angesichts der Trennung sowohl Traurigkeit als auch Freude. Nicht zufällig wird die Trennung in Form körperlicher Erfahrung präsentiert: einer Temperaturänderung und eines Bedarfs an warmer Kleidung.

Diese Sitzungen zeigen die Bedeutung der »vertikalen Beziehung« für den Fall, dass sich das analytische Durcharbeiten nicht auf die innere Integration des Analysanden verlassen kann, um den symbolischen Prozess der analytischen Beziehung im Körper zu verankern.

## Hindernisse und Integration in der Leib-Seele-Beziehung: Der Fall Roberta

Jetzt möchte ich Material präsentieren, in dem die Interventionen des Analytikers die »vertikale« Leib-Seele-Beziehung in den Mittelpunkt des Durcharbeitungsprozesses stellen. So fördert die »horizontale« Analytiker-Analysanden-Beziehung (teilweise dank der Reverie des Analytikers) den Prozess, indem die intrapersonale Ausgangssituation des Analysanden in den Mittelpunkt stellt.

Roberta, eine fast 30 Jahre alte Frau, unterzog sich aufgrund anhaltender depressiver Symptome einer zweiten, jetzt dreistündigen Analyse. Nach einer lesbischen Beziehung in der Vergangenheit war sie kürzlich eine feste Beziehung mit einem Mann eingegangen. Ihre frühere homosexuelle Orientierung hatte zu ihrer Entwicklung beigetragen, insbesondere beim Zugang zu ihrem Körper, den sie zuvor als unerreichbar erlebt hatte. Seit Kurzem schien diese Art der Anziehung, die einen Konflikt in der Körper-Seele-Beziehung kaschiert hatte, brüchig zu werden. Anhand einer Sitzung soll ein solcher Konflikt sowie mein klinischer Zugang zum Material dargestellt werden.

Roberta eröffnete die Sitzung, indem sie mir erzählte, dass sie sich stark zu einer lesbischen Kollegin hingezogen fühlte, die wiederum sehr von ihr anzogen war. Roberta dachte darüber nach, ein Treffen mit dieser Frau zu arrangieren. Sie fügte sofort hinzu: »Wie auch immer, wie soll ich mit körperlicher Anziehung umgehen? Der beste Weg ist, einfach nicht darüber nachzudenken.« Ich machte deutlich, wie sie auf sensorische Reize reagierte: Sobald sie die Angst vor körperlicher Nähe spürte, verhielt sie sich gemäß der Volksweisheit »Was ich nicht weiß, macht mich nicht heiß.« Wenn sie weder sah noch dachte, unterband sie die Beziehung zwischen ihrem Geist und ihrem Körper, errichtete so eine Barriere anstelle einer Körper-Seele-Verbindung und wurde Opfer ihrer gefürchteten körperlichen Bedürfnisse.

Nach meiner Intervention assoziierte Roberta einen Traum:

> Der Nachbar aus der Wohnung einen Stock tiefer klingelt, um mir zu gratulieren, und macht mir Avancen. Ich lade ihn zu unserer Party ein, wo ich mit meinem Freund bin. Der Nachbar kommt mit seiner Freundin. Nach einer Weile wird der Typ zu aufdringlich und ich beschließe, ihn vor die Tür zu setzen. Während ich versuche, ihn durch die Tür zu schieben, bemerke ich an ihm eine auffallende körperliche Eigenschaft: seine sehr große Nase. Wir schieben ihn gemeinsam aus der Wohnung hinaus, zuletzt seine Nase. Es ist, wie etwas aus dem Fenster zu werfen.

Die Hypothesen, an denen ich mit Roberta arbeitete, betonten ihre Fähigkeit, mit ihrem eigenen Körper und ihren Gefühlen in Berührung zu kommen (Kommunikation mit dem unteren Stockwerk), was eng mit der Fähigkeit verbunden war, einen inneren Raum für eine Beziehung zu einem Paar innerer Eltern (die Nachbarn von unten) zuzulassen: Auf diese Weise schritt die Integration ihrer vertikalen Beziehung in Übereinstimmung mit einer Integration ihrer inneren Objekte voran. Aber sie erlebte diesen emotionalen Kontakt häufig als angstbesetzt – Angst vor dem Kontakt mit übermächtigen Emotionen –, daher tendierte sie dazu, ihren Körper auszuschließen (ihn aus dem Fenster zu werfen). Sie stellte den Körper als Nase dar, indem sie eine Synekdoche verwendete, also einen Teil als Bedeutung für das Ganze benannte (Freud, 1900; Matte Blanco, 1975).

In theoretischer Hinsicht ist dieser Traum ein Ausdruck des Kontaktnetzwerkes innerhalb der Traumarbeit, das heißt, die Patientin zeigt sich selbst die Akzeptanz ihres eigenen Körpers (der auffälligen körperlichen Eigenschaft des Nachbarn aus der unteren Etage) und gleichzeitig den Ausschlusskonflikt in der Beziehung zu ihrem Körper. Die Party durchzieht eine Atmosphäre der Erregung, die von ihren körperlichen Empfindungen Besitz ergreift und deren Intensität wahrscheinlich zu ihrer Angst vor Kontrollverlust beigetragen hat.

Roberta reagierte auf dieses Durcharbeiten, indem sie von einem zweiten Traum berichtete, den sie einige Zeit zuvor gehabt hatte.

> Zwei Hunde kämpfen. Dann beißt der schlechte Hund zuerst die Eltern von X – das sind die Eltern meiner früheren Freundin – und anschließend beißt er mich. Aber ich akzeptiere den Biss und dadurch beißt der Hund nicht so fest zu. Er beißt nur, um eine Markierung zu hinterlassen.

Assoziierend kommentierte Roberta: »Die Eltern von X könnten meine Vergangenheit repräsentieren, wie ich früher war.«

Im Anschluss wies ich auf das Bild hin, das Roberta von einem inneren Konflikt entworfen hatte (zwei kämpfende Hunde). Sie kämpfte mit ihrem eigenen Körper, weil sie vor der Macht ihrer – erotischen und aggressiven – Gefühle Angst hatte, so wie sie sie in der Vergangenheit in der Beziehung zu ihren Eltern erlebt hatte (der Hund, der zuerst die Eltern beißt). In Wirklichkeit verfügte sie jetzt aber über neue Ressourcen und akzeptierte ihre emotionale Gewalttätigkeit, anstatt sie abzuwehren (der Hund, der anschließend sie beißt). Diese neue Akzeptanz ihrer Gefühle bedeutete, dass diese sie nur bis zu einem gewissen Grad verletzen konnten – nur bis zum *Hinterlassen einer Markierung*, was ihr ein *Bewusstwerden ihrer Gefühle* erlaubte. Der Traum verdeutlichte den Abstand zwischen ihren alten Verhaltensweisen und ihren neu erworbenen Fähigkeiten. Der Konflikt bezog auch mich ein, da sie mir den Hundetraum vorenthalten hatte, obwohl sie ihn bereits einige Zeit zuvor geträumt hatte. Aber dies erschien wie ein Ausdruck ihres alten *Modus Operandi*, in welchem sie nicht vollständig erkannte, was sie fühlte oder wahrnahm.

Roberta schien von meinen Kommentaren fasziniert. Sie sagte:

> Ich dachte, meine Gefühle für meine Kollegin könnten mehr mit mir als mit ihr zu tun haben. Ich bin diejenige, die sich in letzter Zeit positiver, interessierter und der Welt gegenüber offener fühlt. Aber es bereitet mir auch Angst, mich lebendiger und körperlich präsenter zu fühlen. Vielleicht habe ich gewagt, ihr diese Verfassung zuzuschreiben, weil es beruhigender ist, diese Gefühle außerhalb von mir selbst zu erleben. Aber auf diese Weise verliere ich sie und kann sie nicht als etwas genießen, das mich als Person im engeren Sinne einbezieht.

Ich entgegnete:

> Die große Nase scheint in gewisser Hinsicht Ihre Beziehung zur Welt zu vermitteln, wie es bei Hunden der Fall ist, deren Geruchssinn das wichtigste Mittel ist, um ihre Umgebung zu erkunden. Wenn Sie Ihren ›merkwürdigen Körper‹ ignorieren, laufen Sie Gefahr, die lebendige Beziehung zur Welt zu verlieren.

Das obige Material zeigt deutlich, dass ich die Körper-Seele-Beziehung als deutenden Zugang in dieser Sitzung bevorzuge. Das Durcharbeiten konzentrierte sich primär auf die »vertikale« Beziehung, während die »horizontale«

Beziehung zum Analytiker im Hintergrund blieb. Ich verwies in meinen Kommentaren nur kurz darauf, wie die Analysandin sich gleichzeitig selbst von einer Wahrnehmung ihrer körperlichen Empfindungen distanzierte und den Bericht über einen Traum hinauszögerte, der ihr geholfen hätte, ihre aktuelle innere Verfassung zu verstehen.

»Ich […] fühle mich in letzter Zeit positiver, interessierter und der Welt gegenüber offener«, sagte Roberta. Damit hob sie ihre Entwicklung in der Analyse hervor, durch die sie sich eins mit ihrem Körper fühlte, sodass er die Grundlage für eine neugierige Beziehung zur Welt wurde. An dieser Stelle musste sich Roberta mit der Angst auseinandersetzen, die mit der aggressiven Komponente des Wissenstriebs verbunden ist (Klein, 1928), was in Relation dazu steht, dass es zwischen der triebhaften und körperlichen Natur der kognitiven Prozesse und der Neugier einen Zusammenhang gibt. Unser Durcharbeiten milderte Robertas Hang zu projektiver Identifizierung, zur Fragmentierung und zu einem vom Denken abgeschnittenen Handeln und verhalf ihr so zu mehr Integration ihrer Beziehung zu sich selbst und zu ihren Sinnesorganen. Eine indirekte Wirkung betraf die Stabilisierung ihrer zwischenmenschlichen Beziehungen. Ihre neue Offenheit der Welt gegenüber war tatsächlich eine bemerkenswerte Offenheit für Objektbeziehungen jenseits der direkten Übertragungsbeziehung zum Analytiker. Dies beruhte auf einer Wiederaneignung von Aspekten ihrer selbst, die sie zuvor auf den Analytiker projiziert hatte.

Man kann sich ohne Schwierigkeiten vorstellen, welch ganz andere Richtung das Durcharbeiten genommen hätte, wenn ich mich auf die Aspekte der Übertragung konzentriert hätte. Zum Beispiel hätte ich die Gestalt mit der großen Nase als Repräsentation des Analytikers identifizieren und dabei die Nase als Phallussymbol ansehen können, das an die verführenden und verfolgenden Anteile der analytischen Beziehung erinnert. Oder vielleicht hätte ich es als masochistische Unterwerfung unter ihre eigene Destruktivität deuten können, dass sie akzeptierte, vom Hund gebissen zu werden. Nach meinem Gefühl ermöglichte mir die Betonung von Aspekten der Körper-Seele-Beziehung stattdessen, zu Robertas archaischer Angst vor Empfindungen und Gefühlen vorzudringen. Dies förderte im weiteren Verlauf ihre Fähigkeit, mit den Ängsten umzugehen, und verstärkte die vertrauensvolle innere Beziehung zu sich selbst und zu ihrem eigenen Körper.

Nach meinem Dafürhalten kann man anhand dieses Falles Beobachten, wie es bei der *Unterscheidung zwischen der Körper-Seele-Beziehung und der Beziehung mit einem äußeren Objekt* hilfreich sein kann, einen Raum für den

Körper als mentales Objekt zu schaffen. Die Unfähigkeit, zwischen diesen beiden Ebenen zu unterscheiden, kann den Fortschritt im analytischen Prozess verzögern oder verhindern und zu einer pathologischen Abhängigkeit von einem äußeren Objekt führen.

## Entdeckung des konkreten Körpers und Beginn einer Körper-Seele-Beziehung: Der Fall Carlo

Der Fall, den ich jetzt darstellen werde, veranschaulicht einige Implikationen der Vorstellung des *konkreten originalen Objekts*. Dieses verstehe ich hier als Quelle der Auseinandersetzungen, Erfahrungen und Stimulierungen, die mit dem seelischen Wachstum eines Patienten einhergingen, der unter einer phobisch-zwanghaften Symptomatik und einer alles durchdringenden Apathie litt. Ich werde einen Traum und einige Aspekte einer Sitzung diskutieren, worin verschiedene Elemente der in der Analyse einsetzenden Entwicklung in Form eines beeindruckend schöpferischen Sprachregisters auftauchen.

Carlo, ein Mann Mitte 50, erzählte im vierten Jahr seiner vierstündigen Analyse einen Traum:

> Ich träumte, dass ich Bertinotti masturbierte [der aktuelle Präsident der Abgeordnetenkammer und Kommunist]. Er erzählte mir, er würde später Analverkehr mit seinem Schwager haben, der in dem Traum der Ehemann seiner Tochter war. (Doktor, bitte fragen Sie nicht, warum das im Traum mein Schwager und nicht mein Schwiegersohn war. So war es eben.) Die Ehefrau des Verwandten war im Nebenraum und wusste genau, was geschah, aber sie hatte nichts dagegen. Sie wusste, dass ihr Mann so war.

Dann assoziierte er:

> Ich weiß wirklich nicht, was der Traum bedeutet. Aber ich weiß, dass dieser Traum, dieser absurde Traum, einer ist, den ich nie zuvor hatte und von dem ich bis heute nie gedacht hätte, dass ich ihn haben würde. Wenn ich zurückschaue, sehe ich, dass viele Dinge im letzten Jahr geschehen sind, und wenn mir jemand gesagt hätte, dass sie passieren würden, hätte ich ihn für verrückt erklärt. Wie ein Pferd zu kaufen und es regelmäßig zu reiten. Oder zu Prostituierten zu gehen. In dieser Woche hatte ich zum ersten Mal Geschlechtsverkehr mit zwei Frauen gleichzeitig. Hätte ich mir je vorstellen

> können, so etwas zu tun? Ich hätte allein bei dem Gedanken daran Panik bekommen. Sie waren effizient wie zwei Krankenschwestern, wie sie das Kondom austauschten, als ich von einer zur anderen wechselte [...] Natürlich sind sie Krankenschwestern: Sie versorgen die Wunden, die es mir bis jetzt unmöglich gemacht haben zu leben. Sie hatten kleine Brüste. Ich hätte sie gerne berührt, um ihre Konturen zu fühlen, aber ich hielt mich zurück. Nächstes Mal. Die Hauptsache ist, dass ich mich jetzt im Gegensatz zu früher lebendig fühle. Das Konzentrationslager ist noch da, nur einen Schritt weit weg, aber ich habe jetzt eine konkrete Realität, der ich mich zuwenden kann. Die wirkliche Falle ist die Abstraktion. In der Abstraktion ist alles möglich und du weißt nie, wie du die subversive Angst in Schach halten sollst. Mit der konkreten Realität ist es anders: Die Dinge existieren und haben bestimmte Grenzen. Dadurch habe ich einen Raum zum Leben, während es sonst nur Terror gibt und nichts anderes.

Im weiteren Verlauf der Sitzung fiel Carlo zu seinem Traum der Film *The Crying Game* ein (1992, Regie: Neil Jordan), in dem ein irischer Terrorist die Freundin des Mannes sucht, den er getötet hat, und herausfindet, dass sie ein Transvestit ist. Er beginnt mit ihr eine konfliktreiche und erotische Beziehung. Anschließend begann Carlo, über zwei Gemälde von Caravaggio zu sprechen, die von den kirchlichen Autoritäten seiner Zeit abgelehnt worden waren. Er erwähnte die Gewalt der Kirche der Gegenreformation und äußerte seine Empörung über die Ablehnung der Gemälde Caravaggios, der schon damals »Caravaggio« war. An dieser Stelle hatte ich das Gefühl, ich könnte seinen Versuch kommentieren, durch Erotisierung seinen Körper wiederzubeleben, den seine ideologisch terroristische Gewalttätigkeit in seiner eigenen Welt vernichten wollte. Wenn ein Gemälde von Caravaggio wertvoll ist, dann sollte sein Körper, sein einzigartiger Körper, umso wertvoller sein, aber er hatte nichtsdestotrotz genau diesen Körper ausgelöscht, der es ihm ermöglichte zu leben.

Mit diesem Traum und den darauffolgenden Assoziationen rekapitulierte Carlo die Erfahrung, die ihn in die Lage versetzt hatte, sich mithilfe der Analyse seinem *konkreten originalen Objekt* anzunähern, also der konkreten Realität seines Körpers und seiner Beziehung zu seinen animalischen und sexuellen Seiten. Die Begegnung mit seinem biologischen Selbst ermöglichte es ihm, Fortschritte bei seinen schweren Zwangssymptomen zu machen, die die Spitze des Eisbergs seiner generellen inneren Abgestorbenheit darstellten. Seine erste Analyse in seiner Jugend vor etwa 30 Jahren hatte nichts Derartiges erreicht.

Diese Sequenz zeigt die *Rolle des Körpers*, nicht nur im Hinblick auf Ereignisse in der analytischen Beziehung, sondern im *größeren Zusammenhang der Lebenserfahrung des Analysanden.* Die parasitäre Beziehung zwischen seinem Zwangssystem und der Abstraktion führte zu einem chronischen Zustand der Verfolgung, den er als »Auschwitz« bezeichnete, die allgegenwärtige Fantasie seines eigenen Konzentrationslagers. Da das Unbewusste mit dem Konkreten (Freud, 1915e) und dem Unlogischen (Freud, 1933a, S. 80; Matte Blanco, 1975) in Verbindung steht, gewann Carlo durch die neue Beziehung zu seinem eigenen Körper die Möglichkeit, sowohl auf einer *konkreten Ebene zu funktionieren als auch das Nicht-Logische zu tolerieren und dadurch eher für Erfahrungen mit dem Unbewussten bereit zu sein.* Gleichzeitig tauchen durch den Zugang zum Konkreten in der Verbindung mit dem Körper Konturen, Grenzen und Unterschiede in einer Beziehung auf, wie Carlo feststellte. Dadurch entsteht Raum für die Fähigkeit zum Unterscheiden und Denken (Matte Blanco, 1975) sowie für die Fähigkeit, sich zwischen dem Konkreten und dem Abstrakten hin und her zu oszillieren (Bion, 1965; Freud, 1915e).

Nicht zufällig erwähnte Carlo in dieser Sitzung die Brüste der beiden Frauen, deren Konturen er mit seinen Händen nachziehen wollte. Die Brust weckte offensichtlich die Erinnerung an den Mangel an sensorischer und körperlicher Reverie, den Carlo mit seiner zwanghaften Mutter und seinem abwesenden Vater erlebt hatte. Da die Familie in seiner Kindheit immer wieder umgezogen war, konnte er keine Bindung an einen bestimmten geografischen Ort entwickeln. Seine Adoleszenz war geprägt von ideologischen Verblendungen, die auf seiner Neigung zu Imitation und Unterwürfigkeit beruhten. Dadurch konnte er nicht das integrative Potenzial nutzen, das jugendlicher Körperlichkeit innewohnt. Erst durch seine Analyse konnte Carlo die Tür zu seiner Adoleszenz öffnen, die er nie erlebt hatte, und trotz einer Verzögerung von mehr als 30 Jahren aktivierte er so einen Bereich des Erlebens, der für die Entwicklung der Persönlichkeit unabdingbar ist.

Diese Fakten wären zu fragmentarisch, wenn sie nicht mit Carlos *konfliktreichem inneren System* verbunden wären: Dominiert von einem verfolgenden Über-Ich war er ein Terrorist geworden, der sich selbst bedrohte, indem er sich einem *systematischen Morden* seiner eigenen Körperlichkeit und einer persönlichen *»Gegenreformations-Ketzerverbrennung« (auto da fé)* verschrieben hatte, die seinen eigenen Körper beseitigen sollten. Nach meiner Erfahrung kann eine derartige vernichtende und bösartige Mischung in der Analyse nicht verändert werden, indem man ausschließlich auf der mentalen Ebene arbeitet, weil dies als Abwehr eine Pseudomentalisierung auslösen kann. Ein systematisches Katalysieren der Körper-Seele-Beziehung ist erforderlich, wodurch der Analysand eine direkte Erfahrung seines wirklichen Körpers machen kann.

Dieses Material scheint auch deshalb interessant zu sein, weil es eine geeignete Brücke zwischen bestimmten theoretischen und praktischen Elementen schlägt, die ich erwähnen möchte, obwohl ich nicht sehr ins Detail gehen kann. Wenn man es wörtlich nimmt, betont der manifeste Inhalt von Carlos Traum etwas, was man leicht als *perverse Elemente* ansehen könnte, wie Autoerotik, Erregung mit einer manischen Färbung und homosexuelle Impulse. Insbesondere wenn wir den Traum im Rahmen der Übertragung betrachten, kann er leicht dazu verleiten, regressive Fantasien und eine Übertragungsperversion hervorzurufen. Wenn wir aber anfangen, uns auf die Beziehung zum Körper zu konzentrieren – wie ich es zu zeigen versucht habe –, dann können die Konsequenzen in der Tat sehr davon abweichen.

Wir tendieren vorschnell zu der Annahme, dass ein Durcharbeiten, bei dem der Körper eine prominente Rolle spielt, als Angriff auf die Analyse in Form destruktiven Ausagierens zu verstehen ist (z. B. Rabih, 1991). Selbst wenn der Patient negativ auf solche Deutungen reagiert, kann man ein Verständnis von körperlicher Repräsentation und Funktion hinsichtlich der Perversion erreichen (z. B. Baker, 1994; Good, 2006).[3] Die Neigung, die sogenannte *erotische Übertragung* ausschließlich als (manische) Abwehr zu verstehen (z. B. Smith, 2006), führt ebenfalls dazu, dass andere Ebenen vernachlässigt werden:

> Die erotische Komponente, die manche Analysanden mit in die Analyse bringen, könnte als ein Versuch gewertet werden, denjenigen körperlichen Ebenen – mittels der analytischen Beziehung – näher zu kommen, die nie vollständig in die Persönlichkeit integriert wurden. (Lombardi, 2006c)

Das trifft auch auf viele Situationen zu, in denen Scham eine bedeutende Rolle spielt: Wenn Scham mit Feindseligkeit in der Beziehung oder mit Triumphgebaren in der Übertragung verbunden ist (vgl. Steiner, 2006), würde ich eine archaischere Ebene der Verleugnung der eigenen körperlichen Realität vermuten (Lombardi, 2006d, 2007).

Die Frage muss wohl lauten, ob das *Nichtvorhandensein eines klaren theoretischen Status für den Körper* in der zeitgenössischen Psychoanalyse

3 In den klinischen Fällen von Baker und Good antwortet der Patient auf das Versäumnis des Analytikers, auf die körperliche Anwesenheit einzugehen, indem er durch Blähungen in der Sitzung darauf aufmerksam macht, das heißt, durch die Manifestation eines konkreten Körpers, der nicht durch den Verstand überschattet wird.

uns aufmerken lassen sollte, damit wir das Missverständnis korrigieren können, dass der Körper *irrtümlicherweise für seine potenziellen symbolischen Bedeutungen gehalten wird*, während seine elementare Eigenschaft als konkretes Objekt weitestgehend vernachlässigt wird – wobei er eben kein Symbol, sondern etwas Reales ist. Wenn man den Körper als ein konkretes Objekt anerkennt, von dem ausgehend sich der Geist entwickelt und mit dem er ständig konfrontiert ist, erkennt man zugleich die körperlichen Grundlagen der psychischen Realität an (Freud, 1911b) und ebnet den Weg zu einer funktionierenden Körper-Seele-Beziehung. Aus dieser Perspektive betrachtet können Situationen, die sonst als Beispiele für Perversion, destruktives Ausagieren, erotische Übertragung etc. angesehen wurden, stattdessen den Blick freigeben für das Auftauchen der *primitiven Bedürfnisse des Analysanden bezüglich seiner Existenz und seiner Fähigkeit zu leben*. Dies würde eine klinische Vorgehensweise rechtfertigen, die sich mehr darauf konzentriert, den Analysanden dabei zu unterstützen, besser mit seinen körperlichen Empfindungen in Kontakt zu treten. Dies würde ebenfalls die Notwendigkeit betonen, den Körper über die Perzeption zu erkennen und die Anerkennung des anderen in der Beziehung auf einen späteren Zeitpunkt im analytischen Prozess zu verschieben.

Wenn wir Carlos Material als Ausdruck seines Versuchs verstehen, Körper und Geist in Verbindung zu bringen, können wir eine Art *Proto-Repräsentation der Körper-Seele-Beziehung* finden, in der sein Traum die spezifische Funktion des Geistes bei der Erfüllung der lebensbejahenden Bedürfnisse des Körpers »erkennt«. Der Analysand wählt unbewusst Bertinotti als Protagonisten, also einen Kommunisten, der kürzlich auf eines der höchsten Ämter des Landes berufen wurde. Er fungiert hier als Repräsentant der »revolutionären« Veränderungen, die Carlo während seiner Analyse erreicht hat. Aufgrund dieser Veränderungen ist jetzt eine neue »Verfassung« erforderlich, die sein inneres Gleichgewicht reguliert, und dies mit voller Anerkennung der zentralen Bedeutung seines Körpers, was er sich zuvor niemals hätte vorstellen können. Carlo brauchte diese Verbindung zum Körper, um den Handlungen seines inneren »Architekten des Terrors« entgegenzuwirken, der von seinen zwanghaften und terroristischen Gedanken verkörpert wurde. Man sollte Carlos Agieren daher als eine Erfahrung verstehen, die zur Durcharbeitung beiträgt (Rosenfeld, 1964b) und sogar »in gewisser Hinsicht unser hauptsächlicher klinischer Verbündeter« (Khan, 1964, S. 67) wird. Der mentale Zugang des Analysanden zu seinem Körper stellt so die Voraussetzungen für eine »neue psychische Handlung« (Freud, 1914c) her, die die vitalen Bedürfnisse der Person erfüllt, sobald sie auftreten. *Der Körper ist allerdings immer noch ein konkretes Objekt, dessen Reintegration in den analytischen Prozess dem Patienten die Möglichkeit gibt, sich für Erfahrungen, Veränderung und Leben zu öffnen, noch bevor er sich dem Denken öffnet.*

Bevor ich zum Schluss komme, möchte ich kurz Carlos weitere Entwicklung schildern. In einem späteren Traum hatte er erwartet, nur ein Gebäude vorzufinden, aber stattdessen *waren es zwei und irgendwie war er sich der räumlichen Dimension besonders bewusst.* In dem Traum fühlte er *wegen dieser Veränderung einen intensiven Hass* – genau in dem Moment, in dem er ihn mir beschrieb. Somit konnte ich ihm dies als seinen Hass auf eine Veränderung deuten, die mich explizit zu einem aktiven Partner in seiner analytischen Erfahrung machte. Die *analytische Beziehung betrat die Bühne* und der Analysand erkannte deutlich die Qualität der Arbeit, die wir zusammen erreicht hatten. Dieses Durcharbeiten der Andersartigkeit schaffte Platz für eine klare Unterscheidung zwischen den Geschlechtern und festigte den Prozess der Identifizierung in der Übertragung, der zu seiner sexuellen Identität beitrug. Zusätzlich zum Durcharbeiten der analytischen Andersartigkeit konnte Carlo *seinen Hass auf Überraschungen* jetzt eindeutig besser tolerieren und verstand ihn als Hass auf eine symbolische Andersartigkeit. Nun war er bereit, ihr in seinen Erfahrungen Raum zu geben. Dadurch modifizierte er sein Bedürfnis, in Gewohnheiten und Wiederholungen Beruhigung zu suchen. Diese Art von Beruhigung hatte ihn in eine Art psychischen Tod getrieben. Sogar seine Erlebnisse mit Prostituierten schienen letztendlich repetitiv und vorhersagbar im Vergleich zu den Überraschungen, die sich innerhalb des analytischen Dialogs ereigneten.

Ich war meinerseits besonders beeindruckt, als seine Reflexionen ihn in die Lage versetzten, mit mir über den Tod als die »letzte Überraschung« zu sprechen, die das Leben bereithalten kann, und, wie er sagte, »als die letzte Möglichkeit, weiterhin am Leben zu bleiben«. Carlos Meditation über den Tod erstaunte mich, auch weil sie mich an die sehr bewegenden Worte von Donald Winnicott angesichts seines eigenen Todes erinnerte (vgl. C. Winnicott, 1978). Es ist ein säkulares Gebet, das in seiner grundlegenden Einfachheit die Erfahrung dieser *letzten Herausforderung der Verbindung von Leib und Seele* im Angesicht des unabänderlichen Verlusts des Lebens zu verdichten scheint. Es bedeutet, mental lebendig sein zu können, sogar wenn unser Körper an der Schwelle steht, uns für immer zu verlassen:

> Oh Gott, möge ich lebendig sein, wenn ich sterbe!

Kapitel 6

# Körper und Psyche in der Adoleszenz[1]

In diesem Kapitel befasse ich mich vor allem mit dem Thema Körper in der Adoleszenz.

Der Konflikt zwischen Körper und Psyche nimmt in diesem Lebensabschnitt besondere Züge an, da sich der Körper verändert und die typischen Merkmale des erwachsenen Körpers annimmt.

Die Psyche, die sich bis vor Kurzem an das Leben im Körper eines Kindes gewöhnt hatte, sieht sich mit einer Andersartigkeit konfrontiert, die neue, weitreichende Aspekte aufweist. Der Hass auf den eigenen Körper und auf den Körper anderer, der zu dieser Zeit äußerst heftig ist, rückt in den Vordergrund.

> Ich könnte nie den Anblick eines dreckigen, schmutzigen, alten Säufers ertragen, der die dreckigen Lieder seiner Väter vor sich hinjault und zwischendurch rülpst, als ob es ein dreckiges, altes Orchester in seinen stinkenden, verrotteten Eingeweiden sein könnte. Ich könnte es nie ertragen, jemanden so zu sehen, egal wie alt er ist, aber vor allem nicht, wenn er wirklich so alt wie dieser war.

Dieses Voiceover in einer der gewalttätigen Eröffnungsszenen von *A Clockwork Orange* (Regie: Stanley Kubrick, 1971) vermittelt die Gefühle der Hauptfigur. Alex beschwört den Hass der Jugendlichen auf ihren Körper. Die Gewalt, die Alex und seine Gruppe gegen den alten »Säufer« – den Landstreicher mit den »verrotteten Eingeweiden« – anwenden, wird auf dramatische Weise durch die Gewalt erwidert, die Alex gegen sich selbst anwendet, indem er sich aus dem Fenster stürzt, um sich von seinen unerträglichen körperlichen Empfindungen zu befreien.

Interessant ist der von Kubrick angedeutete Zusammenhang zwischen Alex' Hass auf das »dreckige alte Orchester« der Rülpse und Eingeweide einerseits

1 Einen ersten Entwurf dieses Kapitels habe ich im Oktober 2014 an der *Stiftung für Kinder- und Jugendlichen-Psychotherapie* in Helsinki vorgetragen, am *Zentrum für Psychoanalyse* in San Francisco im März 2015 und am *Psychoanalytischen Institut* von Neuengland (PINE), Needham, MA im Mai 2015. Übersetzt von Gina Atkinson.

und andererseits seiner liebevollen Idealisierung der Musik von »Ludwig van«: eine Spaltung zwischen *dem Hass auf* körperliche Empfindungen und *deren Idealisierung*, die hier durch die Musik sublimiert wird. Diese Spaltung kann im Film durch die »Ludovico-Technik«, die Alex die Befreiung aus dem Gefängnis ermöglicht, nicht überwunden werden und die Behandlungsmethode trägt nicht ganz zufällig denselben Namen wie der verehrte Komponist. Die retrospektive Sequenz, in der die »Ludovico-Technik« vorgestellt wird und Alex mit weit aufgerissenen Augen auf den Schauplatz der Gewalttätigkeit blickt, weist symbolisch darauf hin, dass sich *der bewusste Blick* des Protagonisten erneut mit *der gewalttätigen körperlichen Handlung* verbindet, die im Gegensatz hierzu früher dissoziiert worden war. Von diesem Zeitpunkt an wird der Protagonist wieder mit einem Konflikt konfrontiert, *der Körper und Psyche gegeneinander aufbringt* – ein Konflikt, der die Entspannung seiner Muskulatur und seine Wahrnehmung behindert, ein Konflikt, der Alex auch der Gefahr des Selbstmords aussetzt.

Der Hass auf den Körper, der sich in vielen klinischen Manifestationen Jugendlicher zeigt, lässt sich mit dem vergleichen, was wir in psychotischen Situationen beobachten können, die typischerweise in der Adoleszenz ihren Anfang nehmen. Zu Beginn des 20. Jahrhunderts wurde dies von dem Schweizer Psychiater Emil Kraepelin festgestellt; er gab dem, was wir heute als Schizophrenie bezeichnen, den Namen *dementia praecox,* da er gesehen hatte, dass die Symptome des schwächer werdenden psychischen Funktionierens bereits in der späten Adoleszenz zum ersten Mal auftreten. In einem ausführlichen Bericht über die Behandlung ihrer psychotischen Patientin Susan wies Marion Milner auf die Bedeutung *des Hasses auf den Körper* bzw. des *Körpers als Feind* hin, was sowohl für die Situation von Jugendlichen als auch für psychotische Zustände gilt.

> Natürlich schien es manchmal klar, dass sie die Empfindungen aus dem Inneren ihres eigenen Körpers so interpretierte, dass *ihr Körper ihr Feind war.* Wie für uns alle, war natürlich auch ihr Körper ein frustrierendes Element im Vergleich zu dem, was man sich erträumen kann. Und natürlich wurde *diese Vorstellung vom Körper als Feind (da er der Allmacht ihrer Gedanken Grenzen setzt)* durch verschiedene ihrer Äußerungen bestätigt, zum Beispiel als sie eines Tages sagte, sie hätte keinen Zugang zu ihrem Körper, da dies bedeuten würde, dass sie akzeptiert, eines Tages sterben zu müssen. (Marion Milner, 1969, S. 46; Hervorhebung des Autors; Übers. E. K.)

Der Körper wird gehasst, weil er eine Einschränkung der psychischen Omnipotenz darstellt: Die Patientin erfährt diese Einschränkung hauptsächlich dadurch, dass sie erkennen muss, dass ihr Körper nicht grenzenlos ist, sondern der Begrenzung durch den Tod unterliegt. Im Gegensatz zur Psyche, wo es keine zeitliche Kategorie gibt – vergleichbar mit den entsprechenden Merkmalen, die nach Freud (1900) zur Funktionsweise des Unbewussten gehören – wird der Körper dazu gezwungen, sich der Linearität der Zeit bewusst zu werden, vor allem durch die Konfrontation mit bestimmten unumstößlichen realen Ereignissen wie Geburt und Tod (vgl. Lombardi, 2013a). Dieses aufkommende Bewusstsein für unsere Grenzen als Mensch, das mit unserer körperlichen Realität und der objektiven Realität der Zeit verknüpft ist, steht in der Adoleszenz im Vordergrund und leistet einen entscheidenden Beitrag zur Entstehung des dort stattfindenden, tiefgreifenden Konflikts zwischen Körper und Psyche sowie der entsprechenden Neigung zur Körper-Psyche-Dissoziation. So zeigen adoleszente Manifestationen oft verschiedene widersprüchliche Muster, bei denen jeweils Körper und Psyche die Kontrolle über die Persönlichkeit anstreben, was nicht selten dazu führt, dass einer der inneren Konkurrenten den anderen dominiert.

Bevor ich mich einigen klinischen Erfahrungen zu unserem Hauptthema widme, werde ich kurz einige von Ferraris Gedanken über die Adoleszenz erörtern: Er stellt den Körper in den Mittelpunkt seiner Überlegungen und eröffnet dadurch eine originelle Perspektive, die sich gut als Einführung in meine klinische Studie eignet.

## Die zweite Herausforderung

Nach Ferrari (1994) ist die Entwicklung des Kindes vor allem von seinem Körper geprägt, der auf die Ausbildung der psychischen Fähigkeiten wartet, die die überwältigenden körperlichen Bedrängnisse containen sollen. Die Psyche des Kindes entwickelt sich aus seinem Körper. In der Adoleszenz ist die Situation eine andere, da jetzt eine Psyche bereits existiert, die voller Neugier sein kann; sie hilft bei der Entdeckung eines neuen Körpers, der sich von dem des Kindes unterscheidet. *Die Psyche des Heranwachsenden kennt den Körper, in dem sie lebt, nicht – aber sie muss ihn entdecken.* Nehmen wir an, die Entwicklung der Psyche aus dem undefinierbaren Chaos eines Körpers (der aus verhaltensbiologischer Sicht Turbulenzen unterworfen ist) entspricht der

Herausforderung in den ersten Lebensmonaten, so ist die Konfrontation einer sich bereits entwickelten Psyche mit einem neuen Körper (der seine endgültige erwachsene Gestalt annimmt) die *zweite Herausforderung* der Adoleszenz für die innere Organisation der Beziehung zwischen Körper und Psyche. Daraus folgt, dass es einige Störungen gibt, denen ausschließlich pubertäre Erfahrungen zugrunde liegen können – was die weit verbreitete Vorstellung relativiert, dass alle Störungen ihren Ursprung in der frühkindlichen Entwicklung haben müssen.

Im Alter von etwa elf bis 13 Jahren rückt der Körper in den Vordergrund des Bewusstseins der Jugendlichen, wobei sich die Psyche mit dem Körper auseinandersetzen und sich ein Leben lang um ihn kümmern muss. In der Adoleszenz wird der Jugendliche mit einer *Entscheidung* konfrontiert, die für die gesamte spätere Entwicklung schwerwiegenden Konsequenzen hat; entweder stellen wir uns den Turbulenzen der Adoleszenz oder wir nutzen alle möglichen Strategien, um sie zu umgehen. Die Bewältigung der Herausforderungen des Jugendalters wird zu einem wichtigen Faktor der Stabilität für die spätere psychische Entwicklung, insofern als die Ablehnung der Adoleszenz zu einer enormen Verschwendung von Ressourcen und zu einem Stillstand in der Entwicklung führt. Falls ein Kind, selbst wenn es in soziale Beziehungen eingebunden ist, sich immer zu seiner vertikalen Dimension und dem chaotischen Durcheinander seiner Fantasie hingezogen fühlt, hat es in der Adoleszenz das dringende Bedürfnis, sich mit der äußeren Realität und der horizontalen Dimension auseinanderzusetzen, um aus Erfahrungen zu lernen und sich selbst kennenzulernen.

*Für den Heranwachsenden hat das Agieren eine zentrale Bedeutung, da er nur durch sein Handeln Erfahrungen machen und Erkenntnisse gewinnen kann,* auch wenn der Preis für dieses Handeln sehr hoch ist; er muss nämlich ständig mit einer starken Angst vor dem Unbekannten fertig werden, um Schritt für Schritt zu entdecken, was die Realität ihn lehren kann.

Die Möglichkeit eigene Entscheidungen zu treffen spielt in der Adoleszenz eine wichtige Rolle, denn nur so kann sich der Jugendliche an den verschiedenen Möglichkeiten, die er hat, sein Unbehagen zu äußern, orientieren. Unter diesem Gesichtspunkt kann es sein, dass ein »ruhiger« Jugendlicher paradoxerweise mehr Anlass zu Sorge gibt als ein unruhiger Jugendlicher. Für Ferrari dürfen chaotische und sehr zwiespältige Verhaltensmuster nicht mit pathologischen Elementen verwechselt werden, da sie zur Strukturierung der tatsächlichen Belastungen angesichts adoleszenter Erfahrungen beitragen. Die

Belastungen Jugendlicher nehmen nicht selten wahnhafte oder phänomenologisch psychotische Formen an, aber auch in diesen Fällen liegt es nur an einer mangelnden Durcharbeitung der Erfahrung, die mit dem Bereich der psychotischen Sprache der Jugendlichen zusammenhängt, die dann zur Ausprägung einer tatsächlichen, dauerhaften psychotischen Störung führen kann. Es wird häufig darauf hingewiesen, dass diese Tatsache dem Analytiker, der mit sogenannten »unlösbaren« Situationen konfrontiert ist, Mut machen kann – wie all die Fälle von Jugendlichen zeigen, die als hoffnungslos gelten, dann aber tatsächlich gut auf den psychoanalytischen Ansatz ansprechen (siehe zum Beispiel einige klinische Fälle, die Steinmann [2009] vorgestellt hat).

Die Arbeit mit Jugendlichen erfordert die Mobilisierung *großer empathischer Ressourcen*, da der Jugendliche die innere Beteiligung und die affektive Resonanz des Analytikers ständig auf die Probe stellt, nicht zuletzt durch das Fernbleiben von Sitzungen, das die Geduld und das menschliche Interesse des Analytikers am Jugendlichen auf die Probe stellt. Um die Entwicklung seiner adoleszenten Analysanden begleiten zu können, *darf der Analytiker keine Angst vor seinen eigenen Erfahrungen als Jugendlicher* haben und muss den Weg für eine ständige Durcharbeitung seiner eigenen Jugenderinnerungen offenhalten, *in erster Linie* den Hass und die Destruktivität, die in der Adoleszenz so sehr im Vordergrund stehen (A. H. Williams, 1983). Der Heranwachsende erlebt seine Erfahrungen mit einer *enormen Intensität*, die er zuvor noch nicht erlebt hat, und wartet darauf, sich Strategien anzueignen, mit denen er diese Erfahrungen zum Ausdruck bringen kann; er braucht deshalb einen sehr empathischen Analytiker.

Wenn die Erfahrung des Heranwachsenden psychotische Persönlichkeitsbereiche (Bion, 1959) umfasst, muss der Analytiker die daraus resultierenden Turbulenzen nicht fürchten. Ferrari (1994) betont, dass wir alle *Träger einer entropischen Dimension* sind, die mit dem Bereich verbunden ist, der sich in unmittelbarer Nähe zu somatischen Prozessen befindet und über ein instabiles Gleichgewicht verfügt; die instabilen Elemente können ein ziemlich stabiles Cluster bilden oder sich in der Struktur explosiven Magmas durchsetzen. Wenn ein Analytiker für Jugendliche deren ungewisse und instabilen Transformationsprozesse begleiten will, darf er keine Angst vor den explosiven, emotionalen Magmaströmen haben, ohne die die Adoleszenz keine Adoleszenz wäre und ohne die sich keine Psyche entwickeln könnte, die angesichts von Emotionen zu Denkprozessen fähig ist (Bion, 1962b). Die Adoleszenz hat stark subversive Züge, die mit der Unerbittlichkeit des Drucks zusammenhängen, den die *Zeit* auf den Heranwachsenden ausübt: Ohne den zeitlichen Aspekt würde die Adoleszenz gar nicht erst beginnen und die Kindheit wäre ein unveränderlicher goldener Zustand wie in dem Mythos von *Peter Pan*. Zeit ist somit ein vorrangiges Thema, das im Rahmen der analytischen Arbeit mit Heranwachsenden durchgearbeitet werden muss (vgl. Lombardi, 2003b).

Der Versuch, den Prozess der Zeit aufzuhalten, kann zu jenen klaustro-agoraphobischen Zuständen führen, die bei Essstörungen ans Tageslicht treten: Der Heranwachsende erlebt sich als Gefangener, ohne zu bemerken, wie sehr er selbst seinen eigenen Körper gefangen hält, indem er versucht, das zu kontrollieren, was er angesichts seiner eigenen Körpererfahrungen als subversiv und explosiv erlebt. *Im umgekehrten Fall kann tatsächlich nichts die aufbrechenden Veränderungen aufhalten, die von der Kindheit zur Adoleszenz führen.* Dies ist eine unbestreitbare Tatsache, auch wenn wir bei einigen Analysen erwachsener Patienten manchmal mit Erstaunen feststellen, dass ein starker Widerstand gegen die Erfahrungen der Adoleszenz rätselhafte körperliche Folgen haben kann, die sich weiterhin an der Gestalt des erwachsenen Körpers zeigen. Solche Prozesse führen gegebenenfalls dazu, dass ein Jugendlicher, der sich gegen den Verlust der Kindheit wehrt, seltsamerweise dazu »fähig« ist, sein eigenes Größenwachstum zu stoppen oder eine rückläufige Entwicklung von Geschlechtsmerkmalen zu bewirken, die auf die Adoleszenz selbst zurückzuführen ist, wie etwa die Form der Brüste oder der Hüften.

Das Durcharbeiten der Adoleszenz benötigt Zeit, und dies kollidiert nur allzu leicht mit bestimmten Anforderungen des gesellschaftlichen Produktionskreislaufs, in den der Jugendliche so früh wie möglich eintreten muss, was einen unverzichtbaren Prozess der Durcharbeitung blockiert. Ferrari schreibt:

> Unsere Kultur scheint die fundamentale Bedeutung dieser Lebensphase eines Menschen für seine Zukunft und seine Eingliederung in eine Gruppe nicht zu berücksichtigen [...] Wie viel Zeit brauchen wir, um zu lernen, wie wir zu Heranwachsenden werden? Lässt man uns erwachsen werden oder wirft man uns sofort ins kalte Wasser und raubt uns die Zeit, die wir dafür brauchen? (1994, S. 53; Übers. E. K.)

## Gewalt, Körper und Psyche

An dieser Stelle möchte ich kurz einige klinische Fälle aus meiner Praxis vorstellen, die sich zur Veranschaulichung des Konflikts zwischen Körper und Seele in der Adoleszenz eignen. Mein Vorhaben schließt eine ausführliche Diskussion eines einzelnen klinischen Falles im Rahmen dieses Kapitels aus, daher werden meine Erläuterungen kurz sein und nur Andeutungen enthalten. Dario, ein junger Mann von 20 Jahren, erzählte mir in einer analytischen Sitzung, dass er im Kino krank geworden sei und einen vorübergehenden Bewusstseinsverlust erlitten habe, als er in dem Film *A Clockwork Orange* die Szene sah, in der dem Landstreicher Gewalt zugefügt wurde. In den folgenden Sitzungen kamen seine Ängste im Zusammenhang mit Hass und Gewalt zum Vorschein, die er durch Verleugnung und eine Veranlagung zur Klaustrophobie – er wohnte noch zu Hause – zu unterdrücken versuchte. Eine äußerst symbiotische Beziehung zu seiner Mutter führte außerdem dazu, dass er sich wie ein kleines, machtloses Kind fühlte, das sämtliche Wachstumsimpulse und die emotionalen Triebe seines erwachsenen Körpers negierte. Die Gewalt, die sich mit dieser omnipotenten Verneinung vermischte, nahm vor allem die Form besorgniserregender Selbstmordfantasien an, in denen sein Körper zum bevorzugten Objekt seines Hasses wurde.

Das spätere analytische Durcharbeiten brachte einen heftigen väterlichen Konflikt ans Tageslicht, der sich in starken Mordfantasien gegenüber seinem Vater und in der extremen Idealisierung einer Person aus den Medien äußerte, der seine beiden Eltern getötet hatte.

Nach einer Reihe von Träumen, in denen er mit gewalttätigen Situationen konfrontiert wurde und es ihm gelungen war, darauf zu reagieren, nahm Darios Hass konkrete Formen an, als er von einem Mitschüler wiederholt provoziert worden war. In einem plötzlichen Wutausbruch packte er den Jungen gewaltsam am Kragen und schleuderte ihn zu Boden, woraufhin dieser erschrak, mühsam auf die Beine kam und davonlief. Darios Träume erfüllten die Funktion eines Netzes von Verbindungen zwischen Körper und Psyche, die ihn gegenüber seinem Hass sensibilisierten und dazu führten, dass sein Ich sich dieses Gefühl zu eigen machen konnte. Aber erst durch die Konfrontation mit der konkreten Erfahrung und das Erleben der zwischenmenschlichen Dimension mit seinem Klassenkameraden gelang es Dario, seine Zerstörungswut und seinen Hass direkt zu erleben; so konnte er die Intensität seiner Emotionen verstehen und die Möglichkeiten erkennen, mit deren Hilfe er sie bewältigen konnte. Seit diesem Ereignis konnte Dario großes Vertrauen in seine Fähigkeit entwickeln, mit seinem Hass umzugehen, anstatt ihm – wie einer verborgenen, erdrückenden Kraft – nachzugeben; dies war passiert, als er beim Anschauen von *A Clockwork Orange* sein Bewusstsein verloren hatte.

Der 19-jährige Giorgio griff seinen Körper an, indem er immer wieder unbewusste Selbstmordversuche unternahm. Er erzählte mir zum Beispiel, er fahre mit seinem Motorrad sehr schnell durch eine Einbahnstraße, die er regelmäßig benutze; an einem Tag fuhr er jedoch in die falsche Richtung und war davon überzeugt, dass die Autos, die ihn fast getötet hätten, von Kriminellen gesteuert wurden. Es dauerte einige Minuten, bis Giorgio sich wieder beruhigte und die Absurdität seines Handelns erkannte. Er lenkte das Motorrad an den Straßenrand und war entsetzt sowie erstaunt über sein eigenes Verhalten. Zu diesem Zeitpunkt begann der Prozess des Durcharbeitens und seine Selbstmordfantasien kamen zum Vorschein, wie zum Beispiel der Plan, sich von einem Balkon im vierten Stock zu stürzen, um seine lächerliche Überzeugung zu bestätigen, dass seine Beine die Wucht des Sprungs abfedern und aushalten würden.

In all den erwähnten Situationen waren die Angriffe auf den Körper mit negativen Halluzinationen über *die Existenz des Körpers als einer konkreten Einheit* verknüpft, die den Gesetzen der Physik und der Raumzeit unterworfen sind. In Giorgios wahnhafter Überzeugung tauchte *ein Körper* auf, *der kein Gewicht hatte* und den Stoß unmöglicher Sprünge wie in einem Zeichentrickfilm dämpfen konnte oder ein Körper, in den andere Körper nicht eindringen konnten – wie bei seiner verrückten Fahrt in die falsche Richtung auf seinem Motorrad.

## Eine Psychoanalyse von Essstörungen

J'ai craché sur l'amour et j'ai tué la chair!
Fou d'orgueil, je me suis roidi contre la vie!

Ich habe auf die Liebe gespuckt und das Fleisch getötet!
Verrückt vor Stolz habe ich mich gegen das Leben versteift!
(Jules Laforgue, *Pour le livre d'amour*; Übers. E. K.)

Die Behandlung von Essstörungen stellt eine wichtige Herausforderung für die heutige Psychoanalyse dar; sie ist ein neues Grenzgebiet, das ein bedachtes, in die Behandlung integriertes Management erfordert, eine enge Zusammenarbeit zwischen dem Psychoanalytiker und dem medizinischen Team sowie den Personen, die die Familie beraten. Ich werde jetzt nicht auf die praktischen Aspekte dieser Art von Management eingehen, sondern mich auf das konzentrieren, was im Laufe der psychoanalytischen Behandlung einer magersüchtigen Analysandin ans Tageslicht kam, deren Leben durch die Körper-Psyche-Dissoziation und den Konflikt zwischen Körper und Psyche in Gefahr war.

Betrachten wir den Fall von Laura, einem jungen Mädchen, das ich als Supervisor begleitete.[2] Sie hatte im Alter von 17 Jahren eine Psychoanalyse wegen einer schweren Form von Magersucht begonnen, die mit ausgeprägten agoraphobischen Symptomen einherging. Etwa im dritten Jahr der Analyse wurde Laura von ihrer Analytikerin an mich überwiesen, als sie auf die Brüstung eines fünfstöckigen Gebäudes kletterte; sie wollte die Schwerkraft herausfordern und war überzeugt, sie könne in der Luft schweben. Das Paradoxe an Lauras klinischem Erscheinungsbild war, dass ihre Neigung, einen Selbstmordversuch zu unternehmen, zur selben Zeit wie die erste Wahrnehmung ihres Körpers als einer realen, autonomen Einheit auftrat. Mit der akuten Selbstmordgefahr, die Laura in die Analyse einbrachte, ging sowohl ein tödlicher Angriff auf ihren Körper als auch die Suche nach der wahren Natur ihres Körpers einher, die erkannt und von der Welt ihrer Fantasien unterschieden werden musste: Bis zu diesem Zeitpunkt gab es nur eine unscharfe Grenze zwischen Realität und Fantasie.

Deshalb war es notwendig, den Äußerungen der Analysandin sehr genau zu folgen und ihr zu helfen, die verschiedenen Wahrnehmungsebenen zu entwirren: auf der einen Seite die Realität und ihre Ängste und auf der anderen Seite ihre Allmachtsfantasien, die zu einem konkreten Angriff auf ihren Körper führten. Das Risiko, dass sie ihren Körper töten würde – auch wenn es im Moment größter Gefahr überwunden war – blieb in der Analyse noch lange präsent, da Laura über ein geringes Körpergewicht verfügte und ihr Stoffwechsel in einem prekären Zustand war, was eine aufmerksame medizinische Beobachtung erforderte. Wir werden allerdings einige Aspekte der psychoanalytischen Durcharbeitung näher betrachten.

2 Ich danke Dr. Enrica Fondi für ihr klinisches Material.

»Ausgehen bedeutet, sich anziehen und sich kämmen«, sagte Laura und stellte sofort einen Zusammenhang zwischen diesem Bereich der Störungen sowie der Akzeptanz und Sorge um ihren Körper her. Tatsächlich zog sie es vor, jede Begegnung mit ihrem eigenen Körper – auch den Blick in den Spiegel – zu vermeiden. »Dünn zu sein ist ein Weg, zu verschwinden oder nicht da zu sein«, sagte sie mit Blick auf das Dünnsein einer Verwandten und gab damit einen Schlüssel zum Verständnis ihrer eigenen inneren Situation.

In einer Sitzung am Vorabend der Sommerferien erzählte Laura, sie habe von einer Bekannten namens Carmen geträumt, die sie jedes Jahr beim Zelten sah. Carmen war ziemlich üppig und hatte ein Babypuppengesicht, das Jungen anziehen sollte – auch wenn Laura anmerkte, dass sie selbst einem dicken Hintern nicht attraktiv fände. In ihrem Traum trifft Laura auf Carmen, die einen Badeanzug trägt. Sie sieht, dass Carmen nicht abgekämpft aussieht. Beide sagen, dass sie sich am Strand wiedersehen werden.

Laura dachte, Carmen würde ihr den Urlaub *verderben*. Wenn Laura Interesse an einem Jungen hätte, würde Carmen *sich einmischen* und Laura sähe sich gezwungen, *sich zurückzuziehen*. Als Carmen tatsächlich ihre Babypuppennummer abzieht, entscheidet sich Laura, den kritischen männlichen Part zu übernehmen und ihr Getue zu missbilligen.

Indem sie aber von Carmen träumt, nähert sich Laura der Wahrnehmung ihres Körpers und dem damit verbundenen Konflikt. In Wirklichkeit verachtet meine Analysandin die Form ihres Körpers, den sie als Hindernis für ihr Leben und ihre Erfahrungen betrachtet. Durch ihre Magersucht und ihr Erbrechen verhindert sie die Entwicklung einer weiblichen Form und hält lieber die Illusion aufrecht, außerhalb ihres Körpers existieren zu können. Ihr Körper konfrontiert sie mit dem Verfall und der Verwesung, von denen sie befürchtet, dass sie augenblicklich eintreten und nicht das Ergebnis von Jahren sein werden, die die Entfaltung ihrer Erfahrungen im Laufe der Zeit ermöglichen würden. In Wirklichkeit ist sie überrascht, dass Carmen nicht abgekämpft aussieht, wie sie es von jemandem erwarten würde, der es akzeptiert, einen Körper zu haben.

Einige medizinische Untersuchungen ergaben, dass Laura an Osteoporose leidet, was in ihrem Fall auf ihre schlechte Ernährung zurückzuführen ist, aber dem ähnelt, was bei Frauen in den Wechseljahren auftreten kann. Als sie dies erfuhr, sagte sie: »Aber ich wollte doch nur rückwärtsgehen!« Diese Aussage bot dem Analytiker die Gelegenheit, sie auf die paradoxe Situation aufmerksam zu machen, in die sie sich mit ihrem Versuch begab, die Zeit kontrollieren zu wollen; ihr Bemühen führte nicht zu einer Verhinderung des gefürchteten Verfalls, sondern zu einem vorzeitigen körperlichen Verfall.

In einem zweiten Traum nach dem Urlaub organisiert Laura eine Zugreise mit einer alten Schulfreundin. Sie freut sich darauf, aber als es Zeit ist abzureisen, beschließt sie, die Reise abzubrechen, da sie Angst vor den unerbittlichen Zeitplänen des Reisens hat und die Tatsache fürchtet, nicht alles wiegen zu können, was sie während der Reise essen wird. Zu Hause herrscht Chaos, weil ihre Mitbewohnerinnen für ihre eigenen Reisen packen. Laura ist erleichtert, dass sie nichts damit zu tun hat. Nachdem sie beschlossen hat, nicht zu verreisen, ist sie beruhigt. Sie sieht, dass die Küche sauber und ordentlich ist, genauso wie sie es mag.

Auch in diesem Traum zeigt sich die Kontrolle, die sie dazu gebracht hat, die sinnliche Welt ihres Körpers und damit die Welt der Ferien, der Erfahrungen und des Lebens abzulehnen. Zeitliche Begrenzungen wie Fahrpläne und Fristen werden abgelehnt, auch wenn der Preis für diese Ablehnung ihr Leben blockiert. Die geplante Reise von ihrem Körper zu ihrer Psyche wird annulliert, was jede Form einer konstruktiven Beständigkeit zwischen Innen und Außen und zwischen dem Selbst und dem Anderen behindert.

Bei einer anderen Gelegenheit träumt Laura von einem Ausflug in den Zoo, bei dem sie sieht, wie zwei Hunde sich paaren. Die Hündin will nicht, aber die anderen Zoobesucher sagen, wenn sie sich gehen ließe und ihrem Instinkt folgen würde, würde es ihr gefallen. Der Kommentar meiner Analysandin zu der Szene lautete: »schrecklich und ekelhaft«; hier zeigt sich auf der sexuellen Ebene erneut ihre Haltung der Verachtung und Ablehnung, die wir in Bezug auf körperliche Belange im Allgemeinen beobachten konnten, auch wenn sie sich dadurch selbst daran hindert, angenehme Erfahrungen zu machen.

In der nächsten Sitzung kam Laura auf den Traum zurück, sagte »mein Körper stimmt nicht mit meinem Kopf überein« und stellte einen Zusammenhang zu einem ähnlichen Problem her, das sie in Bezug auf das Essen hatte. Sie fragte sich, wie es möglich sei, zu essen oder Liebe zu machen, »ohne dass es zu einer Krankheit wird«. Dann ergänzte sie: »Ich verstehe, dass ich alles zunichtemache, weil *ich keine Balance erreichen kann.*«

Indem Laura alles zunichtemachte, flüchtete sie erneut vor dem Konflikt zwischen Körper und Psyche und wehrte sich gegen die Entwicklungs- und Wachstumsbestrebungen, die sie möglicherweise zu einem gewissen – wenn auch zu einem instabilen und dynamischen – Gleichgewicht zwischen

Körper und Psyche geführt hätten. Sie fürchtete vor allem die Heftigkeit und die Vereinnahmung durch ihre Triebe, die sie mit einer Krankheit verglich; Laura wehrte ihre Triebe ab und flüchtete sich in einen Rückzug, der die äußeren Formen eines »Schwebezustandes zwischen Leben und Tod« (Winnicott, 1976, S. 249) annahm. Es geht also explizit um die Ablehnung des Konflikts zwischen Körper und Psyche, die sie dazu brachte, in einen Zustand der Körper-Psyche-Dissoziation zurückzufallen. Sie behandelte ihren Körper, als würde er nicht existieren, aber sie musste unter dieser Entscheidung leiden.

Im Fall von Laura wird deutlich, wie die Ablehnung des Körpers zu einem Zwiespalt in der Beziehung zwischen Psyche und Körper führen kann, der bedrückende Folgen für ihr seelisches Gleichgewicht hat. Es handelt sich um einen Zwiespalt, bei dem die Psyche den Körper ausschließt, da sie befürchtet, der Körper könne die Psyche ausschließen: eine Verquickung, die auf der Vorstellung beruht, dass der Körper nur ein fremdartiges Hindernis für die geistige Beteiligung sein kann.

Bei Heranwachsenden wie Dario, Giorgio und Laura scheint es offensichtlich, dass die Ablehnung des Körpers und die gewalttätigen Angriffe bis hin zur Zerstörung des Selbst Ausdruck einer Andersartigkeit sind; sie können diese Andersartigkeit nicht ohne Weiteres akzeptieren oder in die eigenen inneren Parameter integrieren, sondern entwickeln eine Andersartigkeit, die weitgehend ihren Omnipotenzfantasien entspricht – einer Omnipotenz, die Kennzeichen einer kindlichen Gedankenwelt aufweist. Umgekehrt stellt die Konfrontation der Psyche mit der Andersartigkeit, die ihr durch die Realität des Körpers – der den biologischen Gesetzen des Wachstums unterliegt – aufgebürdet wird, einen unverzichtbaren Beschleunigungsfaktor des psychischen Wachstums dar. Das Durcharbeiten dieses Konflikts ermöglicht nicht nur die Integration von Körper und Psyche, sondern konfrontiert das Ego auch mit der intensiven Wucht der Emotionen und stimuliert somit wichtige Ressourcen für die Übernahme der Container-Funktion.

## Lernen, sich in der Adoleszenz auf den Körper einzustimmen

Claudio, ein 20-jähriger, schlanker Mann, wollte eine Analyse beginnen, da er unter einem undefinierbaren Gefühl des Unwohlseins in Verbindung mit Angst vor Ohnmacht litt.[3]

Seine Angst war eindeutig phobisch, obwohl er in Wirklichkeit nie das Bewusstsein verloren hatte. Man könnte sagen, sein Mangel an Zuversicht beruhte auf einer Präkonzeption. Claudios Probleme begannen bereits in der Vorpubertät. Er erinnerte sich sogar bewusst an heftige und bis dahin unbekannte Gefühle, als er im Alter von zwölf Jahren seine ersten Begegnungen mit einem gleichaltrigen Mädchen hatte. Diese Gefühle erschienen ihm so bedrohlich, *dass er sich versprach, den Empfindungen seines Körpers keine Beachtung mehr zu schenken.* Es ist interessant zu beobachten, wie radikal Claudio zu Beginn der Adoleszenz seinen Körper ablehnte; denn es zeigt, welche Bedeutung die traumatischen Auswirkungen einer neuen Erfahrung in der Adoleszenz für die Beziehung zwischen Körper und Psyche haben können – Auswirkungen, die eine ganz eigene besondere Rolle spielen und sich von den Erfahrungen in der Kindheit unterscheiden.

Jetzt – im Alter von 20 Jahren – war sein Körper zum auserwählten Objekt seines Misstrauens geworden, das als unzuverlässig und potenziell gefährlich galt, da es neue Gefühle hervorrufen konnte, von denen er im Voraus nichts wissen konnte.

Bereits zu Beginn der Analyse schien seine Ohnmachtsphobie ein verzweifelter Versuch, etwas zu kontrollieren, was sein tatsächlicher jugendlicher Körper, im Gegensatz zu seinem kindlichen Körper, ihm vorsetzen könnte. Zu den intensiven, auf seine Sexualität bezogenen Ängsten kam die allgemeine Wahrnehmung eines Körpers, der ihm anscheinend völlig fremd war, sodass er *keinen Hunger verspürte* und zu essen vergaß – bis hin zur Magersucht; außerdem *empfand er keine Müdigkeit,* da er ununterbrochen und zwanghaft Sport trieb.

Zu Beginn seiner Analyse unternahm er neue Versuche, seinen Körper zu erkunden. In einer Sitzung im ersten Jahr erzählte Claudio von seinem Interesse an einer Klassenkameradin, mit der er eine neue Erfahrung gemacht hatte, die er zuvor durch sein Bestreben, jede Art von Körperkontakt zu meiden, verhindert hatte. Sie trafen sich im Park, und sie setzte sich ganz nah zu ihm,

3 Ich danke Dr. Luisa Calantoni für diesen Fall.

wobei ihr Bein sein Bein berührte. Er begann zu schwitzen und befürchtete, jeden Moment in Ohnmacht zu fallen. An dieser Stelle geriet seine Schilderung deutlich ins Stocken, als hätte er keine Möglichkeit, das Erlebte zu symbolisieren. Auch die Bemühungen der Analytikerin, ihn zu ermutigen, das von ihm angedeutete Unwohlsein zu beschreiben, halfen nichts. Nach langem Schweigen begann Claudio wieder zu sprechen, aber er konnte nur erzählen, dass er sich einer Erektion bewusst geworden sei, ohne sagen zu können, ob sie für ihn angenehm war oder nicht. Er hatte sowohl bleiben als auch davonlaufen wollen.

Was sein Verhalten und auch die Art und Weise betrifft, wie er seine Geschichte erzählte, war er bestrebt, seinen Körper von außen zu betrachten, als wäre er ein Zuschauer. Tatsächlich hätte man sowohl bei der Begebenheit im Park als auch bei seiner Erzählung gegenüber der Analytikerin ein Maß an Beteiligung erwartet, das seltsamerweise fehlte. Sein Gefühl der Lähmung während des körperlichen Kontakts mit seiner Klassenkameradin, seine Tendenz, sich zu verkrampfen, und seine Unfähigkeit, während der Sitzung frei zu assoziieren waren Anzeichen einer tiefgreifenden Körper-Psyche-Dissoziation. Sie zeigte sich umso deutlicher, je mehr sich in den Momenten intensiver körperlicher Emotionen Körper und Psyche voneinander entfremdeten, in denen es dringend notwendig war, dass die Psyche ihre Rolle erfüllte, die die mit diesen Erlebnissen verbundenen starken Gefühlsausbrüche registrierte und die Container-Funktion übernahm.

Durch die anschließende analytische Arbeit gelang es Claudio allmählich, mit seinem Körper und seinen Gefühlen in Kontakt zu kommen, sodass er diese erkennen und unterscheiden lernen konnte. Er begann beispielsweise zu verstehen, dass ein gewisses Unwohlsein aus der Erschöpfung durch übermäßige körperliche Aktivität erwachsen kann und er begann, den Ausbruch intensiver sexueller Erregung zu tolerieren – bis hin zu einer tatsächlichen sexuellen Erfahrung mit einem Mädchen, das er dann in einer Sitzung besprach.

In diesem gesamten Zeitraum, der sich über drei oder vier Jahre intensiver Arbeit erstreckte, hatte die Analytikerin das Gefühl, dass der Fokus ihrer Interventionen auf die Beziehung des Patienten zu seinem Körper Vorrang hatte, obwohl klar war, dass die analytische Beziehung die Gespräche inhaltlich dominieren könnte. Sie zog es vor, Claudio den Aufbau eines mentalen Raumes zu ermöglichen, von dem aus er sich Empfindungen und Emotionen nähern konnte, deren Unerträglichkeit er zuvor befürchtet hatte.

Widmen wir uns einem anderen Fall, der deutlich macht, wie sich aus einer Sinneswahrnehmung psychisches Wissen über den Körper und ein Gefühl körperlicher Identität entwickeln kann.

Magda, eine junge Frau, hatte die zwanghafte Neigung, ihre intimen Körperteile zu berühren, um daran zu riechen; sie wurde von Zwangsgedanken und ständigen Selbstvorwürfen geplagt, die eine konstruktive Einbindung in die Realität behinderten.[4] Nach einer frühen Phase der analytischen Arbeit, die etwa zwei Jahre dauerte, erzählte sie einen Traum: »Es gibt einige Kätzchen; meine Mutter erlaubt es mir, sie in einem kleinen Raum zu halten – nicht in unserem Haus, aber in der Nähe des Hauses. Anschließend darf ich sie innerhalb des Hauses halten. Mein Vater wiederum ist damit einverstanden, dass ich einen Hund habe.«

Die Patientin brachte den Traum mit der Tatsache in Verbindung, dass ihre Eltern ihr nie erlaubt hatten, ein Tier zu halten, außer lediglich ein paar Fischen, die nichts verschmutzen, keine Probleme machen und in einem Becken bleiben. Sie fügte hinzu: »Aber ich hätte gerne Tiere gehabt, die eine größere Präsenz haben.« Der Traum wurde in der Analyse durchgearbeitet; er war Ausdruck einer wichtigen Entwicklung in der Annäherung der Patientin an eine frühe tierähnliche Dimension ihrer selbst, wie etwas, was ihren eigenen Körper repräsentierte.

Von diesem Moment an begann ein wichtiger Prozess des Durcharbeitens; in dessen Verlauf erwies sich das zwanghafte Bestreben, ihre intimen Körperteile zu berühren, um an ihnen zu riechen, als Versuch, sich ihrem eigenen Körper zu nähern, von dem sie befürchtet hatte, er sei unzugänglich. Anschließend versuchte sie, sich selbst kennenzulernen, wie es bei einem Neugeborenen der Fall ist, wenn seine ersten Empfindungen aktiviert werden. Diese Vorgehensweise war für Magda unverzichtbar, um sich selbst nicht zu verlieren und um sich vor dem Abgleiten in eine psychotische Desorientiertheit zu schützen. Der Drang, sich selbst zu berühren und zu riechen, entsprang dann nicht, wie sie bisher dachte, einem »bösen Geist«, sondern einem persönlichen, vitalen Anreiz, wenn auch in sehr rudimentärer Form.

Magda nutze die Durcharbeitung, die sich auf die Bedeutung der offenen Kommunikation mit der Tierwelt ihres eigenen Körpers konzentrierte, und begann ihr zwanghaftes Bestreben, sich selbst zu riechen – was sie immer als äußerst negativ und beschämend empfunden hatte – in der analytischen Arbeit

4 Ich danke Dr. Paola Natali für diesen Fall.

als Eckpfeiler zu verwenden, von dem aus sie den Aufbau ihrer Beziehung zwischen Körper und Psyche in Angriff nehmen konnte. Dieses zwanghafte Symptom konnte als unbewusste Anregung therapeutisch genutzt werden, die durchgearbeitet werden wollte, wobei die sensorische Ebene des Geruchs als hilfreiches Werkzeug auf dem Weg zu einer eigenen körperlichen Identität diente.

In den analytischen Sitzungen fand eine Entwicklung statt: Nach einer Phase der Durcharbeitung war die Patientin in der Lage, sich – anfangs eher schmutzig und stinkend – auf die Wahrnehmung ihres Körpers zu konzentrieren, Seife für ihre persönliche Hygiene einzukaufen sowie sie regelmäßig zu benutzen. Dieser einfache, elementare Impuls, sich um ihre persönliche Körperpflege zu kümmern, ging mit der allmählichen psychologischen Erkenntnis einher, dass sie ihr Selbst psychisch wahrnehmen konnte – das heißt, mit der Möglichkeit, sich selbst nicht nur durch einen Geruch, sondern auch durch den Aufbau eines mentalen Raumes zu spüren. Aus diesem Raum erwuchs das Bewusstsein für ein körperliches Selbst, das mit einer konkreten Handlung verbunden war, die es Magda ermöglichte, sich erfolgreich um ihren Körper zu kümmern. Etwas Ähnliches geschieht im Laufe der Entwicklung des Säuglings, wenn das mit Exkrementen verschmutzte Baby sich mit der Mutter verbindet, die es säubert. In Magdas Fall entdeckt die Patientin selbst die Fähigkeit, zu ihrer eigenen Mutter zu werden, und zwar in dem Maße, in dem sie ihren Körper und ihre Sexualität akzeptiert, sich danach um ihre eigene Körperpflege kümmert und schließlich eine Erfahrung mit ihrer eigenen Körperlichkeit macht, die sie besser akzeptieren und mit der sie eher übereinstimmen kann.

Der Traum von den Kätzchen tauchte zu einem Zeitpunkt auf, an dem sie aufgrund des visuellen Traumbildes von einem frühesten Bereich der »reinen Empfindung« zur Wahrnehmung einer tierischen Dimension übergehen konnte. Die Beachtung und Pflege ihres eigenen Körpers ging mit wichtigen Veränderungen in ihrem Alltag einher: Magda war praktischer und realistischer geworden und konnte sich um ihr Zimmer sowie eine beständige Ordnung in ihrem Leben kümmern. Der Traum von den Kätzchen und dem Hund steht für eine mögliche Erweiterung ihres Horizonts, wo die Psyche funktionieren kann, die die Repräsentation des Selbst und die Pflege des eigenen Körpers begünstigt.

## Die fehlende Identifikation des Intellektuellen mit seinem Körper

Der Konflikt des Körpers mit einer Andersartigkeit, die im Laufe der Adoleszenz besonders deutlich wird, kann auch in anderen Situationen von Bedeutung sein: zum Beispiel im Verhältnis zu Krankheit und drohendem Tod. Der Philosoph Jean-Luc Nancy hat seine persönliche Erfahrung einer Herztransplantation beschrieben: »das ›eigene‹ Eintauchen eines ›Ich selbst‹, das sich nie als dieser Körper ausgewiesen hatte« (2000, S. 15; Übers. E. K.). Indem er die fehlende Identifikation mit seinem eigenen Körper erkennt – oder vielmehr einer Art von dissoziiertem Implantat seines Körpers, das den Philosophen oder den Intellektuellen kennzeichnet, wie wir es bei Jugendlichen beobachten –, beginnt Nancy eine wirkliche Selbstanalyse, bei der die Omnipotenz einer inneren Orientierung sichtbar wird; das Psychische spielt hierbei eine überzogene Rolle, bis hin zur Leugnung der eigenen körperlichen Realität.

Nicht zufällig ist die philosophische Tradition des Abendlandes seit Platon – mit einigen Ausnahmen wie Spinoza – ausgesprochen mentalistisch. So verwundert es nicht, dass die Philosophen es versäumt haben, sich mit ihrer eigenen Körperlichkeit zu identifizieren, bis zu dem Punkt, an dem der Körper zum Anderen wird, anstatt selbst das Subjekt zu sein – einem Anderen, das wie das transplantierte Herz bei Nancy zu einem »Eindringling« werden kann. Als Ausdruck der extremen Verachtung des Körpers durch einen Intellektuellen und Philosophen, der nur mit seinem eigenen Verstand identifiziert werden möchte, zitiert Nancy den Schriftsteller und Dramatiker Antonin Artaud mit dem aufschlussreichen Satz: »Es gibt in der Tat nichts Unwürdigeres, Nutzloseres und Überflüssigeres als das Organ, das man Herz nennt und die schlechteste Apparatur darstellt, die man hätte erfinden können, um Leben in mich zu pumpen« (zitiert nach Nancy, 2000, S. 1; Übers. E. K.). Zu diesem von Nancy gut beschriebenen Konflikt zwischen Körper und Psyche, demzufolge der Körper zum *Anderen* und zum *Eindringling* wird, muss man eine ganze Reihe von Komplikationen ergänzen, die mit der medizinischen Behandlung von Transplantaten verbunden sind. Zum Beispiel können medizinische Eingriffe die natürliche Immunantwort des Organismus pharmakologisch abschwächen, damit das transplantierte Herz in den Körper integriert werden kann. Auch wenn eine Transplantation oberflächlich betrachtet als etwas rein Biologisches angesehen werden kann, ist eine psychodynamische Sichtweise tatsächlich sehr wichtig, die den ohnehin schon sehr problematischen Kontext einer Organtransplantation weiter verkompliziert.

> Die Möglichkeit der Abstoßung zeitigt eine *doppelte Fremdheit.* Auf der einen Seite zeitigt sie die Fremdheit des verpflanzten Herzens, das der Organismus als Fremdkörper identifiziert und angreift; auf der anderen Seite zeitigt sie die Fremdheit des Zustandes, in den die Medizin den Patienten versetzt, um ihn zu beschützen. Die Medizin vermindert dessen Immunität, damit der das Fremde erträgt. Sie *entfremdet* den Patienten also seiner selbst, der Identität seiner Immunität, die so etwas wie seine physiologische Signatur ist. (Nancy 2000, S. 25; Kursivschrift R. L.; Übers. E. K.)

Die Herabsetzung der Immunreaktion führt somit zu einem Zustand, in dem die Merkmale der biologischen Identität abgeschwächt werden, was psychisch als eine Verstärkung des Gefühls der Entfremdung vom Körper registriert wird – eine Entfremdung, die sich auf die objektive Entfremdung vom transplantierten Organ erstreckt.

## Der Körper als eine Ressource der Veränderung

Wir können die Situation der Transplantation als Ausgangspunkt für einen anderen klinischen Kontext nutzen, der eine eigene Untersuchung verdient, hier aber nur am Rande erwähnt werden soll. So wie die Transplantation eines lebenswichtigen Organs ein Leben retten kann, kann der physische Körper tatsächlich als Reservoir neuer Ressourcen dienen, die die gesamte Persönlichkeit betreffen und bereitgestellt werden können. Dies ist insofern interessant, als es uns zeigt, wie die Adoleszenz eine neue und besondere Quelle von Erfahrungen, Konflikten und Möglichkeiten sein kann. In dem Fall, den ich kurz vorstellen werde, zeigen sich die vorhandenen Ressourcen im eigentlichen Körper als eine Art Transplantation eines neuen Objekts, oder eher noch als die Aktivierung neuer körperlicher Erfahrungen, die zu einer neuen Entscheidung hinsichtlich der Sexualität oder einer neuen sexuellen Identität führen können. Mit anderen Worten: Der Körper ermöglicht neue Möglichkeiten und Chancen, die eine Flucht aus der lähmenden, unergründlichen mentalen Leere möglich machen, wie man in einigen Filmen von Pedro Almodóvar sehen kann.

Es handelt sich um den Fall von Filippo, einem jungen Erwachsenen, der als perfektes Kind von seinen Eltern und Lehrern geliebt wurde. Doch hinter dieser scheinbar entzückenden Harmonie verbarg sich eine Scheinanpassung an Anforderungen von außen. Er war dazu erzogen worden war, das zu tun, was andere von ihm wollten, und hatte sich selbst dazu verdammt, den rücksichtsvollen Ehemann und willfährigen Partner in einer Ehe ohne Gefühlsleben zu spielen; außerdem war er ein vorbildlicher Beamter mit einem langweiligen, bürokratischen Job.

Nachdem er zunächst bei mir Hilfe gesucht hatte, um das zu »heilen«, was er für eine »Perversion« oder ein »abnormales Verhalten« hielt – nämlich nachts in Frauenkleidern auszugehen –, konnte Filippo stattdessen die Analyse nutzen, um die ersten echten Umrisse seiner eigenen Identität zu erkennen, wobei er in seinem Transvestismus einen Notbehelf zur Bekämpfung seiner schweren Agoraphobie erkannte, die ihn in seiner eigenen Wohnung zu begraben drohte. Danach konnten wir einen Prozess der Durcharbeitung in die Wege leiten, der sich auf die Anerkennung seines Körpers konzentrierte, einen Prozess, durch den er sein Gefühl der Leblosigkeit modifizieren konnte, das ihn lange Zeit gequält hatte. Auf diese Weise konnte sein primitives Über-Ich in den Blick genommen werden, das die Wahrnehmung seiner authentischen Körperempfindungen verhindert hatte; diese Befreiung führte zu einer radikalen Veränderung in seinem Leben, da er eine innere, ihm bisher unbekannte Freiheit entdeckte.

Die ungehemmte Erfahrung seines Körpers, die Filippo durch eine neue, ursprüngliche Art des Erlebens seiner Sexualität entdeckte, trug entscheidend zu dieser Freiheit bei. Im Laufe dieser Entwicklung entdeckte er in sich auch einige wichtige kreative, ja künstlerische Ressourcen, die bis dahin verborgen geblieben waren, aber im Laufe der Analyse nach und nach ans Tageslicht kamen und öffentliche Anerkennung fanden. Diese Kreativität war verborgen und privat geblieben, genauso wie auch sein sensorisches und affektives Leben, das er rigoros von seiner Beziehung zur Außenwelt ferngehalten hatte. Doch die Entdeckung seiner körperlichen Ressourcen leitete einen Prozess der Identitätsfindung in die Wege: Er konnte die Adoleszenz zurückgewinnen, die er nie wirklich erlebt hatte; stattdessen hatte er sich in eine Pseudoidentität und eine Strategie geflüchtet, mit der er seine zwischenmenschlichen Beziehungen durch Wohlverhalten bewältigen konnte. Jetzt allerdings versetzte der Aufbau einer Beziehung zwischen Körper und Psyche Filippo in die Lage, *ein originelles und kreatives Selbst zu erschaffen.*

Anhand verschiedener Beispiele habe ich untersucht, was uns in der Psychoanalyse von Jugendlichen in Bezug auf den Konflikt zwischen Körper und

Psyche begegnet. Diese Diskussion erhebt keinen Anspruch auf Vollständigkeit, da das Thema ein eigenes Buch verdient. An anderer Stelle (Lombardi & Pola, 2010) finden Sie eine ausführliche Diskussion über das Auftreten von Psychosen im Jugendalter und die Modalitäten der Intervention im Kontext akuter psychotischer Krisen in der Adoleszenz. Die analytische Arbeit mit Jugendlichen, die Gefahr laufen, an chronischen Psychosen zu erkranken, kann einen entscheidenden Wendepunkt in der Entwicklung dieser Jugendlichen einleiten, deren Leben ansonsten für immer gefährdet wäre. Gleichzeitig kann die psychoanalytische Arbeit an akuten Krisen einen wichtigen Beitrag zur Entwicklung der psychoanalytischen Forschung leisten.

## Kapitel 7

# Der Umgang mit einer Körper-Psyche-Dissoziation in drei psychoanalytischen Sitzungen[1]

In diesem Kapitel stelle ich ein Beispiel für die psychoanalytische Arbeit mit einer Patientin vor, die Anzeichen einer Körper-Psyche-Dissoziation zeigte. Ich werde mich auf das Wesentliche beschränken, da ich die Vertraulichkeit wahren und auch nicht die Geschichte der Patientin rekonstruieren möchte, vielmehr interessiere ich mich für die Art und Weise, wie sie psychisch zurechtkommt, vor allem wie sie die Beziehung zwischen Körper und Psyche organisiert.

Marta ist knapp 30 Jahre alt. Sie leidet unter einer Essstörung und Agoraphobie. Letztere äußert sich darin, dass sie nicht in der Lage ist, ohne eine Flasche Wasser rauszugehen; wenn sie einen Schluck nimmt und das Wasser im Hals spürt, fühlt sie sich in der Lage, weiterzugehen. Außerdem leidet sie unter verschiedenen Phobien, beginnendem Alkoholismus (7–8 Liter Bier jeden Abend) und Tabaksucht (etwa 40 Zigaretten pro Tag). Sie war schon einmal in einer Analyse bei einem anderen Analytiker, war aber unzufrieden und brach sie im dritten Jahr ab.

Wir befinden uns jetzt im fünften Monat von Martas Analyse. Sie schien die meiste Zeit nicht erreichbar zu sein und unfähig, spontan irgendwelche Emotionen auszudrücken oder zu formulieren. Vor einiger Zeit fragte sie, ob wir die Anzahl der Sitzungen auf die Hälfte reduzieren könnten, wodurch ihre Analyse meiner Meinung nach hinfällig geworden wäre.

## Erste Sitzung

In dieser zweiten von Martas vier wöchentlichen Sitzungen habe ich zunächst den Eindruck, dass sie etwas präsenter ist als sonst.

1 Dieses Kapitel wurde zuvor auf Englisch im *Psychoanalytic Quarterly*, Nr. 73 (Lombardi, 2004b) veröffentlicht (Übersetzung ins Englische: Karen Christenfeld).

> M[arta]: Auf dem Weg hierher habe ich ein Paar Socken gesehen und war an einen Traum erinnert, den ich letzte Nacht hatte und den ich vergessen hatte. [An dieser Stelle bin ich ziemlich verwirrt und habe Schwierigkeiten, mich zu konzentrieren, was während des gesamten ersten Teils der Sitzung anhält. Die Patientin fährt fort.] Im Traum trug ich rote Socken, die Löcher hatten, sodass viele Zehen herausschauten. Jemand war bei mir – möglicherweise mein Freund Pietro und eine Freundin, die sagte: »Warum holst du dir nicht ein neues Paar Socken aus dem Sockengeschäft?« Ich antwortete: »Ich trage sie nicht.« Im Traum merkte ich, wie absurd meine Aussage war, denn ich hatte ein Paar Socken an.

Dann stelle ich ein paar Fragen, um herauszubekommen, was Marta sagt; es fällt mir schwer, den Traum zu »sehen«. Ich denke an die seltsame Verbindung zwischen dem Vorgang, dass ich den Traum nicht sehe und meine Patientin die Socken nicht sieht, die sie im Traum trägt. Ich schweige und höre, was Marta antwortet.

> M: Die Sache mit den Socken ist mir auf dem Weg hierher im Bus wieder eingefallen, als ich ein Mädchen mit roten Socken sah. Im Bus war auch ein blinder Mann in Begleitung einer Frau. Der blinde Mann sprach über einen Ort in der Nähe der Haltestelle, an der er aussteigen wollte; er muss sich an diese Gegend erinnert haben, aus der Zeit, als er noch sehen konnte. Dann begann er, einigen Leuten, die etwas gefragt hatten, den Weg zu zeigen. Es muss schrecklich sein, nicht sehen zu können! Es störte mich, dass die Frau, die ihn begleitete, ihn nicht einmal berührte – sie hätte es einfach tun können, nur um ihm zu zeigen, wo sie war. Ohne den Kontakt zu dieser Frau wandte er sich an die falsche Person – er drehte sich um und sprach mit mir, weil er dachte, ich sei die Frau, die ihn begleitet.

An dieser Stelle beginne ich, über die Blindheit nachzudenken, die ich in der Sitzung gespürt habe, und über die Blindheit im Traum. Ich stelle mir vor, dass dieses sichtbar werdende Thema der Blindheit in meiner Praxis einen Angriff widerspiegelt, der aufgrund projektiver Identifikation gegen meine Psyche gerichtet ist. Es ist aber auch ein Hinweis auf *innere* Probleme, welche die Beziehung der Patientin zu sich selbst betreffen. Will sie mir sagen, dass *sie* nicht sehen kann? Und vor allem, dass sie *ihren Körper* nicht sehen kann? Die Verleugnung der Socken, die sie trägt, könnte dies unterstreichen. Kann die Tatsache, dass der blinde Mann mit Marta sprach, als implizite Anspielung der Patientin auf ihre *eigene* Blindheit gedeutet werden?

A[nalytiker]: [Während ich versuche, meine Gedanken zu sammeln, mache ich folgende Bemerkung.] Sie neigen dazu, Ihrem Körper gegenüber blind zu sein und ihn so zu behandeln, als gehöre er nicht zu Ihnen, bis hin zur Vernachlässigung ihres Körpers. Im Traum sagen Sie zum Beispiel, dass Sie keine Socken tragen, während Sie in Wirklichkeit Socken mit Löchern darin tragen. Auf diese Weise hindern Sie sich daran, sich neue Socken zu kaufen. Aber der Punkt ist, dass Sie ohne Bewusstheit für Ihren Körper nicht das tun können, was nötig ist, damit Sie sich um ihn kümmern können.

M: [Sie antwortet sofort.] Überlegen Sie mal – nicht einmal dieses Sweatshirt, das ich trage, gehört mir, sondern meinem Freund. Ich fühle mich darin nicht wohl, weil ich weiß, dass es nicht meins ist und es sich nicht gut anfühlt; und ich glaube, es könnte nach Katzenpisse riechen – mich beunruhigt, dass andere Leute merken könnten, dass ich stinke.

A: [Ich bemerke, dass Marta emotional unbeteiligt ist.] Warum tragen Sie dann nicht etwas von sich selbst?

M: [Sie spricht mit ausdrucksloser Stimme.] Ich kümmere mich nie darum. Ich kümmere mich auch nicht um meine Unterwäsche – nicht so wie meine Freunde, die ihrer Unterwäsche wirklich viel Aufmerksamkeit schenken. Ich hatte eine weite Jacke, die ich auf einer Stuhllehne liegen ließ, als ich ins Bett ging. Als ich im Bett lag, bemerkte ich, dass sie heruntergefallen war; deshalb bat ich Pietro, sie aufzuheben. Er tat es nicht, und deshalb pinkelten die Katzen darauf.

A: Doppelt gepinkelt, würde ich sagen, wenn man bedenkt, dass sowohl Sie als auch die Katzen auf Ihre Kleidung pinkeln, da Sie nicht auf Ihre Kleidung aufpassen und sie wie Müll auf dem Boden liegen lassen, sodass man darauf pinkelt.

M: [Sie wirkt beunruhigt und bewegt sich auf der Couch hin und her. Dann redet sie in einem anderen Tonfall.] Aber ich hatte Pietro gefragt! Er hätte sich darum kümmern müssen.

A: [Ich zeige, dass ich sehr überrascht bin.] War es nicht Ihre Jacke? War es nicht Ihr Körper? Sie scheinen das überhaupt nicht in Betracht zu ziehen; im Gegenteil, Ihre Einstellung scheint zu sein: »Das geht mich nichts an.«

M: [Sie fühlt sich etwas unwohl, spricht aber in einem arroganten Tonfall.] Sie haben Recht, aber Tatsache ist, dass ich es hasse, Verantwortung zu haben, die ich nicht delegieren kann …

A: [Ich nehme Hassgefühle wahr. Ich denke an die Starrheit von Martas Spaltung und daran, dass sie die Ablehnung ihrer Verantwortung einsetzt, um ihre Spaltung zu verstärken. Ich halte meine Emotionen zurück und spreche in einer ruhigen, distanzierten Weise.] Aber eine Verantwortung ist gerade deshalb eine Verantwortung, weil sie nicht delegiert werden kann. Sie scheinen alles zu delegieren, sogar Ihren Körper, sodass Sie die roten Socken, die Sie an den Füßen tragen, nicht sehen können.

M: [Sie wirkt weniger dissoziiert, als sie antwortet.] Aber ich habe im Bus die bunten Socken einer anderen Person gesehen und mich dann an meinen Traum erinnert.

A: [Hier scheint es mir, als wäre ihr Kopf wieder »auf ihren Schultern festgeschraubt«.] Sie scheinen es aber generell überhaupt nicht gewohnt zu sein, Ihre Augen zum Sehen zu benutzen.

M: Genau. Selbst jetzt passiert es manchmal, dass ich alles durch einen Nebel sehe. Ich kann es nicht ertragen, wenn das Licht schwächer wird. Ich gehe abends nie aus.

A: [Ich bin erstaunt, wie bedeutungsvoll Martas Assoziation ist. Ich denke mir, dass sie ihre Wahrnehmung des Sonnenuntergangs bekämpft, um ihr Gewahrwerden der Grenzen der Zeit zu verdrängen.] Sie können es nicht ertragen, Grenzen zu sehen – weder die Grenzen Ihres Körpers, noch die Anzeichen des Endes eines Tages. Aber was dabei passiert, wenn Sie Grenzen ablehnen, ist, dass Sie Teile Ihres Lebens abschneiden.

M: [Ich spüre, dass etwas in ihr vorgeht, als sie zu sprechen beginnt.] Das ist komisch! Ich habe plötzlich überlegt, wie ich mein Geld besser einteilen kann. Bevor ich hierherkam, dachte ich, ich könnte, da ich nur 50 Euro habe, eine Stange Zigaretten kaufen und mit dem Rest einen Teil meiner Schulden abbezahlen. Aber jetzt fällt mir ein, dass ich statt einer ganzen Stange einfach vier Schachteln kaufen könnte und etwas Geld übrighätte, um Obst und Joghurt zu kaufen; so komme ich nicht nach Hause zurück und stopfe alles, was ich finden kann, in mich hinein. Ich kann mich um meinen Körper kümmern, den ich normalerweise vergesse. Ich behandle mich so, wie ich meine Pflanzen behandle: Ich lasse sie immer sterben, sogar Sukkulenten, die man nur einmal im Jahr gießen muss. Bei mir vertrocknen sie.

A: [Ich glaube, dass die Patientin es nicht mag, »sukkulent« oder dick zu sein, da selbst »Sukkulenten« in ihren Händen – seelisch – sterben.] Pflanzen sind wie Mitglieder des Hochadels, sie brauchen ständige Aufmerksamkeit. Es mag etwas ganz Einfaches sein wie das Gießen der Pflanzen, aber es bedeutet trotzdem ständige Aufmerksamkeit. Es ist, als ob diese physischen Dinge, selbst die einfachsten, für Sie nicht existieren würden.

Marta scheint verlegen und schweigt. Ich spüre, sie ist emotional präsent und aufnahmefähig für das, was sich entwickelt hat. Nachdem sie eine Weile geschwiegen hat, gebe ich ein Zeichen, um die Sitzung zu beenden.

## Zweite Sitzung

Fünf Monate später war Marta in der Lage, ein Zimmer zu mieten und gab die notdürftige Unterbringung im Haus ihres Freundes auf. Diese äußere Veränderung deckte sich mit meinem Eindruck, dass die Patientin anfing, persönliche Grenzen zu entwickeln.

Kurz vor unserer letzten Sitzung vor den Sommerferien träumte Marta, dass sie in fetten Buchstaben auf ihren Bauch geschrieben hatte: »Er kommt nicht zurück.« Sie wirkte sehr zurückhaltend, als sie den Traum erzählte, und ich stellte fest, dass sie keine Verbindung zwischen dem Traum und der bevorstehenden Sommerpause herstellen konnte. Dieses fehlende Bindeglied hing nur zum Teil mit ihrer Trennungsangst zusammen; so wie sie normalerweise psychisch funktionierte, hatte sie kein realistisches Wissen von der Zeit und damit auch von der Veränderung und Kontinuität, die Zeit mit sich bringt. Als sie sich mit meiner Hilfe ihrer Angst annähern konnte und ich ihr sagte, dass die Analyse durch die Ferien unterbrochen würde, begann sie zu weinen. Dies schien ein wichtiger Durchbruch zu sein.

In der ersten Sitzung nach den Sommerferien schien Marta recht gut bei sich zu sein, hatte aber Fieber und fehlte deshalb den Rest der Woche. In der darauffolgenden Woche fehlte sie bei weiteren Sitzungen. Das Material, das ich nun vorstellen werde, stammt aus der dritten Woche nach der Pause, der ersten Woche, in der sie an allen Sitzungen teilnehmen konnte; es besteht aus der ersten und letzten Sitzung dieser Woche.

M: Ich bin spät aufgewacht. Das Wetter war herrlich und ich dachte, ich würde gerne immer am Tisch in der Sonne sitzen. Offensichtlich hatte ich keine Lust, zur Analyse zu kommen. Selbst bei schlechtem Wetter habe ich keine Lust zu kommen. Ich verstehe, dass das nur meine Art ist zu fantasieren und ich in Wirklichkeit nicht ewig in der Sonne sitze. Ich sollte auch lernen, begrenzte Erfahrungen zu genießen. [Sie hält inne.] Ich will Bewegungslosigkeit …

A: Am Ende einer unserer Sitzungen vergangene Woche bedauerten Sie, dass Sie keine Zeit mehr hatten. [In meinem Kopf verband ich diese Tatsache mit Martas Gefühl der Gier, ihrer »Alles-oder-Nichts«-Haltung: Wenn sie keinen unbegrenzten Zugang zu etwas haben konnte, neigte sie dazu, das wegzuwerfen, was sie tatsächlich hatte.]

M: Übrigens, ich habe schon mehrmals von einem schönen Ort in den Bergen geträumt, auch letzte Nacht habe ich davon geträumt. Im Traum haben wir den Aufstieg an einer Stelle abgebrochen, die tiefer lag als die, zu der ich gehen wollte; ich bin nicht bis zu der höher gelegenen Stadt gekommen. [Ich frage mich, ob sie von ihrer Analyse spricht oder von der Tatsache, dass das Erlebnis im Traum – glücklicherweise – nicht vollständig ihrem Ideal entspricht.]

In einer Szene im Traum sah ich einen Jungen und ein Mädchen, die sich unterhielten, während sie auf der Toilette waren. Ich schämte mich, auch dort zu sein. [Wieder denke ich an die Analyse hinsichtlich ihrer Repräsentation, die sowohl an den Körper als auch an ein Gefühl des Verlustes erinnert.] Die Erde beginnt zu beben, und im Traum findet ein Erdbeben statt.

In Friaul soll ich ein wirkliches Erdbeben erlebt haben, als ich eineinhalb Jahre alt war. Und als ich vier war, gab es ein weiteres Erdbeben in der Basilikata. Ich erinnere mich noch, wie meine Mutter uns die Treppe hinuntertrug und die Treppe wackelte. Als später für die Erdbebenopfer gesammelt wurde, gab meine Mutter eines meiner Kleider weg, das ich liebte. Irgendetwas war passiert und alle Kleider landeten im Schlamm. Meine Mutter fühlte sich schuldig, da sie mir das Kleid umsonst weggenommen hatte, ohne dass es etwas gebracht hatte. [Ich betrachte das Kleid als das Verschwinden von Martas Körperbild. Hatte ihre Mutter ein mentales Bild des Körpers ihrer Tochter weggeworfen? Und konnte Marta – ohne Unterstützung durch die mütterliche Reverie – keine Vorstellung von ihrem Körper entwickeln?] Ich erinnere mich an andere Erdbeben in Rom, aber sie waren nicht so heftig.

Zurück zum Traum: Die beiden auf der Toilette bedankten sich dafür, dass ich sie gewarnt hatte, und sagten, ich sei sensibel. An einem bestimmten Ort im Traum sah ich, dass ich in ein Schlafzimmer ging, das nicht mein eigenes war. [Ich denke an die symbiotische Verwirrung, die sich hinter den verpassten Sitzungen der letzten Woche verbirgt.] Dieser Ort liegt in den Dolomiten. Er heißt Vipiteno [Sterzing] und der Ort weiter oben heißt Colle d'Isarco [Gossensaß].

A: [Ich denke, dass Martas Angst vor Erdbeben sowie vor einem Leben in Bewegung sie dazu veranlasst, sich gegen die Analyse zu wehren, wenn sie spürt, dass sich die Dinge bewegen – ihre Gefühle, Veränderungen in ihrem Zeitgefühl und so weiter.] Was fällt Ihnen zu diesem Traum ein?

M: Ich hatte schon immer Angst vor Veränderungen, vor Dingen, die sich bewegen. Ich habe mir angewöhnt, mich so zu verhalten, als ob nichts passieren würde. Ich tue so, als würde ich nicht merken, dass mein Körper immer dicker wird.

A: Und die Toilette?

M: Das ist immer so, wenn ich mit einer Gruppe unterwegs bin. Ich schäme mich, obwohl die anderen freier und lockerer damit umgehen.

A: [An dieser Stelle beschließe ich, der Patientin von einer Szene aus einem Film von Louis Buñuel zu diesem Thema zu erzählen, aber sie sagt, sie habe noch nie davon gehört. Ich denke mir, dass Marta – wie auch andere Patienten mit Störungen der Denkfunktion – unbewusst Filmausschnitte verwendet, um ihre Alpha-Funktion bei der Organisation innerer Repräsentationen zu unterstützen.] »Vipiteno« klingt genauso wie das Bedürfnis, auf die Toilette zu gehen: *vipi-pipi*. Und wie sehen Sie sich selbst im Traum? [Ich denke, dass das Konkrete und das Abstrakte sich an dieser Stelle annähern und auf etwas Wichtiges hinweisen.]

M: In diesem Sommer hatte ich oft Koliken. In Vipiteno bin ich vier Tage lang nicht auf die Toilette gegangen. [Ich denke daran, wie die vier verpassten Sitzungen während der Sommerpause zu einer konkreten Toilette geworden sind, die ihr gefehlt hat.] Jetzt ist alles wieder normal, und ich bin immer wieder erstaunt, dass ich ein ganz normaler Mensch bin. Nachdem ich mit Ihnen über meine Angst vor Straßenbahnen mit verschlossenen Fenstern gesprochen habe, bin ich ein paar Mal Straßenbahn gefahren. Ich habe auch versucht, manchmal ohne Wasser auszugehen, obwohl ich die Wasserflasche wie die Decke von Linus benutze. Als ich auf die Rückkehr meines Vaters wartete, hatte ich zum Beispiel keine Flasche dabei, aber ich habe später etwas aus der Flasche getrunken, die er im Auto hatte.

A: [Ich bin gespannt, was mit Marta passiert, wenn sie nicht in dem Durcheinander der Flasche/der omnipotenten Brust gefangen ist.] Was geht in Ihnen vor, wenn Sie ohne Wasser von Zuhause weggehen?

M: Es ist fast unerträglich. Meine Lippen fühlen sich trocken an, ich habe keinen Speichel im Mund, ich habe Schwierigkeiten beim Schlucken und Atmen. Ohne Wasser kann ich meinen Körper spüren, und dann gerate ich in Panik und habe das Gefühl, dass ich sterbe. Jetzt kann ich für kurze Zeit ohne Wasser auskommen; dann gehe ich in ein Café. [Ich denke an die Wechselwirkung zwischen Martas zunehmender Fähigkeit, mit ihrem Körper in Kontakt zu kommen, und dem analytischen Café, wo wir ihre Gefühle gemeinsam ertragen.] Ohne meine Wasserflasche fühle ich mich nackt, als hätte ich meinen Geldbeutel nicht dabei.

A: [Ich spüre das Leiden der Patientin. Wenn sie das Wort *nackt* benutzt, ist es so, als würde sie davon sprechen, keine Haut zu haben.] Mit diesen Experimenten erlauben Sie sich, Gefühle zu haben, und Sie finden heraus, dass innere Erdbeben Sie nicht umbringen.

M: Es stimmt, ich versuche, tapfer durchzuhalten, und dann sehe ich, dass tatsächlich *nicht* alles zusammenbricht. Ich habe Angst, zu explodieren. Ich habe Angst, dass die Luft in meiner Lunge bleibt.

A: [Die Patientin scheint von heftigen, psychotischen Ängsten zu sprechen; ich möchte ihr helfen, zwischen den Gefühlen zu unterscheiden, die sie erlebt, und der objektiven Realität, dass ihr Körper nicht wirklich explodiert, damit sie einem »Film drehen«

kann, in dem sie diese Ängste zum ersten Mal containen kann.] Aber dann explodieren Sie nicht. Allerdings bestätigt Ihre Angewohnheit, die Dinge zu kontrollieren, indem Sie nichts verändern, nur Ihre Ängste. Außerdem schaden Sie sich selbst, wenn Sie Dinge aufschieben, indem Sie zum Beispiel Sitzungen ausfallen lassen.

M: Zum ersten Mal, seit ich hierherkomme, merke ich diese Tendenzen bei mir.

A: [Ich spüre, dass sie innerlich beteiligt ist, und glaube, dass Martas Wahrnehmung genau dem entspricht, was ich fühle.] Wenn Sie hier sind, stellen Sie fest, dass die Dinge in Bewegung sind. Es sieht vielleicht so aus, als ob wir nur reden, aber in Wirklichkeit sind viele Gefühle und Emotionen in Bewegung – wie bei den Darm- und Blasentätigkeiten der beiden auf der Toilette. Es gibt etwas Lebendiges, das in Bewegung ist.

Nach ein paar Sekunden stehe ich auf, um das Ende der Sitzung anzudeuten. Marta beginnt ohne das Buch, das sie mitgebracht hat, zu gehen. Ich denke mir, dass sie angesichts des Erdbebens am Ende der Sitzung dazu tendiert, das »Kleid« (die Repräsentation) von dem Ereignis im Schlamm zu verlieren.

## Dritte Sitzung

Zu Beginn der letzten Sitzung dieser Woche teilt mir Marta mit, dass sie eine der Sitzungen der nächsten Woche aus beruflichen Gründen versäumen muss. Als ich nachfrage, stellt sich heraus, dass diese berufliche Verpflichtung mit einer neuen Erfahrung und einer wichtigen Wachstumschance einhergeht. Die Patientin erzählt, dass sie sich von manchen Situationen so sehr vereinnahmen lässt, dass sie, wenn sie eine Verpflichtung eingeht, an nichts anderes mehr denken kann, bis sie dieser Verpflichtung nachgekommen ist.

Ich denke an die Sitzungen, die Marta nach den Sommerferien verpasst hat, und daran, wie sie mich und alles, was passiert, symbiotisch kontrolliert. Ich beschließe, das Thema der Übertragung nicht direkt zu benennen, sondern lasse es vorerst unausgesprochen bestehen.

A: Sie lassen sich von Ihren beruflichen Verpflichtungen verschlingen, anstatt sich dem Hass zu stellen, der Sie Ihre wahren Grenzen erkennen lässt.

M: [Sie scheint ein wenig beschämt zu sein.] Ich bleibe im Leben immer stecken. Ich war zum Beispiel bei Pietro zu Hause, um an seinem Computer zu arbeiten, aber stattdessen habe ich ferngesehen. [Sie fährt fort, über all die Dinge zu sprechen, mit denen sie ihre Zeit vergeudet. Ich weise sie darauf hin, dass sie ihre Zeit vertrödelt und ihre beruflichen Verpflichtungen nicht als Herzensanliegen, sondern eher als Vorwand benutzt. Marta antwortet, dass sie dazu neigt, sich in Situationen zu begeben, die in einer Sackgasse enden. Dann spricht sie darüber, dass sie nicht gut schläft.]

Gestern habe ich über zehn Stunden geschlafen, aber es war nicht die richtige Art von Schlaf. Vielleicht war ich müde.

A: Vielleicht liegt ein Grund für Ihren schlechten Schlaf darin, dass Sie Ihr Leben - wenn Sie wach sind - damit verbringen, in einem schlafähnlichen Schwebezustand zu verharren.

M: Hin und wieder spüre ich, wie meine Vitalität schwindet.

A: Was meinen Sie damit?

M: Es ist, wie wenn ich gegen einen Gedanken ankämpfen muss, den ich am Anfang habe: den Gedanken, nicht lebendig zu sein. [Sie erzählt mir dann von »Experimenten«, die sie in letzter Zeit durchgeführt hat. Ich denke mir, dass diese Experimente die ersten wirklichen *Erfahrungen* waren, für die sie sich versuchsweise geöffnet hat.] Ich habe den Tag immer als etwas Äußeres betrachtet, was ich machen kann oder auch nicht. Jetzt betrachte ich ihn eher als etwas, das in mir heranreift. Früher ging ich aus, ohne auf meine Kleidung zu achten. Jetzt spüre ich eher *mich selbst*, denn ich bereite mich vor und achte auf meinen Körper. Den Tag auf diese Weise zu beginnen, ist ganz anders: Es fühlt sich an, wie wenn ich etwas erreicht habe. Der Morgen wird schön.

Was Marta hier sagt, klingt meines Erachtens authentisch und kohärent. Diese neue, persönlichere Teilnahme am Leben und ihre neu gefundene Aufmerksamkeit gegenüber ihrem Körper und ihrer Kleidung sind konkrete, aber wichtige Merkmale einer authentischen Beziehung zu sich selbst. Sie scheinen das unmittelbare Ergebnis der bisherigen analytischen Arbeit zu sein. Ich finde den Hinweis auf die Schönheit des Morgens von einer Patientin, die früher den Anblick des Sonnenunterganges nicht ertragen konnte, sehr bewegend. Ich denke, dass dieser erste Einstieg in die Zeitlichkeit eine bemerkenswerte Leistung darstellt. In meiner Antwort auf Marta hebe ich ihre Fähigkeit hervor, Veränderungen zu akzeptieren und zu tolerieren, und sie fährt auf folgendermaßen fort:

M: Vor einiger Zeit habe ich aufgrund einer Allergie aufgehört, eine Uhr zu tragen. [Ich bin erstaunt, dass sie eine Uhr erwähnt – das heißt, die Realität der tatsächlichen Zeit – unmittelbar nachdem ich ganz allgemein angedeutet habe, wie sie diese Veränderungen sehen könne.] Vorher wusste ich nie, wie spät es war. Wenn ich jetzt auf meine neue Uhr schaue [sie hebt ihren Arm, um sie mir zu zeigen], bin ich so zufrieden. [Ich spüre, dass sie spontan und echt ist.] Ich will, dass mein Haar schön aussieht. Das sind kleine Dinge, aber sie sind wichtig für mich.

A: [An dieser Stelle habe ich das Gefühl, dass ich direkt auf die Beziehung der Patientin zur Zeit eingehen kann, da dies ein zentraler Bereich ist, wo sich die Konflikte zwischen psychotischen und nicht-psychotischen Bereichen abspielen.] Ihre Allergie lässt mich an Ihren Hass auf die Zeit denken [...] [Marta schweigt; ich spüre, dass die Atmosphäre sehr entspannt ist. Ich höre das Ticken ihrer neuen Uhr.] Ihre Fähigkeit, sich während einer Sitzung Momente der Stille zu gönnen, ist neu.

M: Ich dachte, dass ich wirklich hungrig bin. Ich habe in letzter Zeit weniger Bier getrunken. [Wie bereits erwähnt, trank die Patientin mehrere Liter Bier pro Tag.] Aber ich habe Pizza gegessen. Wenn ich weniger trinke und mehr esse, fühle ich mich normaler.

A: [Ich habe den Eindruck, dass sie das Thema gewechselt hat, sie redet nicht mehr von der Zeit, sondern von dem Bewusstsein für ihren Körper; dies weist auf ihre Fähigkeit hin, ihre Entdeckung der räumlich-zeitlichen Grenzen auf den Bereich der körperlichen Bedürfnisse anzuwenden. Die Besserung, die Marta beschreibt, scheint wirklich stattgefunden zu haben, da sie mit meiner Wahrnehmung ihrer Person übereinstimmt.] Ich habe den Eindruck, dass Sie jetzt weniger darauf fixiert sind, sich abzufüllen.

M: Vielleicht benutze ich Bierflaschen wie eine Babyflasche. Ich weiß nicht, ob es Zufall ist, aber wenn ich bei meinen Eltern bin, trinke ich nie. Übrigens, ich dachte, ich würde mir gerne einen Terminkalender mit ausgedruckten Tagen kaufen. Ich hatte noch nie einen richtigen Kalender, aber ich bin es leid, alles in ein Notizbuch zu schreiben und dann alles durcheinanderzubringen. Aber vielleicht werde ich ja zwanghaft [...]

A: [Ich schließe daraus, dass Martas Analogie richtig ist: Sie bezieht die Babyflasche auf die konkrete Ebene, auf der sie nicht weiterzukommen scheint. Ich spüre, dass sie die Idee von dem Kalender – der mich an die Fütterungszeiten von Babys denken lässt – wieder aufgeben könnte. In diesem Zusammenhang habe ich das Gefühl, dass analytische Neutralität ein Fehler wäre, und beschließe, auf eine Weise zu intervenieren, die ihre aufkeimende Wahrnehmung schützen soll.] Jeder hat einen Terminkalender. Es sieht so aus, als ob Sie feststellen, dass Kalender für Sie genauso hilfreich sind wie für andere Menschen.

Bevor sie geht, hebt die Patientin ihre Handtasche und ihr Buch sorgfältig auf – im Gegensatz zu ihrem Verhalten in der letzten Sitzung, als sie anscheinend die neu gefundene Repräsentation ihres Selbst im Dreck zurücklassen wollte, und ich habe das Gefühl, dass sie eher mit sich im Einklang ist. Offenbar hat die Sitzung die Richtung vorgegeben, in die sich Marta weiterentwickeln kann.

## Kommentar

Ich werde ein paar kurze Anmerkungen zu einigen grundlegenden Themen machen, die dem Leser helfen sollen, meine klinische Zielsetzung zu verdeutlichen. Der Ansatz, den ich bisher im Buch vorgestellt habe, trägt – zusammen mit dem folgenden kurzen Kommentar – hoffentlich dazu bei, meine Entscheidungen während der Sitzungen verständlich zu machen.

### *Die Körper-Psyche-Dissoziation*

Ich unterscheide zwischen Spaltung im klassischen Sinne – das heißt, dem Mechanismus, bei dem Bestandteile der Psyche auseinanderbrechen – und Dissoziation, einem primitiveren Vorgang, der sich auf die Trennung von Körper und Psyche bezieht und dem wir uns im vollen Bewusstsein seiner besonderen Merkmale nähern sollten (siehe Lombardi, 2002, 2003a).

»Ich behandle mich so, wie ich meine Pflanzen behandle; ich lasse sie immer sterben«, »Ich will Bewegungslosigkeit«, »Ich tue so, als würde ich nicht merken, dass mein Körper dicker wird«: Diese Sätze vermitteln eine Vorstellung von Martas Zustand der inneren Dissoziation und von den möglichen Folgen. Was passiert dagegen mit Marta, wenn sie beginnt, sich selbst als reale Person wahrzunehmen? »Meine Lippen fühlen sich trocken an, ich habe keinen Speichel im Mund, ich habe Schwierigkeiten beim Schlucken und Atmen«, »Ich habe Angst zu explodieren; ich habe Angst, dass die Luft in meinen Lungen bleibt.«

Folgende Vermutung liegt auf der Hand: In einem Zustand, in dem das Denken seine Verankerung in der körperlichen Erfahrung verloren hat und ohne persönlichen Bezug funktioniert, könnte eine psychoanalytische Durcharbeitung auf der Basis symbolischer Deutungen das Risiko mit sich bringen, dass die bereits vorhandene Dissoziation sogar verstärkt wird oder die Analysanden nicht erreicht werden können. Legt man die Vielfalt psychoanalytischer Perspektiven zugrunde, die in der Literatur zur Beschreibung dieser Analysanden herangezogen wurden, scheint eine Gemeinsamkeit darin zu bestehen, dass die Patienten schwer zu erreichen sind.

Der analytische Dialog, bei dem die Analysanden sich offensichtlich erholen und emotional präsent und ansprechbar werden, bedeutet deshalb nicht nur eine Konfrontation, sondern trägt auch wesentlich zum Verstehen des analytischen Mikroprozesses einer Sitzung bei. Das heißt, der Analytiker interveniert nicht mit traditionellen Deutungen, sondern entwickelt viel eher die neu entstehenden Aspekte der Wahrnehmungen der Analysandin und arbeitet auf weniger intellektuellen und grundlegenderen Ebenen ihrer Persönlichkeit (Lombardi, 2003c). Im Verlauf des Gespräches mit Marta verlagert der Analytiker den Blickwinkel, sodass ihre Aussagen eine neue Dimension erhalten: Auf diese Weise werden die von ihr verwendeten Kriterien deutlich, ohne dass sie selbst davon weiß. Die Neuformulierung ihrer Sätze ist häufig verkürzt, bleibt aber ungesättigt, um Martas Denken anzuregen, wie zum Beispiel, wenn ich mit ihren eigenen Worten antworte, »doppelt gepinkelt, würde ich sagen.« Hinter dieser knappen Intervention verbirgt sich in Wirklichkeit eine – wenn auch vom subjektiven Stil des Analytikers geprägte – sinngetreue Anwendung des Modells, das die Analysandin selbst mit ihrer Aussage unbewusst vorgeschlagen hat; die Tatsache, dass sie nicht auf ihre Kleidung aufpasst, wird nämlich mit dem Verhalten eines Tieres in Verbindung gebracht, das auf einen Gegenstand pinkelt, der ihm nicht gehört. Die Vehemenz, ja sogar die offensichtliche Wut meiner frühen Interventionen resultiert also direkt aus den Emotionen, die uns wissen lassen, wie sich Marta gegenüber ihrer Realität verhält.

### *Die Wellenlänge der Analysandin*

Diese Art des Gespräches löst jedenfalls einen doppelten Impuls aus, sowohl auf der kognitiven als auch auf der emotionalen Ebene, wobei die beiden Ebenen zwei Seiten der gleichen Medaille darstellen. Auf der kognitiven Ebene nähert sich Marta einigen wichtigen Wahrnehmungen: der Dissoziation ihres Körpers (»nicht einmal dieses Sweatshirt, das ich trage, gehört mir«, »ich kümmere mich auch nicht um meine Unterwäsche«), ihrem Hass auf Verantwortung (»ich hasse, es Verantwortung zu haben, die ich nicht delegieren kann«), der Unfähigkeit, ihre Sinnesorgane zu benutzen, insbesondere ihr Sehvermögen (»ich sehe alles durch einen Nebel«) und ihre Intoleranz gegenüber Grenzen (»ich kann es nicht ertragen, wenn das Licht schwächer wird«). Auf der emotionalen Ebene hingegen erleben wir eine Entwicklung von Martas Abwesenheit hin zu einer hohen emotionalen Beteiligung, von der ich mich betreffen und überraschen lasse (»ich bin erstaunt [...] über Martas Assoziation«).

Als ich in dieser ersten Sitzung klinische Phänomene ansprach, so tat ich dies bewusst und weitgehend in der Sprache der Analysandin. Die Art und Weise, wie ich von der analytischen *Reverie* Gebrauch machte, setzt die Bereitschaft voraus, Martas Übertragung aufzugreifen, indem ich mich (auf der Basis einer Reihe von objektiven und subjektiven Beobachtungen) auf meine Wahrnehmung ihrer Wellenlänge einstelle; so versuche ich, bei ihr einen Denkprozess anzustoßen.

Im Verlauf dieses Prozesses erlebte ich in mir den Gemütszustand meiner Analysandin, der durch den Blickwinkel meiner eigenen psychischen Erfahrung noch besser erfasst werden konnte. So nutzte ich die Beziehungsdimension, um mich in die Analysandin hineinzuversetzen und zu versuchen, ihr inneres Funktionieren zu beobachten – und es dann zu fördern –, besonders im Hinblick auf die Interaktion zwischen Empfindung/Fühlen und Denken (den Dialog zwischen Körper und Psyche).

Auf der Grundlage dieser inneren Dialektik fanden die Interaktionen zwischen mir als Analytiker und Marta statt, mit der Absicht, bei ihr Erfahrungen und Denkprozesse in Gang zu setzen. Diese Vorgehensweise zielt darauf ab, dass Spontaneität und Raum für eine gewisse Transparenz der emotionalen Reaktionen des Analytikers erhalten bleiben. Wenn wir in unseren Gesprächen Formulierungen verwenden, die nicht einem vorgefassten Kommunikationskodex entsprechen, geben wir teilweise die Emotionen wieder, die wir als Analytiker in der Gegenübertragung erlebt haben. In einigen Fällen können wir deren emotionale Wirkung als Möglichkeit zur Kommunikation mit dem Analysanden nutzen, um die notwendigen Bedingungen für innere Veränderungen zu schaffen.

Das Hin und Her zwischen dem verschwommenen Bereich der Emotionen und der klar definierten Welt des Denkens ist für die inneren Ressourcen des Analytikers eine echte Herausforderung und stellt seine »irreduzible Subjektivität« (Renik, 1993) auf die Probe, ohne jedoch das zu vernachlässigen, was allgemein als objektive Realität betrachtet wird.

### *Der Einfluss von Erfahrungen und Veränderungsprozessen*

Meine bisherigen Ausführungen erklären meine Entscheidung, die Ängste sowie die projektive Identifikation meiner Analysandin nicht zu deuten und in der ersten Sitzung mehreren Ereignissen Raum zu lassen, die zu einem Erfahrungszuwachs und zu Veränderungen führen. Diese Prozesse sind wesentliche Bestandteile des psychischen Funktionierens und das zentrale Anliegen einer klinischen Analyse. Die vorgestellte Herangehensweise an Veränderungen, die in der Analyse stattfinden, erscheint mir auch deshalb wichtig, da ich – in Übereinstimmung mit Jacobs (2001, S. 153; Übers. E.K.) – glaube, dass »Patienten, auch wenn sie viel über sich selbst lernten, nur wenig verändern konnten [und] mit zunehmender Anzahl dieser Patienten nahm die Reputation der Analyse ab.«

Ich neige dazu, Martas Ängste im Zusammenhang mit ihren Schwierigkeiten zu sehen, eine Beziehung zu sich selbst herzustellen. Diese Sichtweise veranlasst mich, ihre Abhängigkeit von mir in der Übertragung nicht zu stark hervorzuheben und ihre Abwesenheit aus beruflichen Gründen auch nicht als Angriff zu deuten. Die Analysandin hat die Realität respektiert und mit dem Verzicht auf eine Sitzung Verantwortung übernommen – so verstehe ich ihr Verhalten in diesem Kontext. Diese beiden Elemente verdienen als Ausdruck ihrer Autonomie Respekt und können sowohl ihr Ich als auch ihren Glauben an die Möglichkeit einer Beziehung, die nicht klaustrophobisch ist, stärken.

Wenn etwas Peinliches sichtbar wird (ein Loch in einer Socke), vermeidet Marta die Konfrontation mit einem Problem, das mit ihrer Beziehung zu ihrem Körper zusammenhängt (der Socke an ihrem Fuß), indem sie behauptet, absolut nichts damit zu tun zu haben (»ich trage sie nicht«).[2] Dieses Bestreben, sich sowohl von ihrem Körper als auch von ihren Gefühlen zu distanzieren, deckt sich mit ihrer ständigen Intellektualisierung während der Sitzungen.

So erscheinen mir die roten Socken mit Löchern als sehr intuitive Visualisierung einer Dissoziation, die grundlegende Aspekte ihrer Persönlichkeit ausgelassen hat – so wie ein Teil des Fußes bei einer Socke mit Löchern ausgelassen wird –, und mir scheint, dass diese Dissoziation Martas Symptome erklärt. Sie war höchstwahrscheinlich auch einer der Hauptfaktoren, wenn

2 Im Italienischen kann man sagen, dass Marta in dieser Situation wörtlich sagte: »Ich benutze sie nicht«, was bedeutet: »Ich trage sie nie.«

nicht sogar *der* Hauptfaktor, der zum Scheitern der dreijährigen Analyse beitrug, bevor sie zu mir kam.

Es dürfte für den Leser interessant sein, folgenden Deutungen des assoziativen Materials über den blinden Mann, »der allein gelassen wird«, in Betracht zu ziehen. Ich halte dieses Material für eine Manifestation, die einen intrasubjektiven Zustand repräsentiert, der eine wesentliche Bedeutung auf der Beziehungsebene keineswegs ausschließt.[3]

Eine alternative Deutung auf der Beziehungsebene: Die Geschichte von dem blinden Mann und der Frau, die ihn nicht einmal berührte, könnte sich zum Beispiel auf das Ausbleiben der *Reverie* beziehen, das Marta aus ihrer Primärbeziehung und aus dem elterlichen Paar introjiziert hat.

Im Gegensatz zu den Auswirkungen, die dieses verinnerlichte Paar auf Marta hat, könnte uns die Frage im Traum, »Warum holst du nicht ein neues Paar Socken aus dem Sockengeschäft?«, zu einer weiteren Bedeutung führen. Sie würde die Möglichkeit einer Veränderung andeuten, die das neue analytische Paar bietet. Martas Antwort »Ich trage/benutze sie nicht« zeigt, dass sie an dem alten verinnerlichten Beziehungsmodell festhält. Aber durch das gemeinsame Durcharbeiten während dieser Sitzung ändert sich Martas anfängliche Blickrichtung und ermöglicht ihr eine neue Erfahrung im Hier und Jetzt – eine Erfahrung, die einem neuen Paar Socken ohne Löcher gleicht.

## *Der Ursprung des Bewusstseins*

Der Ausgangspunkt meines Ansatzes liegt in einer größeren Aufmerksamkeit auf die intrasubjektiven Prozesse der Analysandin sowie auf der Interaktion, die in der Beziehung zum Analytiker entsteht. Gelegentlich wird die Dyade von »Verwirrung überflutet«: Übergangsphasen, die in der analytischen Beziehung von Verwirrung gekennzeichnet sind, sollten tatsächlich als Werkzeug betrachtet werden – als ein Werkzeug, das ich hier eingesetzt habe, um eine vertiefte Kommunikation mit Marta zu ermöglichen und meine *Reverie* zu nutzen.

Meine Vorgehensweise, mich intensiver mit der Vernachlässigung der Patientin zu beschäftigen, gründet auf dem Bewusstsein, dass es etwas Dringenderes gibt, als sich mit der Lebensgeschichte und Rekonstruktion der Biografie

3 Ich verwende hier das Wort »intrasubjektiv«, um die Bedeutung des Wortes »intrapsychisch« zu erweitern, da ich mich auf den Körper und die Psyche sowie den Zusammenhang zwischen beiden beziehen möchte.

der Patientin zu beschäftigen: Dieses Dringendere involviert die Gefährdung des psychischen Funktionierens, auf die ich bei Marta stieß.

»Freud beschreibt die Institution des Realitätsprinzips folgendermaßen: ›Die erhöhte Bedeutung der äußeren Realität hob auch die Bedeutung der jener Außenwelt zugewandten Sinnesorgane und des an sie geknüpften Bewusstseins.‹« (Bion, 1992, S. 50). Um auf Martas Assoziationen zu dem blinden Mann und der Frau, »die ihn nicht einmal berührte«, zurückzukommen, so vermute ich, dass Marta selbst davon ausging, dass die Repräsentationen ihrer Sinnesorgane des Sehens und des Tastsinns nicht funktionieren. Mit anderen Worten: Marta sieht ein, dass sie trotz ihrer Intelligenz und Sensibilität nicht gewohnt ist, Gedanken oder Gefühle in Bezug auf sich selbst anzuwenden. Und das verschwommene Auftauchen dieser Wahrnehmung lässt sie vielleicht zum ersten Mal erkennen, wie schrecklich es ist, nicht zu sehen. Die Gefahr, die Martas Selbsthass innewohnt, geht meines Erachtens hauptsächlich davon aus, dass ihr Bewusstseins nicht aktiviert wird; dies führt dazu, dass ihr Hass nicht reflektiert und dissoziiert wird sowie auf der Ebene konkreter Angriffe gegen sich selbst verharrt.

Marta antwortet auf meine Intervention, dass sie ihrem Körper gegenüber blind sei, und sagt an einer Stelle: »Ich glaube, es [das Sweatshirt] könnte nach Katzenpisse riechen.« Ich deute diese Bemerkung als Hinweis auf ihre zögerliche Annäherung an den Geruchssinn und als Ausdruck ihres Versuchs, ein mit den Sinnesorganen verbundenes Bewusstsein und eine bisher unausgereifte Beziehung zwischen Körper und Psyche in Gang zu setzen. Wenn ich meine Interventionen beschreiben sollte, würde ich sagen, dass sie alle bestrebt waren, die Aktivierung von Martas Bewusstsein zu stimulieren und die zerbrechlichen Fäden zu schützen, die ihre Psyche mit der Realität ihres Körpers, mit ihren Gefühlen und mit Raum und Zeit verbanden (siehe Lombardi, 2003c), das heißt, tatsächlich die Löcher im Strumpf zu flicken, um die Sprache ihres ersten Traums zu verwenden.

Ich schließe meine Ausführungen in der Hoffnung, dass dieses klinische Material eine nützliche Gelegenheit bot, einige unterschiedliche Entscheidungen in Erwägung zu ziehen, die der Analytiker in einer klinischen Situation treffen muss, und dass diese verschiedenen Ansätze für den Leser gewinnbringend und anregend sein werden.

Kapitel 8

# Körper, Gefühle und die ungehörte Musik der Sinne[1]

In dem Film *Surrogates – Mein zweites Ich* (Regie: Jonathan Mostow) aus dem Jahr 2009 – in den USA ein kommerzieller Flop – verlassen die Menschen irgendwann in der nahen Zukunft nie ihre Häuser. Die mechanischen Körper, die mit der Außenwelt interagieren, sind Repliken, Bilder, Surrogate, aber keine echten Menschen. Die wenigen echten Menschen gelten als Abweichler und werden verächtlich als »Fleischsäcke« bezeichnet: Sie sind peinlich berührt von dem Gewicht und der Zerbrechlichkeit ihrer Körper mit all den damit verbundenen physischen und ästhetischen Einschränkungen.

In der modernen Malerei scheint der Körper in seiner Darstellung oft die Qualen des Konflikts zwischen Körper und Psyche auszudrücken, der in Oscar Wildes Roman *Das Bildnis des Dorian Gray* von 1890 bereits angedeutet wird. In den Gemälden des britischen Künstlers Francis Bacon zum Beispiel erscheinen die Umrisse der menschlichen Figur beunruhigend unbestimmt. Ganze Körperteile verschwinden, Kiefer klaffen im Raum auseinander. Die Beine verkrampfen sich, ziehen sich zusammen, geraten durcheinander und reichen über die Umrisse der gemalten Figur hinaus, sodass der Eindruck einer hämorrhagischen Auflösung ins Nichts entsteht. Doch während wir Zeuge werden, wie die Körperlichkeit in einem dimensionslosen Abgrund verschlungen wird, erkennen wir auch eine Gegenbewegung: Der Körper erlangt mühsam Zugang zu einer eigenen Räumlichkeit und Repräsentation, indem er ursprüngliche und unvorhersehbare Dimensionen annimmt, die eine komplexe, konfliktreiche Welt sichtbar machen.

Ich erwähne diese Dinge als Beispiele für die Suggestivkraft des Films (siehe Tylim [2012] über David Cronenberg; Lombardi [2004a] über Stanley Kubrick), der Literatur und der Malerei (Liebermann, 2000) sowie anderer

1 Eine erste Fassung dieses Kapitels wurde auf dem 13. Symposion des Massachusetts Instituts für Psychoanalyse vorgetragen: »Minding the Body: Clinical Conversations about the Somatic Unconscious«, Boston MA, 1. Mai 2010.

Formen der Kunst, die uns mit dem konflikthaften Zustand konfrontieren, der die Körperlichkeit heutiger Menschen bedroht. Das Verhältnis des Menschen zu seiner eigenen Körperlichkeit ist heute problematischer als je zuvor, was zum Teil auf die jüngsten Entwicklungen zurückzuführen ist – vor allem auf das immer wichtiger werdende Gebiet der Informatik und die neuen Grenzen der künstlichen Intelligenz. Dieses Verhältnis muss deshalb in der zeitgenössischen Psychoanalyse auf den aktuellen Stand gebracht und neu formuliert werden. Mit anderen Worten: Es ist wichtig, dass wir erkennen, dass Intelligenz und Denken nicht mehr ausschließlich dem Menschen vorbehalten sind.

Wenn die analytische Praxis von »Surrogats« besucht wird, kommt eine Person herein, legt sich auf die Couch und trägt ihre freien Assoziationen vor. Dies mag wie eine reale Situation aussehen, aber in Wirklichkeit ist die reale Person nicht anwesend, da deren tatsächliche Empfindungen ausbleiben. Noch problematischer kann die Situation werden, wenn der Psychoanalytiker darauf bedacht ist, dass die Analyse im Sinne der analytischen Neutralität wissenschaftlich korrekt durchgeführt wird und sich außerdem an einer Rekonstruktion der Kindheitsgeschichte sowie den frühkindlichen Beziehungen des Patienten orientiert: Dann kann es passieren, dass zwei Surrogate im Büro sitzen.

»Ich vermute, so soll es ablaufen«, murmelte eine Patientin (sie war der offizielle Fall im Rahmen meiner Ausbildung) zu sich selbst, als sie mit meinem Bestreben konfrontiert wurde, die Übertragung zu deuten; nur meine frühere Erfahrung mit psychotischen Patienten ermöglichte es mir, mich von der Patientin selbst leiten zu lassen (Lombardi, 1987), um den Weg abzustecken, dem wir folgen würden.

Von unseren schwierigsten Patienten können wir viel lernen, denn sie sind teilweise nicht bereit, auf eine gewisse Authentizität zu verzichten, auch wenn sie nicht in der Lage sind, ihre Authentizität beizubehalten und deren Bedeutung psychisch zu verstehen. Authentizität gehört im Allgemeinen zu den besonderen Voraussetzungen, damit sich eine analytische Beziehung entwickeln kann. In diesem Zusammenhang bevorzuge ich »Authentizität« gegenüber »Wahrheit« (ein Begriff, den Bion verwendet hat): Ich spreche von einer Authentizität, die für die Entwicklung der Persönlichkeit ebenso wichtig ist wie Atmen, Trinken und Essen für die körperliche Entwicklung (Bion, 1992c, S. 89). Es ist nicht leicht, diese Authentizität aufrechtzuerhalten, da ihr die menschliche Neigung zur Lüge entgegensteht, die von Bion als Konflikt zwischen K (knowable [wissbar]) und -K beschrieben wird.

Nachdem wir als Psychoanalytiker jetzt auch schwerere Fälle behandeln, kommen wir mit primitiveren Ebenen des psychischen Funktionierens in Berührung als denjenigen, die von Freud und Klein beschrieben wurden. Unsere Patienten werden ständig von psychischer Lähmung und Angst vor Vernichtung bedroht. Die Gefahr geht nicht so sehr von der begrenzten Einflussnahme des Unbewussten oder von spezifischen schizoiden Mechanismen aus, sondern vom Mahlstrom des Nichtdenkens und der Nichtexistenz.

Die Unfähigkeit, eine Beziehung zu ihrem Körper einzugehen, hält die Patientin in einer unerträglichen Angst gefangen, die sie in den Wahnsinn und in den Tod treiben kann. Maria, eine 20-jährige anorektische Patientin, begann zu einem bestimmten Zeitpunkt während ihrer Analyse, sich hin und wieder auf den Rand eines Gebäudes zu setzen und sich zu fragen, ob sie hinunterspringen sollte. »Ich wäre gerne ein Luftballon«, erklärte sie und verwies damit auf ihre Sehnsucht nach Leichtigkeit. Maria sagte, sie könne es nicht verstehen, warum sie nicht wie ihre geliebten Luftballons fliegen könne. Nur dadurch, dass sich die analytische Durcharbeitung auf die Wahrnehmung ihres Körpers und die Irreversibilität des Todes konzentrierte, konnte Maria den Rand des Gebäudes verlassen. Giorgio war ein 19-jähriger Überlebender eines Sprungs aus dem 5. Stock eines Gebäudes, der immer noch größte Schwierigkeiten hatte, seinen Körper psychisch zu integrieren. »Ich bin doch nicht nur eine Abstraktion, oder?«, fragte sich Giorgio. Und seine Antwort war: »Nein, mein Körper funktioniert, also muss es stimmen, dass ich existiere.« Rosa, eine psychotische Patientin, war es aufgrund unserer psychoanalytischen Arbeit gelungen, sich aus einer Welt »grauer Männer« zu befreien, die kein Körpergewicht und keine Gefühle hatten. Eines Tages sagte sie zu mir: »Was soll das alles mit den grauen Männern? [Pause] Jetzt gibt es keine grauen Männer mehr; ich esse, ich rauche, ich pinkle [schreiend]: Ich bin lebendig!« Bei Rosa, Maria und auch Giorgio bewiesen ihre Körperfunktionen wie Essen, Pinkeln und Rauchen, dass sie lebendig sind, anstatt in einer wahnhaften Welt von Phantomen und Abstraktionen gefangen zu sein.

Nicht nur offensichtlich psychotische Fälle, sondern auch Patienten, die manchmal dem Anschein nach perfekt in der äußeren Realität integriert sind, leiden in ihrem Innersten an der Unfähigkeit, ihren Körper psychisch einzubeziehen. Das persönliche Leben dieser Patienten ist oft auf eine bloße Fassade reduziert, hinter der sich dasselbe »Gefühl der Bedeutungslosigkeit« verbirgt, das bestimmte psychotische Zustände kennzeichnet. »Ich hatte immer den Eindruck, ich hätte einen geliehenen Körper. Anscheinend war ich anwesend, aber ich war nicht da«, so der bezeichnende Kommentar von Anna, einer sehr intelligenten Patientin, die nicht einmal ein Bad in der Wanne nehmen konnte, da sie Angst hatte, in den Abfluss hinuntergezogen zu werden. Freud legte in seiner Abhandlung über das *Unbewußte* (1915e) den Schwerpunkt auf die Beziehung zwischen dem Körper und dem verdrängten Unbewussten, demgegenüber würde ich auf der Grundlage meiner klinischen Erfahrung gerne den Fokus auf die Beziehung zwischen dem Körper und dem grenzenlosen Abgrund verlagern, zu dem das nicht verdrängte Unbewusste für schwierige Patienten wird (Bion, 1965; Matte Blanco, 1988; Lombardi, 2009a, 2009b). Das nicht verdrängte Unbewusste impliziert das Fehlen oder die Auflösung der Koordinaten von Raum und Zeit, sodass jede mögliche Erfahrung oder jeder mögliche Gedanke »aus dem dunklen und formlosen Unendlichen gewonnen« erscheint (Bion, 1967b[1957]; Übers. E. K.).

Die Herausforderung, die viele Patienten heutzutage für ihren Analytiker darstellen, besteht also nicht in erster Linie darin, das verdrängte Unbewusste (ein Unbewusstes, das bereits über eine Struktur verfügt und sich mit Blick auf eine Akzeptanz des Bewusstseins entwickelt) und auch nicht die Abwehrmechanismen des Ichs zu deuten, sondern darin, die Patienten zu ermutigen, aus dem grenzenlosen Abgrund ihrer Nichtexistenz aufzutauchen – denn ihre Hauptkonflikte betreffen maßgeblich die Polarität zwischen Sein und Nichtsein. Deshalb vertrete ich die Ansicht: Das zentrale Anliegen einer psychoanalytischen Therapie ist die Offenlegung und Durcharbeitung von Sinnes- und Körpererfahrungen, damit der Patient erste authentische Formen eines subjektiven Lebensgefühls kennenlernt. So gesehen können verschiedene, als besorgniserregend und pathologisch empfundene Manifestationen – wie z. B. Agieren, unkontrolliertes Explodieren, »Perversionen« oder »negative Übertragungen« – erste Anzeichen sein, dass sich ein Patient gegenüber dem Leben und Denken öffnet.

Die Probleme unserer Patienten sind ontologischer Natur; aber dies bedeutet natürlich nicht, dass wir uns auf eine philosophische Ebene begeben, denn die Probleme zeigen sich uns auf einer pragmatischen Ebene und in einem klinischen Kontext. Darüber hinaus äußert sich das Funktionieren auf diesen primitiven Ebenen in einer Tendenz zu Konflikten, die Freud als charakteristisches Merkmal der menschlichen Psyche bezeichnete. Das Funktionieren auf diesen primitiven Stufen geht – mit unterschiedlichen Ergebnissen – mit dem Funktionieren auf anderen, weiter entwickelten Stufen einher, die psychoanalytisch besser verstanden werden können. Deshalb ist es wichtig, dass wir uns im Verlauf eines analytischen Prozesses von vorgefassten ideologischen Kriterien befreien und den Themen Raum geben, die in einer bestimmten Sitzung am dringendsten durcharbeitet werden müssen.

Ich bin der Meinung, dass in der zeitgenössischen Psychoanalyse zu viel Gewicht auf die Objektbeziehungen und die Rolle des Gegenübers gelegt wird, was zu einem Verlust des Kontakts zu den tiefsten Bereichen der Persönlichkeit, die mit dem Leben selbst zu tun haben, geführt hat. Mit anderen Worten: Wir haben die Fähigkeit des Analysanden unterschätzt, sich auf Kosten einer tatsächlichen Verbindung zu seinen eigenen höchst persönlichen Empfindungen gut an die äußere Realität und die zwischenmenschlichen Beziehungen anzupassen. Das heißt nicht, dass ich die Intersubjektivität für unwesentlich halte, aber ich bin der Meinung, dass die Intersubjektivität dem Analysanden zugutekommen sollte und dass wir uns zunächst darauf konzentrieren sollten, dass er eine Beziehung zu sich selbst entwickeln kann. Mario, der bereits zwei lange analytische Therapien hinter sich hatte und schon Jahre zuvor kein Sexualleben mehr hatte, kam zu mir in die Praxis; eines Tages erzählt er mir, er sei am Morgen erstaunt gewesen, wie gut gelaunt er sein konnte, obwohl er eine ganze Reihe von schwierigen Situationen und gesundheitlichen Problemen bewältigen musste. Außerdem habe er sich jetzt innerlich lebendig gefühlt, mit einem Wohlbefinden, das er zuvor nie gekannt hatte.

Geht im Rahmen einer analytischen Therapie die innere Verbindung zum Körper und zur Lebendigkeit verloren, besteht die Gefahr, dass die Psychoanalyse die Verbindung zu der ihr eigenen Ursprünglichkeit verliert, zusammen mit den Auswirkungen auf die Kreativität, die diese Ursprünglichkeit mit sich bringen kann. »Ich beginne zu begreifen, dass ich eine außergewöhnliche Frau bin«, sagte mir Grazia kurz vor dem Ende ihrer Analyse, »jetzt sehe ich mich: Ich sehe, wer ich bin.«

Um sich dem Körper als etwas Realem anzunähern, der es dem Einzelnen ermöglicht, aus einem dunklen, formlosen Unbewussten aufzutauchen, möchte ich zwei klinische Fälle vorstellen: Beide kamen zu mir nach langen psychoanalytischen Therapien mit vielen Sitzungen pro Woche über mehrere Jahre hinweg.

## Vittoria

Vittoria, eine attraktive junge Frau, wandte sich an mich, um eine Analyse zu machen, denn sie und ihr Mann wünschten sich ein Kind, aber sie konnte trotz medizinischer Eingriffe nicht schwanger werden. Die Patientin war dünn und befand sich in einem instabilen Gesundheitszustand; außerdem hatte sie ein Zahn- und Mundleiden, das zum Verlust ihrer Zähne zu führen drohte. Ihre Lebenssituation war so, dass sie nicht häufig kommen konnte, deshalb vereinbarten wir, mit zwei Sitzungen pro Woche zu beginnen. Mit der Zeit gingen wir auf ihren Wunsch hin zu drei und später zu vier Sitzungen pro Woche über, da sie die Erfahrung, die sie im Laufe ihrer Therapie machte, als gewinnbringend empfand.

Es fiel ihr nicht leicht zu sprechen und ihr Assoziationsfluss wurde mehrfach unterbrochen; deshalb musste ich von Anfang an darauf achten, dass in unseren Sitzungen eine »Interaktion« stattfinden konnte, um den Dialog, unabhängig von der Bedeutung des behandelten Themas, aktiv zu unterstützen. Gleichzeitig musste ich auf ihre Tendenz zu vordergründiger Anpassung und ihre Angewohnheit achten, die Rolle des Vordenkers an mich zu delegieren.

Im ersten Traum, von dem sie berichtete, sah sich die Patientin ausgestreckt, völlig bewegungslos und unfähig, irgendein Körperteil zu bewegen, wie wenn ein behutsames Bewusstsein in einem Körper ohne Leben und Ressourcen wieder erwacht wäre. Der Traum ging mit einem schrecklichen Gefühl des Todes einher. Nachdem die Patientin ihren Traum geschildert hatte, schwieg sie zunächst, brachte ihn dann aber unter sichtlichen Schwierigkeiten mit ihrem allgemeinen Gefühl der Lähmung in Verbindung; dies führte dazu, dass sie jegliche wichtige Eigeninitiative als Gefahr und Fehlerquelle erlebte. Ich antwortete ihr und sagte, die eigentliche Gefahr bestehe darin, dass sie in einem Zustand der Lähmung verharre, da jeder Fehler manchmal leichter zu beheben sei als eine Lähmung.

Es wurde immer deutlicher, dass eine konventionelle, auf freien Assoziationen basierende Durcharbeitung unmöglich war. Deshalb war ich während der Sitzungen besonders darauf bedacht, jede Manifestation ihrer höchst individuellen Präsenz aufzugreifen (angefangen bei sensorischen Manifestationen) und jede potenzielle Bereitschaft, sich der Realität zu stellen, zu unterstützen, um das Wachstum ihrer Ressourcen und ihres Bewusstseins zu fördern.

Nach und nach begann Vittoria wahrzunehmen, dass sich ihre Ehe in einer Krise befand, die sie bis dahin verdrängt hatte; ihre Hoffnung, Kinder zu bekommen, verwandelte sich in eine bewusste Entscheidung – aus einer aktiven Verweigerungshaltung heraus – keine Kinder zu bekommen, da sie feststellte, dass eine Schwangerschaft nicht ihren wirklichen Wünschen entsprach. Später erfolgte dann die tatsächliche Trennung von ihrem Mann. Ich werde im Folgenden einige Materialien vorstellen, die eine Vorstellung davon vermitteln, welche Rolle in dieser Phase der Therapie die Präsenz des Körpers spielte, denn die Aktivierung der Beziehung zwischen Körper und Psyche in den Sitzungen war für meine Analysandin die erste Gelegenheit, sich selbst kennenzulernen.

Eines Tages sagte sie zu mir:

> Nur hier macht dieser Magen diese Geräusche. Ich verstehe wirklich nicht, was er will […] was auch immer er braucht, er braucht bestimmt kein Essen […] [und dann ohne Unterbrechung, bezogen auf eine Situation bei der Arbeit]. Heute bin ich wirklich wütend: Dieses Mädchen, das sich für Madame Präsident hält, hat mich wirklich auf die Palme gebracht […] Die hatten recht, sie anzuzeigen.

Während die Analysandin dies sagte, bemerkte ich eine beträchtliche peristaltische Bewegung in meinem Magen-Darm-Trakt, sodass ich den Eindruck hatte, dass eine Interaktion zwischen den beiden an der Sitzung beteiligten Körpern stattfand: Aufgrund meiner sensorischen Reaktion begann der Körper meiner Patientin tatsächlich in der Sitzung Einzug zu halten. Ich war erstaunt über ihren Verweis auf Madame Präsident, deshalb sagte ich:

> Zweifelsohne, wenn Sie aufhören, Madame Präsident zu spielen, sogar mit sich selbst, können Sie Ihrem Körper das Recht zugestehen, sich zu bewegen, sich auszudrücken […] Sie müssen es allerdings ertragen, dass Sie nicht verstehen, worum es geht […] Nach und nach, wenn Sie es zulassen, dass Ihr Körper und Ihre Empfindungen sich ausdrücken, können Sie vielleicht etwas von Ihren eigenen Bedürfnissen verstehen …

Die kurze Sequenz vermittelt eine Ahnung davon, wie Vittorias Körper in der Analyse allmählich zum Vorschein kam. Nachdem ihr Magen geknurrt hatte und sie es ausgehalten hatte, dies nicht sofort zu verstehen, kam es zu einer ersten Wahrnehmung dessen, was die Analysandin als ihre Bedürfnisse ansah – Bedürfnisse, die tatsächlich von ihrem Körper ausgingen. Diese Entwicklung hin zu einer vom Körper geprägten Psyche geht mit einer Neubewertung einher, die auf omnipotenter Kontrolle (Madame Präsident) und der

Verleugnung ihrer Gefühle beruht. Eine solche Entwicklung wird idealerweise von einem präsenten Analytiker begleitet, der darauf achtet, den Möglichkeitsraum nicht zu überfrachten und Deutungen nicht zu überstürzen.

In einer späteren Sitzung sagte Vittoria zunächst: »«Ich habe verstanden, dass ich auf keinen Fall schwanger werden will. Mir ist klar geworden, dass all diese Probleme erst auftauchten, als wir anfingen, an eine Schwangerschaft zu denken.«

In diesem Moment spürte ich äußerst störende innere Bewegungen in meinem Bauch, wie wenn ich eine Frau mit einem Baby wäre, das sich in ihrem Bauch bewegt und strampelt. Es ergab sich eine neue Situation: Vittoria war in diesem Moment der Sitzung besonders authentisch und in Kontakt mit sich selbst, da sie sich schließlich dazu entschlossen hatte, »sich selbst zur Welt zu bringen« und außerdem bereit war, sich selbst Aufmerksamkeit zu schenken und die Verantwortung für diese Aufmerksamkeit zu übernehmen.

Ich antwortete: »Es scheint, als hätten Sie es bisher eher für eine Pflicht als für eine freie Entscheidung gehalten, schwanger zu werden.«

Vittoria nickte und erzählte mir von ihrer Entscheidung, ein Hotelzimmer zu nehmen, obwohl sie auch die Möglichkeit gehabt hätte, bei ihren Eltern zu wohnen. »Das war so süß, dieses Zimmer, so süß: Es hatte ein herrliches Bad mit einer Badewanne und einer Dusche«, sagte sie und stellte dann sofort eine Verbindung zu der Kontrolle her, die ihr Vater in ihrer Kindheit und Jugend über sie ausgeübt hatte.

In diesem Fragment zeigte sich die symbolische Aussage der Analysandin deutlich in der körperlichen Reaktion des Analytikers. Ihre Annäherung an sich selbst – an ihren eigenen Körper – spiegelte sich in seinen Körperempfindungen wider.

Vittorias Vater neigte dazu, seine Tochter zwanghaft zu kontrollieren und ihre Unabhängigkeit nicht wahrhaben zu wollen, während ihr Analytiker seiner Analysandin in einer neuen Art von Partnerschaft begegnete: In seiner *Reverie* (Bion, 1962b) erlebte er, dass er seine eigenen körperlichen Empfindungen mental nicht kontrollieren konnte und er spürte außerdem die spontane Aktivierung seiner Peristaltik. Gleichzeitig ließ er die Entwicklung der Patientin in einem Bereich zu, in dem sie unabhängig vom Übertragungsgeschehen handelt, sodass sie sich ein eigenes Zimmer und ein eigenes Bad nehmen kann oder, besser gesagt, die Patientin ist in erster Linie damit beschäftigt, zuzuhören und einen intersubjektiven Dialog zu entwickeln, anstatt sich auf Vorschläge einzulassen, die von ihrem Gegenüber kommen.

Als Vittoria zu einer der darauffolgenden Sitzungen kam, war sie entspannt und ging zuallererst auf die Toilette. Sie streckte sich anschließend auf der Couch aus und sagte, sie spüre Kontraktionen in einem Eierstock; deshalb dachte sie, sie hätte in diesem Moment ihren Eisprung. Während ihres letzten Zyklus hatte sie keinen Eisprung und am 20. Tag verlor sie etwas Blut, aber es war nicht ihre Periode. Wenn sie ihren Eisprung hatte, spürte sie ihn normalerweise in ihrem Unterleib und hatte Weißfluss (Fluor albus). Ihr Gynäkologe hatte gesagt, sie solle eine Ultraschalluntersuchung durchführen lassen, um zu sehen, ob ein Fibrom den Eisprung blockieren würde. Dann sprach sie über ihre Eheprobleme: Sie hatte immer noch Sex mit ihrem Mann, aber sie merkte, dass es nicht mehr so war wie früher. Dann erzählte sie einen Traum: »Ich war in meinem Elternhaus, zusammen mit meinen Brüdern, und die Abflüsse waren verstopft. Deshalb musste im Haus und außerhalb des Hauses eine Menge Arbeit erledigt werden, die viel Geld kostete.« Sie fügte unmittelbar danach etwas aufgeregt hinzu: »Aber warum muss das immer so sein? Sagen Sie mir doch, warum. [Und dann mit lauter Stimme, wobei sie beinahe in Panik geriet]: Warum diese ganze Scheiße? Wenn die Abflüsse nicht funktionieren, versinke ich doch in Scheiße. [Mit zunehmender Erregung.] Bitte sagen Sie etwas: Sagen Sie mir, was Sie denken!«

In diesem Moment konnte ich deutlich hören, wie Vittorias Magen knurrte. Ich dachte an ihre Angst, schmutzig und in Schuldgefühlen zu versinken, obwohl ihre Därme erkennen ließen, dass die Peristaltik im Gange war, das heißt, dass ihre eigenen »Abflüsse« nicht verstopft waren, sondern Bewegung zuließen. Als sie mich direkt ansprach, wurde auch durch ihren aufgeregten Tonfall deutlich, dass sie wissen wollte, wie Bewegung in ihr Leben gekommen war und wie sie ihre eigene Denkfähigkeit aktivieren konnte. Ich bemerkte, dass ihr drängendes »Sagen Sie mir, was Sie denken« sowohl an sie selbst als auch an mich gerichtet war. Mit anderen Worten: Vittorias Körper schien durch die Annahme des Eisprungs und die Darmperistaltik darauf hinzudeuten, dass sie auf die existenzielle Blockade reagierte, die wir im ersten Traum gesehen hatten, und dass dieser ganze körperlich-sensorische Druck der Anstoß dazu war, sich der Notwendigkeit und des Wunsches nach Veränderung bewusst zu werden. Ich antwortete:

> Offensichtlich spüren Sie jetzt, dass in Ihrem Inneren und in Ihrer Beziehung etwas nicht stimmt und dies bedeutet, dass Sie einen Preis für die anstehende Aufgabe der Umstrukturierung bezahlen müssen: etwas, das für Sie auf der persönlichen Ebene mit unvermeidlichen »Kosten« verbunden ist. Aber dies stellt eine wesentliche Voraussetzung dar, um zu neuen Ufern aufzubrechen. Wenn Sie bereit sind, den Preis zu bezahlen, können Sie auch damit beginnen, Ihre Abflüsse freizulegen.

Vittoria schien sich sofort zu beruhigen, was meinen Eindruck bestätigte, dass sie Angst hatte und glaubte, sie sei – aufgrund des »pathologischen Hasses«, der zur Zerrüttung ihrer Ehe führte – an dem Verbrechen bzw. Fehlverhalten schuldig, das sie in diese »beschissene« Situation gebracht hatte.

> Mein Mann sagt, dass meine Gebärmutter blutet, weil ich – dadurch, dass ich kein Kind bekomme – meine Weiblichkeit preisgebe. Ich sagte zu ihm: »Dein Gedanke ist wirklich klug; schade, dass er nicht im Geringsten mit der Realität übereinstimmt. Wenn du es wirklich wissen willst, ich habe auf keinen Fall die Absicht, ein Kind zu bekommen. Im Gegensatz zu dem, was du denkst, kann man eine Frau sein, auch wenn man keine Kinder bekommt.«

Von diesem Zeitpunkt an bis zum Ende der Sitzung sprach Vittoria über ihre neuen Projekte, über die Aufnahme eines Fremdsprachenstudiums und andere Optionen, die sie jetzt zu haben schien.

In einer ihrer nächsten Sitzungen erzählte mir Vittoria von einem Traum, in dem sie sah, dass eines ihrer Augenlider herabhing. Der Muskel war entspannt und ließ das Rot der darunter liegenden Blutgefäße erkennen. Sie fühlte sich durch die ganze Szene verunsichert.

Hierzu hatte sie eine Assoziation und sagte unmittelbar danach: »Es ist, als ob ich meine inneren Organe zeigen würde. In der Tat sind die Blutgefäße, die man in einem Auge sehen kann, wie innere Organe, die sich einem Betrachter zeigen.«

Ich empfand ihre Bemerkung als klug und zutreffend, deshalb antwortete ich ihr:

> A[nalytiker]: Sie stellen fest, dass Sie denken können, ohne Ihre inneren Organe und Ihre Gefühle aus den Augen zu verlieren.
>
> V[ittoria]: Vielleicht liegt es daran, dass ich jetzt meine eigenen Gedanken habe. Mein Mann möchte, dass ich so denke wie er. Das habe ich mein ganzes Leben lang getan,

aber jetzt habe ich genug davon. Wenn ich mit nur 5 Euro ausgehe, ist mir das völlig egal. Das ist meine Sache, aber er sagt, ich könne unmöglich mit so wenig Geld ausgehen. Ich habe ihn gefragt: »Wer bist du, bist du mein Vater?« Oder vielleicht bin ich verrückt. [Traurig, fast mutlos]. Okay, sagen wir, ich bin verrückt.

A: Aus Angst, für verrückt gehalten zu werden, haben Sie sich bisher darauf verlassen, Ihre Gedanken an den vermeintlichen Erwartungen anderer auszurichten, und haben Ihren Körper und Ihre Gefühle ausgeblendet.

V: Das habe ich schon immer getan. Bei meinen Eltern gab es keine andere Möglichkeit, als so zu denken, wie sie es von mir erwarteten. Aber jetzt habe ich genug. Ich halte es nicht mehr aus.

Auch in dieser Sitzung ging Vittorias Durcharbeitung von etwas Körperlichem aus: ihrem Auge. Dieses Mal war es etwas Körperliches, das im Traum repräsentiert wurde, und nicht das eigentliche Ding: eine durch das Auge repräsentierte Psyche, die von ihrer expliziten Beziehung zu den inneren Organen des Körpers lebte – eine Repräsentation, die auf der Kontinuität beruhte, die Vittoria nun zwischen ihrem Körper, ihren Affekten und ihrem Denken herstellen konnte (Lombardi, 2009b). Auf der Grundlage der Aufmerksamkeit, die Vittoria ihren sensorischen und körperlichen Bedürfnissen schenkte, konnte sie jetzt »ihre eigenen Gedanken haben«; sie akzeptierte die Unsicherheit bezüglich des Denkens und ihre Angst vor dem Wahnsinn (»Oder vielleicht bin ich verrückt?«) als eine ihr eigene Art und Weise authentischen Denkens – im Gegensatz zu ihrer bisherigen Haltung, sich an anderen zu orientieren, indem sie diese imitierte; dies hatte dazu geführt, dass sie von den Gedanken ihres Gegenübers beherrscht wurde.

## Sandra

Sandra, eine gut aussehende Analysandin Ende 30, hatte einen verantwortungsvollen Beruf im intellektuellen Milieu. Es bereitete ihr Schwierigkeiten, sich emotional lebendig zu fühlen, und auch die Beziehung zu ihrem Partner und ihr Sexualleben waren problematisch. In letzter Zeit hatte sie gesundheitliche Probleme, war operiert worden und litt immer noch an Entzündungen, die weitere Operationen erforderlich machten. Unsere analytische Arbeit kam nur langsam voran und ging auf ihren Wunsch hin von zwei auf drei Sitzungen pro Woche über. In einem Traum zu Beginn ihrer Analyse sah Sandra, wie sie selbst im Grab im Inneren einer Aussegnungshalle eingesperrt war, als wäre sie tot. Aus dem Inneren der Kapelle heraus konnte sie sehen, wie sich jemand ihrem Grab näherte, merkte aber sehr schnell, dass es sich bei der Person um sie selbst handelte. Die Analysandin schien damit ihren Zustand des inneren Todes zu verdeutlichen, zusammen mit ihrer dissoziierten äußeren Präsenz.

Nach einer anfänglichen Phase, in der Sandra eine gewisse Tendenz zeigte, sich auf einer intellektuellen Ebene an den analytischen Sitzungen zu beteiligen, begann sie intensive erotische Gefühle für mich zu entwickeln und mir offen vorzuschlagen, irgendwo ein Wochenende gemeinsam zu verbringen. Dann fragte sie direkt: »Also, wollen Sie ficken?« In diesem Moment konnte ich die sexuelle Erregung wahrnehmen, die hinter ihrem geschickt eingefädelten Vorschlag steckte. Ich hielt es für eindeutig kontraproduktiv, ihren Vorschlag als Angriff auf das Denken und/oder auf ihre Analyse zu deuten, deshalb versuchte ich, meine Verlegenheit zu unterdrücken und ihrem Vorschlag einen symbolischen Wert beizumessen; ich sagte: »Sie bitten mich, mit Ihnen ein Paar zu bilden, aber das kann genau hier stattfinden, im Rahmen unseres analytischen Kontextes.« Die Antwort der Patientin war konkret. »Ich möchte wissen, ob Ja oder Nein. Geben Sie mir eine direkte Antwort.« Deshalb wurde auch ich deutlicher:

> Wenn es darum geht, miteinander Sex zu haben, lautet meine Antwort: Nein. Sie sind hierhergekommen, um eine Analyse zu machen, aus keinem anderen Grund. Wenn es aber darum geht, eine größere emotionale Nähe zwischen uns herzustellen, die Ihnen das Gefühl gibt, dass Sie verstanden werden und Ihnen geholfen wird, sich selbst näher zu kommen, dann lautet die Antwort: ja, im Rahmen unserer gemeinsamen analytischen Erfahrung.

Dieser Dialog fand in einer aufgewühlten Atmosphäre statt, in der das offensichtliche Herzklopfen der Analysandin von meinem eigenen schnellen Herzschlag begleitet wurde. Unsere Körper machten den Weg für diese Analyse frei, sodass wir, obwohl keine konkrete sexuelle Begegnung stattfand, auf einer symbolischen Ebene offen miteinander sprechen konnten und gleichzeitig körperlich präsent waren. Im Gegensatz zu ihrem inneren Tod im Traum und ihrer anfänglichen Intellektualisierung hatte sich ein eindeutiges Lebenszeichen in Form einer emotionalen und erotischen Dimension bemerkbar gemacht.

Wenn wir uns von der Konkretheit ihrer Formulierung nicht abschrecken lassen, fällt außerdem die enorme Wucht und unmittelbare Prägnanz auf

(»Also, wollen Sie ficken?«), mit der die Analysandin die Themen Körper, Sexualität und Begehren in den Mittelpunkt des analytischen Blicks rückte; diese Themen waren hinsichtlich der unaufschiebbaren Konfrontation äußerst wichtig, die von beiden Beteiligten – wenn auch auf unterschiedliche Weise – die Übernahme der »Container-Funktion« und der »Verantwortung« für die Bewältigung der Auswirkungen der körperlichen Realität auf die analytische Beziehung verlangte. In der vorangegangenen Analyse war der Körper völlig ausgeblendet worden, sollte aber im Laufe unserer gemeinsamen Erfahrung in verschiedenen Formen wieder zum Vorschein kommen. Wir sollten nicht außer Acht lassen, dass die Themen Körper, Sexualität und Begehren allmählich versprachlicht und repräsentiert werden konnten, was in der Analyse zu einer Entwicklung vom Körper zur Epistemophilie (Klein, 1987) führte.

Kurze Zeit darauf brachte die Analysandin einen Traum mit, in dem sie einen unterirdischen Gang betrat. Nachdem sie ein Stück gegangen war, sah sie einen großen Fluss aus Feuer, der das Erdinnere durchquerte. Sie streckte ihren Spazierstock aus, und eine kleine Menge dieser auflodernden Flüssigkeit begann aus dem Fluss zu entweichen; die Flut hörte auf, sobald sie ihren Spazierstock zurückzog.

Die Patientin hatte keinerlei Assoziationen und sagte, sie sei einfach nur erstaunt, wie seltsam ihr Traum gewesen sei. Ich fragte sie, ob sie nicht glühende Emotionen in sich spüre, wie die glühenden Emotionen, die sie zu der Sitzung mitbrachte, als sie mich fragte, ob ich ficken wolle, aber auch feststellte, dass sie sich diesen Emotionen nähern konnte, ohne zu ertrinken oder sich zu verbrühen. Sie machte jetzt die Erfahrung, dass sie sich ihren glühenden Emotionen vorsichtig nähern konnte – so wie in dem Traum, als sie ihren Spazierstock hinhielt und zurückzog – oder als sie bereit war, mit mir über ihre mehr oder weniger brennenden Emotionen zu sprechen: Auf diese Weise fand sie heraus, dass es Emotionen gab, denen sie Einhalt gebieten konnte, Emotionen, die sie als so extrem erlebte, dass sie sonst, wenn sie einmal auftauchten, auf irgendeine Weise hätten agiert werden müssen. Sandra schien zufrieden und stellte fest, dass sie sich emotional wärmer und besser fühlte als sonst.

In einem weiteren Traum fand sich Sandra in einer aufregenden Situation mit einer anderen Person wieder; es schien, als könnte es um Sex gehen, doch dann änderte sich die Szene und sie sah sich selbst, wie sie im Stadtzentrum spazieren ging, Geschäfte besuchte, um sich Kleider anzusehen, und Parfümerien, in denen sie blieb, um verschiedene Parfüms zu probieren. Ihre Assoziationen: Da sie immer zu sehr mit ihrer Arbeit beschäftigt war, hatte sie nie daran gedacht, sich einen erholsamen, entspannenden Tag in Geschäften zu gönnen, ganz zu schweigen davon, dass sie verschiedene Parfüms probierte. Dies schien ihr jetzt ein gutes Projekt für die Winterferien. Ich beobachtete, dass sie sich nun Formen der Belohnung zugestehen konnte, die mit ihrem Körper zu tun hatten – wie entspannende Spaziergänge oder das Stöbern nach Kleidung und Parfüm –, anstatt sich auf intellektuelle Tätigkeiten zu beschränken oder zu versuchen, die Bedürfnisse anderer zu befriedigen.

Diese Entwicklung fiel mit einer Verbesserung der sexuellen Beziehung zu ihrem Partner zusammen und bot auch die erste Gelegenheit, in einer Sitzung über einige ihrer sexuellen Probleme zu sprechen. Ihre Vorstellung von Sexualität schien vor allem auf der Erwartung zu beruhen, dass sie auf die Bedürfnisse ihres Partners eingehen müsse, während sie jede Form von direkterer persönlicher Erregung irgendwie als bedrohlich empfand. Dann sagte sie sogar: »Sie glauben doch nicht, dass ich von alleine erregt werde, oder? Ich bin doch nicht pervers!« Ich antwortete ihr und sagte, es gebe ein gewisses Maß an Erregung, die auf einen selbst gerichtet ist und bei jeder Art von sexueller Beziehung zu einer anderen Person immer auftritt, da man sonst Gefahr läuft, zu einer Marionette zu werden. Dieses Durcharbeiten führte etwas später zu Gesprächen, in denen die Patientin erzählte, sie entdecke das Vergnügen, mit sich selbst sinnlich in Kontakt zu treten, indem sie sich beispielsweise Zeit für ein Bad gönne oder ihr Bild im Spiegel entdecke: Sie könne sich mit einer gewissen Befriedigung nackt betrachten, sich an ihrer Figur erfreuen und sich dabei nicht schuldig fühlen, pervers zu sein.

Diese Erkenntnis, dass sie eigenen erotischen Körper besaß, ging mit mehreren neuen erotischen Fantasien einher, die mit der analytischen Beziehung zusammenhingen und es uns ermöglichten, weitere Fortschritte bei der Durcharbeitung zu erzielen. In dieser Phase erschien Sandra nicht mehr so dreist: Sie war sensibler und hatte Momente akuter Angst sowie Ohnmachtsgefühle angesichts der Intensität der Anziehung, die sie verspürte.

»Warum muss ich diese Gefühle haben, wenn ich hierherkomme? Es muss doch einen Weg geben, sie abzustellen, oder nicht?« Ich gab ihr folgenden Hinweis: Wenn sie diese Gefühle habe, so sei dies ein Zeichen dafür, dass wir uns mit ihnen befassen können, würde sie ihre Gefühle verleugnen, so würde dies bedeuten, dass sie ihren Körper und ihre wirklichen Emotionen verleugne.

In einer späteren Sitzung begann die Analysandin mit den Sätzen:

> Heute Morgen wachte ich vor einem bleiernen Himmel auf. Alles schien bedrückend. Doch je näher die Zeit des Therapiebeginns rückte, desto stärker spürte ich, dass sich mein innerer Zustand veränderte. Ich konnte spüren, wie mein Herz schlug, und ich kann es immer noch spüren. Ich weiß nicht, warum es schlägt, aber ich spüre, dass es schlägt, und ich bin froh darüber.

Ich war sehr berührt, als Sandra feststellte, dass ihr Herz in ihrer Brust schlug und dass dies ihr Gefühl der inneren bleiernen Bedrücktheit verdrängte. Es fiel mir auf, dass sie die Erfahrung des schlagenden Herzens in meiner Abwesenheit machte und nicht direkt in einer erregten und aufgewühlten Interaktion mit mir. Deshalb antwortete ich:

> Wenn Sie hierherkommen, können Sie einen eigenen Raum sowie eine Beziehung zu Ihrem Körper und Ihren eigenen Gefühlen finden, die Sie wahrnehmen, wenn Sie sich mir hier nähern; aber es ist trotzdem Ihre eigene persönliche Erfahrung: die Entdeckung Ihrer Freude daran, herauszufinden, dass Sie emotional lebendig sind.

Darauf antwortete sie: »Es ist schön, bei sich selbst Emotionen zu spüren: Das macht mich zufrieden. Mein ganzer Tag verändert sich.«

Ich freute mich über ihre Wahrnehmung des erhöhten Herzschlages und der Emotionen, die sie in Bezug auf die Analyse erlebte, und setzte ihre Wahrnehmung zu dem sensorischen Bewusstsein in Beziehung, das sie erlangt hatte; auf diese Weise richtete ich den Fokus der Therapie von der Beziehungskomponente, die mich betraf, auf ihre innere Erfahrung. Sandra stimmte zu und entwickelte diesen Schwerpunkt, der auf sie selbst gerichtet war, weiter; sie stellte fest, dass sie sich darüber freute, noch nie dagewesene Gefühle von Glück und Zufriedenheit zu spüren. In kürzester Zeit verwandelte sich vor meinen Augen ein konkretes körperliches Gefühl (Herzklopfen, als sie sich der Praxis des Analytikers näherte) in ein Gefühl (»ich bin zufrieden«) oder eine allgemeine Gefühlslage (»mein ganzer Tag verändert sich«).

Eine wichtige Entwicklung fand später statt, als sie eine aggressive Komponente in ihren erotischen Gefühlen entdeckte, was zu einer weiteren Differenzierung im Rahmen ihres anfänglichen Gefühlswirrwarrs beizutragen schien. Dadurch, dass sie ihre aggressiven Gefühle zuließ, erfuhr unsere Beziehung psychisch eine Erweiterung, ohne dass die erotische Komponente völlig verloren ging.

Während einer Sitzung sagte Sandra, mit zittriger Stimme und panisch verzerrtem Gesicht – ein greifbarer Beweis für die Anstrengung, die es sie kostete, sich anzunähern an und Worte zu finden für die Emotionen, die sie in ihrem Körper aufsteigen spürte: »Wenn ich hierher komme, verspüre ich den Drang, Sie wie ein Panther zu verschlingen.« Es folgte eine lange Pause, die im Zusammenhang mit der Anstrengung stand, die es sie gekostet hatte, sich auszudrücken; dann fügte sie in einem ruhigeren Ton hinzu: »Ich habe mich gerade nur an einen alten Film erinnert, in dem sich eine Frau in einen Panther verwandelte. Als ich den Film sah, war ich zu Tode erschrocken. Jetzt weiß ich, dass ich mich entscheiden muss, ob ich eine Frau oder ein Panther sein will.«

Auch ich erinnerte mich an den Schwarz-Weiß-Film *Cat People* (Regie: Jacques Tourneur, 1942), der im Italienischen unter dem Titel *Il bacio della pantera (Der Kuss des Panthers)* bekannt ist. In dem Film spielt Simone Simon die Rolle der furchterregenden Hauptfigur, die selbst erschrak, als sie ihre animalische Natur in sich entdeckte: ein Gefühl des Schreckens, das meines Erachtens mit dem übereinstimmt, was Sandra in der Analyse erlebte. Im letzten Teil ihrer Äußerung (»Jetzt weiß ich, dass ich mich entscheiden muss, ob ich eine Frau oder ein Panther sein will«) bemerkte ich jedoch die Gefahr, die darin bestand, dass sie zwischen Mensch und Tier eine Trennung vornehmen konnte: Wenn ich nur »die Frau« in der Praxis habe, könnte sie zu einem blutleeren Surrogat ohne die Emotionen eines Tieres verkümmern, wenn ich dagegen nur »den Panther« vor mir habe, könnte dies bedeuten, dass ich einem instinktiven Agieren ausgesetzt bin, das leicht aus dem Ruder laufen kann. Ich suchte nach einer Formulierung, die ihr helfen könnte, mit den Gefühlen des Panthers in ihr verbunden zu bleiben, ohne dabei ihre Ressourcen des gesunden Menschenverstandes zu verlieren, deshalb sagte ich: »Sie sind sowohl Frau als auch Panther, wenn Sie Ihre sexuelle Anziehungskraft und Ihr Verlangen, mich in Stücke zu reißen, als eine Möglichkeit begreifen, sowohl Ihr Verlangen nach Liebe als auch nach Hass und Ihre Sehnsucht nach totaler Kontrolle zu befriedigen.« Auf diese Weise wollte ich die beiden Elemente, Liebe und Hass, verdeutlichen, die endlich sichtbar und unterscheidbar waren. So ließ sich der gewalttätige Aspekt der Besessenheit erklären, der dazu beitrug, dass sich ihr Drang, von mir Besitz zu ergreifen, in etwas konkret Sexuelles verwandelte.

Ich hatte den Eindruck, dass die Analysandin nach meiner Bemerkung tatsächlich sofort ruhiger wurde: Der Gedanke, den aggressiven Aspekt ihrer Persönlichkeit erkannt zu haben, hatte sie offensichtlich dazu gebracht, bei sich selbst sein zu können, wobei sie gleichzeitig die Intensität ihrer körperlichen Emotionen und die zwischenmenschliche Distanz, die uns trennte, ertrug.

Es gab erste Anzeichen, dass bezüglich des konflikthaften Themas Tod, das in ihrem ersten Traum aufgetaucht war, in dem Sandra in einer Gruft eingesperrt war, eine Entwicklung stattfand: Sie träumte, sie sehe, wie ihre Mutter – die einige Monate zuvor gestorben war – lebendig aus ihrem Sarg herauskam. Im Traum war Sandra verblüfft und konnte nicht verstehen, wie es ihrer Mutter gelungen war, während der ganzen Zeit, in der sie in ihrem Sarg eingeschlossen war, zu atmen. Ich fragte mich, ob dies eine wahnhafte Verleugnung des Todes war, dieselbe Verleugnung, die sie in der Vergangenheit – wie im ersten Traum – verunsichert hatte, ob sie lebendig oder tot war. Sandra fügte hinzu, dass sie noch einen weiteren Traum gehabt habe, in dem sie sich selbst beim Kokainkonsum gesehen habe.

Es stellte sich heraus, dass sie diese Substanz in der Vergangenheit während einer Beziehung mit einem Kokainabhängigen eingenommen hatte. Ihre Assoziation war, dass Kokain Nase und Mund völlig betäubt: »Es führt dazu, dass man nichts mehr spürt.« Auf diese Weise konnte sie an ihren kokainsüchtigen Aspekten arbeiten, die mit ihrer Verleugnung des Todes und ihrer Tendenz, ihre Beziehung zum Körper und zu den Sinnesorganen anzugreifen (Freud, 1911b), zusammenhingen – was dazu geführt hatte, dass die lebendige Beziehung zu ihren Gefühlen (»nichts mehr spüren«) abbrach.

Auf der Grundlage dieses Materials konnte ich die Funktion, die die Erotisierung erfüllte, besser verstehen, in dem Sinne, dass die erotisierte emotionale Beteiligung ihr die vermeintliche Möglichkeit bot, sie könne sich emotional lebendig fühlen, im Gegensatz zu ihrem psychotischen Persönlichkeitsanteil (Bion, 1990d), der den Unterschied zwischen Leben und Tod aufhob. Was ihre Neigung zum Drogenmissbrauch betrifft: Die Erotisierung der analytischen Beziehung ermöglichte ihr eine Verbindung zu ihren Empfindungen und Gefühlen sowie eine Erfahrung, die durch meine Interventionen in Begriffe gefasst werden konnte, die ihre Gefühle repräsentierten.

Sandra erwähnte, dass ihr Drogenkonsum zur Auslöschung einer differenzierenden Funktion ihrer Sinnesorgane geführt hatte und verwies damit auf einen wichtigen Aspekt, den sie in ihrem Angriff auf ihre Beziehung zwischen Körper und Psyche einsetzte. An dieser Stelle konnte ich auch einige kleinere Ereignisse verstehen, die im Rahmen der analytischen Beziehung zum Vorschein kamen, bei denen Sandra durch gelegentliche konkrete Andeutungen ihre Sinnesorgane auf unterschiedliche Weise zum Thema gemacht hatte.

Diese Ereignisse wurden jetzt wichtig, da sie Sandra einen Zugang zum Einsatz ihrer Sinnesorgane ermöglichten. Zu einer morgendlichen Sitzung hatte sie beispielsweise einmal eine Flasche Wein mitgebracht und mich gebeten, den Wein zu probieren, damit sie meine Meinung dazu hören könne. Damals hatte ich das Gefühl, dass sie eine Weigerung meinerseits als Beweis dafür deuten würde, dass sie eine bedrohlich verführerische Person sei, die davongejagt werden müsse; deshalb kostete ich den Wein, spuckte ihn wie ein professioneller Verkoster wieder aus und gab ihr meinen tatsächlichen Eindruck wieder. Auf diese Weise ergaben sich neue Themen in unseren Gesprächen, sodass die Patientin mir nach dieser konkreten Erfahrung, als ich den Wein kostete, von ihren gastronomischen und geschmacklichen Erlebnissen erzählen konnte. Bei anderen Gelegenheiten machte Sandra Hören und Musik zum Thema unserer Gespräche, sodass wir ihre Erfahrungen im Kontext ihrer musikalischen Gefühle betrachten konnten, die sie durch den Besuch von Konzerten und den Vergleich von Musikinterpretationen kultiviert hatte (zur Rolle der Musik im analytischen Gespräch siehe Lombardi, 2008b).

Bevor ich zum Schluss komme, möchte ich noch zwei klinische Beispiele betrachten, um zu zeigen, wie das Thema der Integration bzw. Dissoziation von Körper und Psyche in einer Sitzung auftauchen kann.

Eines Tages bezog sich Sandra auf die vorangegangene Sitzung und stellte fest:

> Ich war wirklich erstaunt, als Sie sagten, dass unsere Körper in den Sitzungen auf jeden Fall immer dabei sind. Obwohl dies einerseits offensichtlich sein mag, ist es für mich nicht so, denn ohne es zu merken, verliere ich die ganze Zeit meinen Körper.

Diese Aussage trug dazu bei, dass ich eine größere Bewusstheit für die Bedeutung der Integration des Körpers in den analytischen Prozess entwickelte; sie verwies aber gleichzeitig auf die Notwendigkeit, weiter an der Beziehung zwischen Körper und Psyche zu arbeiten, da dies ein Bereich war, der dringend durchgearbeitet werden musste.

In der nächsten Sitzung begann Sandra – wie schon in der Vergangenheit – über ihre triefende Nase zu klagen, ein Zustand, der sie immer wieder plagte.

S[andra]: Wer weiß, warum meine Nase immer läuft?

A: [Ich stellte eine gedankliche Verbindung zwischen ihrer Bemerkung und diesem Vorgang im Bereich ihres Körpers her, über dessen ständigen Verlust sie sich beklagte.] Wenn Sie eine triefende Nase haben, haben Sie offensichtlich einen Körper. Auch das ist eine Möglichkeit, Ihren Körper nicht zu verlieren, wenn Sie hier in Ihrer Sitzung sind.

S: [Sofort ansprechbarer und präsenter.] Das ist wirklich eine gute Beobachtung. Daran hatte ich noch gar nicht gedacht!

In diesem Fall ist die triefende Nase ein Zeichen für körperliche Präsenz, aber es liegt an der analytischen Durcharbeitung, die dazu führen muss, dass dieser Körper von der Psyche bewusst ins Blickfeld genommen wird.

In einer anderen Sitzung sprach Sandra über ein Buch, in dem ein Journalist von seinen Erfahrungen im Fernen Osten berichtet, und beschrieb den Besuch des Journalisten bei einem indischen Guru. Als dieser den Journalisten empfing, hatte er neben sich seine völlig nackte Begleiterin, die ihre Augen geschlossen und ihre Beine geöffnet hatte und sich völlig auf ihre Yogaübungen konzentrierte.

Als meine Analysandin eine Begebenheit beschrieb, die ihr nicht so wichtig schien, bemerkte ich, wie sie emotional abwesend war, und ich fragte mich, ob sie sich mit ihrer sensorischen Wahrnehmung woanders befand und ob sie wie die Personen in ihrer Beschreibung in zwei Teile gespalten war. Deshalb vermutete ich, dass sie möglicherweise selbst so strukturiert sei, als wäre sie in zwei Teile gespalten – entweder nur Körper wie die nackte Frau oder nur Geist wie der indische Guru. Auf diese Weise hörte sie auf, als Person zu existieren, und es gab keine wirklichen Grenzen mehr, die zu einer realen Person gehören. Als ich aufhörte zu reden, sah ich, dass sich Sandras Augen mit Tränen füllten.

S: [Verärgert.] Sehen Sie, was mit mir passiert! Ich verstehe nicht, warum ich jetzt anfangen soll zu weinen.

A: Ich habe den Eindruck, dass Sie durch Weinen sich selbst und das, was in Ihnen passiert, entdecken können! Indem Sie Ihren Gefühlen Raum geben, lassen Sie es zu, dass Sie sich selbst spüren und sich Ihrer selbst bewusst werden, anstatt sich zu verlieren.

Die triefende Nase aus der vorangegangenen Sitzung schien zu einer Erfahrung zu werden, die emotional nachwirkte und sich in dem Weinen in der späteren Sitzung zeigte. In beiden Situationen konnte die Analysandin durch das Auftauchen von Empfindungen und Emotionen mit sich selbst in Kontakt treten und entdecken, dass sie unmittelbar lebendig und präsent war.

All diesen klinischen Fragmenten von Sandras Analyse können wir entnehmen, wie das Durcharbeiten sich unterschiedliche Erfahrungsprozesse zunutze machen kann: die intersubjektive Dynamik, die Erkundung der Vorstellungen und Missverständnisse des Patienten (Money-Kyrle, 1968) und die Erfahrung des Körpers und der Emotionen während einer Sitzung. So können die grundlegenden Formen der Körpererfahrung und des Denkens angesichts von Emotionen katalysiert werden (Bion, 1962b), die es dem Patienten ermöglichen, dem Abgrund der Gleichgültigkeit und der Körper-Psyche-Dissoziation zu entkommen.

## Körperliche Gefühle in der Begegnung zwischen Analytiker und Analysand

Die in diesen beiden Analysen erreichte Integration des Körpers ermöglichte es den Analysanden, sich von ihrer existenziellen Lähmung zu befreien, die man auf bestimmte Formen der Perversion oder auf einen Todestrieb zurückführen kann (Freud, 1920). Aufgrund der Erfahrungen im Laufe ihrer Analyse konnten sie eine komplexe Beziehung ihrer Psyche zu der Welt ihrer körperlichen Empfindungen und Gefühle herstellen. Vittoria betonte, ihre Empfindungen hätten entscheidend dazu beigetragen, dass sie gelernt habe, »ihre eigenen Gedanken zu haben«; Sandra, deren Analyse schon weiter fortgeschritten war, stellte fest, dass sie endlich ihre Leidenschaft verarbeitet habe, von der sie immer geglaubt hatte, sie nicht beherrschen zu können.

Die Tatsache, dass ich mich auf den Dialog zwischen Körper und Psyche fokussiere, bedeutet keine Ablehnung der zentralen Rolle, die die Beziehungsebene spielt: Der Einfluss der Intersubjektivität ist in der Tat die einzige Erfahrungsquelle, die innere Veränderungen hervorrufen kann. Die analytische Beziehung ist der Ort, an dem zwischen den Empfindungen, einerseits der Angst, den Verstand zu verlieren, und andererseits dem anarchischen Feuer der Leidenschaft eine Begegnung stattfindet: Der Analytiker wird zum Gesprächspartner, der die Emotionen des Analysanden containen kann und auf diese Weise dessen Zugang zu den katastrophalen Turbulenzen der Beziehung zwischen Körper und Psyche erleichtert. Angesichts ihrer individuellen Beziehungserfahrungen bleiben der Analytiker und der Analysand getrennte Personen, von denen jeder für sich allein die Aufgabe hat, den sensorisch-emotionalen Druck zu benennen und zu containen (Freud, 1911b; Bion, 1970).

Der Körper erinnert uns nicht nur an die Bedeutung der Triebe und der Sexualität: Er bildet auch den konkreten Kern der Persönlichkeit und spielt eine ebenso wichtige Rolle wie die Psyche, auch wenn Letztere in der Psychoanalyse weitgehend die Aufmerksamkeit auf sich gezogen hat. Wir sollten die zentrale Bedeutung des Körpers also nicht mit einem Rückfall in die Freud'sche Sichtweise der Ausschließlichkeit des Körpers verwechseln, deren Unzulänglichkeiten von Analytikern, die den Schwerpunkt auf die Beziehungsebene legen, in unterschiedlicher Weise aufgezeigt wurden (Aron & Anderson, 2003; Fast, 1992; Seligman, 1999).

Das Versagen, die Psyche und primitive körperliche Erfahrungen miteinander zu verbinden, zeigt sich tatsächlich auf der Beziehungsebene angesichts fehlender oder verzerrter mütterlicher Reverie (Bion, 1962b), die zu invasiven und lähmenden Introjektionen führt (Williams, 2010). Auch wegen des toxischen und invasiven Charakters, den die Objektbeziehungen in der individuellen Entwicklung hatten, läuft die analytische Arbeit, die sich auf die Deutung des Übertragungsgeschehens konzentriert, Gefahr, die Dissoziation vom Körper zu verstärken.

In neurologischer Hinsicht hob Antonio Damasio (1994, 1999) die grundlegende Bedeutung der Repräsentation des Körpers für die Strukturierung des Selbst und die Entstehung des Selbstbewusstseins hervor: »Wie sich Emotion, Gefühl und Bewusstsein äußern, hängt in ihrer Umsetzung von Repräsentationen des Organismus ab. Ihre gemeinsame Essenz ist der Körper« (1999, S. 284; Übers. E.K.). Bisher haben die Analytiker es versäumt, dem Körper in der Psychoanalyse eine Sonderstellung auf einer Ebene einzuräumen, die sich grundsätzlich von derjenigen der Psyche unterscheidet. Soweit ich weiß, ist Ferraris Konzept des Konkreten Originären Objekts (COO) der einzige Schritt in diese Richtung (Ferrari, 2004; Lombardi, 2002, 2005b, 2009b; Meissner, 2005).

Eine Sichtweise, die vom Körper ausgeht, könnte dazu beitragen, die etwas moralisierende Tendenz, die »primitiven« Manifestationen zu ignorieren, mit denen sich der Körper in den Sitzungen bemerkbar macht. Freud (1915a, S. 315) bezeichnete das Verhalten von Frauen, die in ihrer sogenannten »Übertragungsliebe das Psychische nicht für das Materielle nehmen wollen«, mit dem abschätzigen Ausdruck der »Suppenlogik mit Knödelargumenten«; diese Frauen drohen außerdem, die Autorität des Arztes zu zerstören. In späteren Schriften über die erotische Übertragung wurden diese Fokussierung auf die Objektbeziehungen sowie die ödipale Stufe bestätigt und dabei die spezifischen Erfordernisse der inneren Körper-Psyche-Achse vernachlässigt: Auf diese Weise werden jene Formen der Übertragung, die von einem eindeutigen liebevollen und sehnsüchtigen Bezug zum Objekt geprägt sind, als »gutartig« eingestuft, während jene Manifestationen, die direkt die Sexualität und den Körper betreffen, als »bösartig« oder wahnhaft gelten (Blum, 1973; Bologni-ni, 1994; De Masi, 2012). Das Bestreben Freuds und der Freud'schen Tradition, der Autorität des Analytikers eine charismatische und uneingeschränkte Bedeutung beizumessen – bis hin zu einer Identifizierung des Analytikers mit seinem eigenen Über-Ich (Reeder, 2004) –, scheint sich in der Neigung vieler Psychoanalytiker zur Geringschätzung körperlicher Manifestationen widerzuspiegeln. Wer als Analytiker in erster Linie darauf bedacht ist, seine Autorität zu wahren, läuft Gefahr, die Aspekte der sexuellen Anziehung, die sich in der analytischen Beziehung zeigen, nicht durchzuarbeiten und sich einer starken Verdrängung und Dissoziation auszusetzen, bis hin zur Verletzung der beruflichen Grenzen.

In der Psychoanalyse kommt es häufig vor, dass wir den unstrukturierten und primitiven Äußerungen unserer Patienten, die meist mit Destruktivität und Wahnsinn in Verbindung gebracht werden, mit Besorgnis begegnen. Der Patient, der seine unverarbeiteten Körpergefühle in eine Sitzung mitbringt, wird demzufolge als narzisstisch, soziopathisch, pervers, intolerant gegenüber dem Anderssein usw. bezeichnet. In vielen Fällen sind diese Patienten tatsächlich aus physiologischer Sicht zu wenig »narzisstisch«, um Zugang zu sich selbst und ihren eigenen Bedürfnissen zu haben. In diesem Kontext erscheint das Bestreben zum Handeln eher ein Versuch, für neue Erfahrungen empfänglich zu sein, die zur Entwicklung der Subjektivität beitragen können, als ein regressives und destruktives Agieren.

Die Fokussierung auf den fließenden Übergang von Körper, Handlung, Gefühl und Denken hilft uns, die unmittelbar greifbaren, mit dem Leben verbundenen Körpergefühle oder vielmehr die unverarbeiteten Gefühle im Auge zu behalten, die den strukturierteren, klar abgegrenzten Emotionen vorausgehen. Wo der menschliche Körper unmittelbar in den Vordergrund rückt, ist die Konfrontation mit dem Gefühl eine ständige Herausforderung für die Ressourcen des Individuums, Container-Funktionen zu übernehmen.

Die griechische Dichterin Sappho schrieb am Anbeginn der westlichen Zivilisation.

> Die Liebe erschütterte meine Seele, so wie ein plötzlicher Wind, der vom Berg herab weht, auf eine Eiche fällt.[2]

Die Heftigkeit der Empfindungen und Leidenschaften erregt den Menschen, so wie der Wind mit seiner unbändigen Kraft die Eiche niederdrückt.

Der Psychoanalytiker muss sich der echten Gefahr bewusst sein, die mit dem Einfluss der Emotionen auf die Psyche einhergeht, und des realen Risikos einer Destabilisierung, die sich aus einer gesunden Interaktion zwischen den psychotischen und nicht-psychotischen Bereichen ergeben kann: Es nicht möglich ist, zu denken, ohne sich diesem Risiko auszusetzen, wenn es tatsächlich so ist, dass das Denken nur in Gegenwart von Emotionen stattfinden kann (Bion, 1962b). Die Praxis der Psychoanalyse erfordert folglich eine Denkweise, die sich nicht systematisch an Theorien orientiert oder von dem »aufgeregten Greifen nach Fakten und Verstandesgründen« eingenommen ist, um es mit den Worten von Keats zu sagen (zitiert nach Bion, 2006, S. 143), stattdessen sollte sie Raum für die Konfrontation mit der in Wirklichkeit katastrophalen Wesensart der Körpergefühle schaffen. Übrigens, einige zeitgenössische Autoren laufen meines Erachtens Gefahr, sich von Bions hinreißendem abstrakten Gedankengut so sehr betören zu lassen, dass sie bei einer intellektualisierten und selbstbezogenen Art von Psychoanalyse enden und dabei die somatische Triebfeder aus den Augen verlieren, die Bion inspirierte.

## Schlussfolgerung

Trotz unseres Wunsches nach intellektueller Kontrolle und Allwissenheit, der unseren Beruf zu kennzeichnen scheint, sollten wir die immer wichtiger werdende Rolle würdigen, die der Körper in letzter Zeit in unseren Analysen spielt: ein Bereich, der nicht Gedanke ist, aber mentale Funktionen antizipieren und generieren kann (Bion, 1988[1979]; Lombardi, 2008b).

2 Sappho, Fragment 42.

> Wartet ohne Gedanken, denn ihr seid nicht bereit für Gedanken. So wird die Dunkelheit zum Licht, und die Stille zum Tanz. (T. S. Eliot, *Vier Quartette: Ostkocher*; Übers. E. K.).

In unserer Praxis sind wir heutzutage zunehmend herausgefordert, uns den von »ozeanischen Gefühlen« beherrschten Bereichen zu nähern, in denen die Organisation der Erfahrung von Empfindungen und Körpergefühlen mehr zählt als abstraktes Verstehen. Die Beziehung zwischen Körper und Psyche, die sich in der »Schmiedewerkstatt« der analytischen Beziehung entwickelt, führt zu einer neuen Art des Erlebens, die an den körperlichen Wurzeln der Subjektivität ansetzt und sich in Richtung Containment und Denken bewegt. Indem die Erfahrung im Laufe der Analyse einen immer größeren Raum einnimmt, rücken mit dem Durcharbeiten die Andersartigkeit des Analytikers und auch die Grenzen, die dies impliziert, in den Vordergrund. Die Patientin nimmt über die Analyse hinaus eine Fähigkeit mit, die sie dort erworben hat: Sie kann einen Austausch mit der Körper-Psyche-Achse herstellen, indem sie ihre Beziehung zu anderen Menschen im fließenden Übergang zu ihrer körperlichen Sensibilität gestaltet, die ihr eigenes Wesen kennzeichnet.

## Kapitel 9

# Der Hut auf dem Gipfel des Vulkans

## Bions O und Ferraris Beziehung zwischen Körper und Psyche

In diesem Kapitel versuche ich, Parallelen zwischen Bions O und der Beziehung zwischen Körper und Psyche aufzuzeigen, die ich in unterschiedlichen Situationen vor dem Hintergrund meiner eigenen klinischen Erfahrung untersucht habe. Meine Darlegungen einiger Theorien von Ferrari, die dem Körper als COO (*concrete original object*) eine zentrale Position zuweisen (Ferrari, 2004; Lombardi, 2002), weichen an einigen Stellen von Ferrari ab. Die theoretischen und konzeptionellen Bereiche, die von ihm und Bion bearbeitet wurden, unterscheiden sich natürlich, da sie aus verschiedenen Blickrichtungen auf den Körper schauen, aber das Denken der beiden Männer kann einige interessante Punkte aufzeigen, durch denen sie sich gegenseitig beeinflusst haben. Angesichts der Tatsache, dass Ferrari ein Schüler Bions in Brasilien war, können sie uns einen Hinweis darauf geben, wie einige der Theorien von Bion weiterentwickelt werden könnten.

In seiner Theorie vom Untergang des Körpers behauptet Ferrari, dass das psychische Funktionieren durch die Abkühlung der ursprünglich glühenden und überwältigenden unverarbeiteten Sinneswahrnehmungen in Gang gesetzt wird. Die *Reverie* der Mutter bzw. des Analytikers trägt zur Verringerung der sensorischen Spannung bei, aber der eigentliche Vorgang, die Sinnesdaten einzugrenzen, findet im Inneren des Kindes oder Patienten statt. Ferrari unterscheidet zwischen einer *horizontalen Beziehung* zwischen dem Analytiker und dem Analysanden und einer *vertikalen Beziehung zwischen Körper und Psyche*: Beide sind ständig präsent, aber die Unterscheidung zwischen den beiden Beziehungen weist den Weg zu einem spezifischen Durcharbeiten auf der vertikalen Achse in all jenen Fällen, in denen dies den dringenden Bedürfnissen des Patienten entspricht und die Entwicklung des analytischen Prozesses fördern kann.

Die Überschneidungsphänomene zwischen dem mentalen Merken (*notation*) und dem Erfassen von Sinnesdaten stellen einen ständigen Bezugspunkt für psychische Aktivitäten dar. Während Bion den Schwerpunkt auf die

Symbolbildung legt, betont Ferrari, dass der Körper auch bei den abstraktesten psychischen Prozessen weiterhin präsent ist: Er wird nur vorübergehend von einer psychischen Aktivität in den Hintergrund gedrängt, ist aber jeder Zeit bereit, sobald die Emotionen stärker werden, mit seinem überwältigenden strukturellen ethologischen Gepäck wieder in den Vordergrund zu treten. Somit verzichtet Ferrari auf die Unterscheidung zwischen gedankenfreundlichen Alpha-Elementen und gedankenfeindlichen Beta-Elementen: Es geht ihm vor allem darum, dass die Beziehung zwischen Körper und Psyche aufrechterhalten wird, die, wenn sie gelingt, die Bedingungen für den Zugang zu den Gedanken schafft oder im Gegenteil deren Zugang blockiert, wenn sie gestört ist.

Für Bion (1962b) findet das Denken immer in Gegenwart von Gefühlen statt, während Ferrari die Mikrophänomene der Sinneswahrnehmung gegenüber der weiter entwickelten Interaktion zwischen Gefühlen und Denken vorzieht. Die Hypothese vom Untergang des Körpers bietet deshalb den Vorteil, dass sie sich speziell auf die Art und Weise bezieht, wie Körper und Psyche interagieren; außerdem konzentriert sie sich auf die Bereiche, wo die meisten primitiven Phänomene, die für das psychische Funktionieren verantwortlich sind, organisiert sind. Insofern erscheinen Ferraris Hypothesen besonders aktuell, da sie die jüngsten Erkenntnisse der Neurowissenschaften vorwegnehmen, die einen engen Zusammenhang zwischen Körperbewusstsein und Empfindungsvermögen aufzeigen: »Gefühle entwickeln sich wahrscheinlich aus Landkarten von Körperzuständen.« (Damasio & Carvalho, 2013, S. 146; Übers. E.K.) Für die Neurowissenschaftler sind unsere körperlichen Selbsterfahrungen entscheidend für das Verständnis von Intersubjektivität (Gallese & Ebisch, 2014).

Bions psychoanalytischer Beitrag entwickelt die von Freud eingeführte, auf das Denken konzentrierte analytische Perspektive in unübertrefflicher Weise weiter. Gleichzeitig behindert er auch eine Entwicklung, sodass die psychoanalytische Forschung *nur dann* neue Impulse erhalten und neue Horizonte erkunden kann, wenn sie von den prämentalen generativen Ebenen ausgeht: Kurz gesagt, der Körper kann zum neuen Ausgangspunkt psychoanalytischer Untersuchungen werden (Ferrari & Lombardi, 1998).

In diesem Sinne werden wir nun einige Überschneidungen zwischen Bions Ideen – insbesondere seiner Hypothese über das O – und der Beziehung zwischen Körper und Psyche betrachten.

## Das Geheimnis der konstanten Verflechtung

Bion erinnert uns an die Notwendigkeit einer »konstanten Verflechtung« im analytischen Setting, auch wenn wir vielleicht Jahre brauchen, um zu verstehen, was in unserer analytischen Erfahrung zu einer Verflechtung führt und was genau diese Verflechtung bedeutet. Dies führt uns vor Augen, wie der Analytiker ständig die Angst vor dem Unbekannten ertragen muss, in Verbindung mit einem »Werden«, das bestimmte erschreckende Merkmale enthält: »Wachstum und Reifung werden von allen hassenswerten Möglichkeiten am häufigsten gefürchtet und verabscheut.« (Bion, 2006, S. 65)

Aus dieser zentralen Präsenz des Unbekannten ergibt sich das Missverhältnis zwischen dem massiven Engagement, das die Analyse erfordert, und der Knappheit der Mittel, die uns zur Verfügung stehen, um uns selbst zu erklären und mitzuteilen, was vor sich geht.

Die Ängste, die im Analytiker hervorgerufen werden, können so stark sein, dass sie ein unermüdliches Streben nach äußerer Anerkennung auslösen: ein öffentliches Ansehen, das den Analytiker darin bestärkt, dass seine analytischen Fähigkeiten nicht in Frage gestellt sind. Bion ist in dieser Hinsicht sehr spitzfindig, denn er hält »das öffentliche Ansehen für notorisch wankelmütig und unzuverlässig und als Grundlage für ein Urteil nicht geeignet« (Bion, 2006, S. 74): ein Standpunkt, der den analytischen Richtungen ausgesprochen feindselig gegenübersteht, die sich immer stärker an die Vorstellung von der Identität analytischer Kompetenz mit institutioneller Macht klammern (Lombardi, 2006b).

Man kann nicht leugnen, dass ein gewisser »Bionismus« etwas Defensives an sich hat, sodass folgender Eindruck entsteht: »Der Container entzieht dem, was er enthält, derart viel Substanz, dass nichts mehr übrigbleibt [...] Illustriert wird dies zum Beispiel durch das Wort, das als Metapher verwendet wird, bis der Hintergrund in Vergessenheit gerät und das Wort seine Bedeutung verliert.« (Bion, 2006, S. 123) Die Bezugnahme auf Bion läuft also Gefahr, die Brisanz der psychoanalytischen Erfahrung eher zu entschärfen als zu entwickeln, sodass – um Bion selbst zu paraphrasieren (Bion, 2006, S. 92) – zu befürchten ist, dass Bion Gefahr läuft, »mit Ehren beladen zu werden und spurlos unterzugehen«.

Das Aushalten von Dunklem und Geheimnisvollen ist ganz besonders notwendig, wenn es sich um sogenannte schwere Fälle handelt, die uns mit unseren Grenzen konfrontieren, wenn es darum geht, unsere analytische Erfahrung zu übersetzen und mitzuteilen, da die »verfügbaren sprachlichen Formulierungen für den Psychoanalytiker keine angemessenen Formulierungen enthalten« (Bion, 2006, S. 75): ein Problem, das umso komplexer wird durch den Fakt, dass, wenn wir versuchen, unsere klinische Erfahrung zu übermitteln, »kein derzeit anerkannter Vertex adäquat ist« (Bion, 2006, S. 74). Die Psychoanalyse kann also nur in einem Kontext überleben, der für die Suche nach neuen Vertices offen ist, die mit der Erfahrung unserer extremsten Analysanden übereinstimmen. In seiner Aufmerksamkeit für die Toleranz gegenüber dem Geheimnisvollen und Ungewissen scheint Bion ein direkter Erbe Freuds zu sein, der die von Goethe beschriebene mitternächtliche Finsternis liebte:

> Nun ist die Luft von solchem Spuk so voll,
> Dass niemand weiß, wie er ihn meiden soll.
> (*Faust*, II.v.5)

## Bions O

In seinem Versuch, die Psychoanalyse für neue Horizonte zu öffnen, beruft sich Bion auf Kants Konzept des Dinges an sich und legt nahe, dass psychoanalytische Prozesse nicht direkt erkannt werden können. O bezeichnet die »letzte Realität, absolute Wahrheit, die Gottheit, das Unendliche« (Bion, 2006, S. 35) der analytischen Erfahrung, die uns nicht »an sich« bekannt sein kann, da sie von »Dunkelheit und Formlosigkeit« geprägt ist. O verfügt über das Potenzial, zu einem bestimmten Zeitpunkt seiner Entwicklung »zu werden« und wissbar (K/knowable) zu sein.

Wenn der Analytiker zu O wird, ist er in der Lage, sich mit den Ereignissen vertraut zu machen, die eine Entwicklung von O sind; und dieses besondere »O-Werden« hat eher mit Sein als mit Wissen zu tun. Der Analytiker kann das O des Patienten *kennen*, aber er kann nicht das O *sein*, das mit diesem O korrespondiert (Bion, 2006, S. 36). Da das Sein involviert ist, nimmt die Interferenz der Lüge ontologische und nicht nur kognitive Eigenschaften an, sodass »ein Ergebnis, das auf Unwahrheit beruht, nicht Ergebnis im eigentlichen Sinn sein kann« (Bion, 2006, S. 37).

Erinnerung und Wunsch sind insofern ein Hindernis für das Werden von O, als sie ein Element der Sättigung einführen, das dem Einswerden mit O im Wege steht. Im Fall der Erinnerung ist das eingeführte Element der Sättigung ein Hindernis für die freie Entfaltung des psychischen Funktionierens: »Ein Analytiker mit einer solchen geistigen Verfassung ist jemand, der lernunfähig ist, weil er befriedigt ist.« (Bion, 2006, S. 39) Auch die Konditionierung der Sinne durch den Wunsch, dass es dem Patienten gut geht, ist schädlich. Durch die Vermeidung von Erinnerung und Wunsch »erreichen der Psychoanalytiker und der Analysand einen Zustand, in dem sich beide mit dem nicht weiter reduzierbaren Minimum befassen, das der Patient ist« (Bion, 2006, S. 71), und entwickeln einen Glauben »an eine psychoanalytische Erfahrung, die gleichwohl unsagbar bleibt« (Bion, 1970, S. 45). Wenn die schwierige Disziplin (1970, S. 68), die mit dem Ausblenden des Gedächtnisses, des Verlangens und des Wissens verbunden ist, nicht eingehalten wird, so »ist eine kontinuierliche Verschlechterung der Beobachtungsfähigkeit, deren Aufrechterhaltung unverzichtbar ist, die Folge« (Bion, 2006, S. 64).

In ihrer Tendenz, der Kraft des sinnlichen Verlangens, das vom Lustprinzip ausgeht, entgegenzuwirken (Freud, 1915a), weist die Erfahrung von O auf eine Reihe von wichtigen Merkmalen:

- einen Beobachtungsrahmen für den Analytiker und eine Disziplin, die nicht dem persönlichen Willen unterworfen ist;
- eine Annäherung an unbekannte innere Erfahrungen in einem Kontext der intersubjektiven Syntonisierung;
- eine zeitliche Syntonisierung, die eine kontinuierliche Aktualisierung im Rahmen der Sitzung und der Analyse ermöglicht;
- eine Erschwernis intellektueller Kontrolle;
- ein besonderer Fokus auf unbekannte Phänomene, die erforscht werden sollen.

Von seinen psychotischen Patienten hatte Bion gelernt, die Gefahr zu erkennen, die in der Symbolsättigung lauert, die dazu führt, alle Handlungen in symbolische Handlungen zu transformieren, mit einem möglichen wahnhaften Ergebnis. Die Tendenz zur ständigen Symbolisierung stellt auch für das Funktionieren einer sogenannten normalen Psyche eine ernsthafte Gefahr dar: Wenn der Analytiker sich ständig an sein Wissen und seine Fähigkeit zur Symbolbildung klammert, verfällt er in eine »vorzeitige Sättigung«, die die Erfahrung einer ungesättigten Psyche und die Entwicklung des normalen Prozesses der Symbolbildung behindert (Bion, 2006, S. 81).

Bions Bedenken hinsichtlich der Funktionsweise von Gedächtnis und Wunsch scheinen sich auf alle kognitiven Aktivitäten zu erstrecken, wenn er seine Leser davor warnt, anzunehmen, dass sie O durch Wissen erreichen können: »Einssein mit O könnte durch die Transformation K→O möglich erscheinen, ist es aber nicht.« (Bion, 2006, S. 40) Daraus ergeben sich wichtige Implikationen für die Rolle, die man den Gefühlen und dem Dialog zwischen Körper und Psyche zuschreiben sollte, die ich in diesem Buch untersuche.

Die Marginalisierung von K in einem von O beherrschten Universum sollte wichtige Auswirkungen auf die psychoanalytische Ausbildung haben, wie sie in Seminaren vermittelt wird. Diese Ausbildung wird häufig auf rein kognitive Tätigkeiten mit strenger Überwachung reduziert: In einigen psychoanalytischen Gesellschaften ist die Teilnahme an einem festgelegten Seminarplan vorgeschrieben, und die Kandidaten müssen sich jährlichen Evaluierungen unterziehen. Der Schwerpunkt liegt auf verpflichtender Wissensvermittlung und streng kontrollierten Prüfungen, die im Wesentlichen dazu gedacht waren, neue Generationen einer »herrschenden Kaste« großzuziehen, »die nicht von Natur aus mit der Fähigkeit begabt ist, die direkte Erfahrung zu machen, psychoanalytisch […] zu *sein*« (Bion, 2006, S. 87). Dies kann angesichts des derzeitigen Zustands der Psychoanalyse, die bereits von Konformismus und mangelnder Kreativität geprägt ist, nur schädliche Auswirkungen auf nachfolgende Generationen haben.

In Anlehnung an einen Gedanken von Keats konzentriert sich Bion auf »die negative Fähigkeit, das heißt, wenn jemand fähig ist, das Ungewisse, die Mysterien, die Zweifel zu ertragen, ohne alles aufgeregte Greifen nach Fakten und Verstandesgründen« (zitiert nach Bion, 2006, S. 143). Er unterstreicht auch die Rolle der »Geduld«, die es dem Analytiker ermöglicht, auch über lange Zeiträume hinweg »wahrzunehmen, was ihm […] unbekannt ist« (Bion, 2006, S. 141).

Sich in Geduld zu üben führt zu einer Sicherheit, in der die Analytikerin in der Lage ist, ihre verstreuten Beobachtungen zusammenzufügen, symbolisch zu denken und Deutungen vorzunehmen (Bion, 2006, S. 142).

## Bions O und die Beziehung zwischen Körper und Psyche

Ich glaube, dass die von Bion eingeführte Betonung des ungesättigten Zustandes auf die Erfahrung der Beziehung zum eigenen Körper und zur Sensorik als ontologischer Gegebenheit der Zugehörigkeit zu sich selbst und zu seiner ethologischen Matrix zurückgeführt werden kann. Die psychische Erfahrung des Körpers ist durch kontinuierliche Entwicklung und Veränderung gekennzeichnet – wie es auch beim »Werden« der Fall ist, was nach Bion O kennzeichnet –, da die Welt der Empfindungen in ständiger und unvorhersehbarer Bewegung ist.

In diesem Sinne scheint mir, dass Bions Untersuchung von O seinen Blick auf einen Zustand richtet, der in gewisser Weise der Beziehung zwischen Körper und Psyche entspricht: und sicherlich räumt Bion ein, dass es eine Beziehung zwischen O und Gefühl gibt, wenn er sagt: »Die Präsenz von O kann erkannt und *empfunden* werden.« (Bion, 2006, S. 39)

Dies bedeutet natürlich nicht, dass Bions Vertex auf die Beziehung zwischen Körper und Psyche gerichtet ist, da er sich erklärtermaßen ohne Einschränkung auf das psychische Funktionieren *tout court* konzentriert: Aber dennoch ist seine Beobachtung über O und das, was gefühlt wird, von Bedeutung, weil sie ihn zu einer menschlicheren und subjektiveren Dimension des Gefühls zurückführt.

Bions beharrliche Betonung der unaussprechlichen Bedeutung der psychoanalytischen Erfahrung und seine Hervorhebung von O als »ultimativer Realität, absoluter Wahrheit, der Gottheit« lässt seinen Ansatz für spiritualistische, religiöse und sogar mystische Interpretationen offen, auch wenn sein gesamtes Werk eindeutig auf empirischen Methoden beruht.

Die dialektische Gegenüberstellung von Bions Thesen und der »unaussprechlichen« Dimension der körperlichen Empfindungen als Ausdruck der tiefsten und konkretesten Ebenen des Unbewussten könnte meines Erachtens die Implikationen seiner Hypothesen erweitern.

Mein Versuch, eine Begegnung zwischen O und der Beziehung zwischen Körper und Psyche herbeizuführen, könnte weniger paradox erscheinen, wenn wir an die Bedeutung denken, die Freud sogar noch im Schlusswort des *Grundrisses der Psychoanalyse* dem Körper und dem Unbewussten zuschrieb (vgl. Freud, 1915c; Freud & Groddeck, 1973), in dem er feststellt:

> […] so dass uns nichts anderes übrig bliebe, als psychische oder somatische Begleitvorgänge des Psychischen anzunehmen, denen man eine größere Vollständigkeit als den psychischen Reihen zugestehen muss, da einige von ihnen bewusste Parallelvorgänge haben, andere aber nicht. Es liegt dann natürlich nahe, in der Psychologie den Akzent auf diese *somatischen Vorgänge* zu legen, in ihnen *das eigentlich Psychische anzuerkennen.* (1940a, S. 80)

In diesem Sinne können wir zwischen der Erfahrung, die Bion als O bezeichnet, und den konkreten Ebenen des Unbewussten (Freud, 1915a) sowie mit dem Körper, der als primäres Objekt der Psyche verstanden wird, eine Verbindung herstellen (Ferrari, 2004) – bei vollem Respekt für den Unterschied der implizierten Eckpunkte.

Bion betont, wie wichtig es ist, den für O charakteristischen ungesättigten Zustand zu erreichen, indem man die Depression und die Gefühle der Verfolgung erträgt, die damit verbunden sind. Wenn wir den Vertex ändern und einen Blick auf den von Bion erforschten Bereich werfen, der Körper und Psyche miteinbezieht, könnten wir zu dem Schluss kommen, dass die »unbekannte, inkohärente, formlose Leere« (Bion, 2006, S. 65), die den Zustand von O kennzeichnet, nur dann *wirklich kognitiv leer* ist, wenn er der Annäherung an die sensorische Welt des Subjekts entspricht.

Die Annäherung an die eigenen Empfindungen fällt insofern mit dieser Leere zusammen, als wir von einem Bereich sprechen, der sich schwer beschreiben oder eingrenzen lässt und dem Denken strukturell fremd ist (Lombardi, 2009a, 2009b). Das Gefühl der Verfolgung, das Bion als Ableitung von Elementen eines sich entwickelnden O beschreibt, kann alternativ als Ausdruck der Erfahrung der Annäherung an den überwältigenden und glühenden Kern der primitiven Empfindungen betrachtet werden, der gerade deshalb unerkennbar und undenkbar ist, weil er dem Denken strukturell fremd ist.

Andererseits war Bion sich der Antriebskraft, die der Körper für den Geist darstellt, sehr bewusst: Nicht umsonst stellte er fest, dass die »unausweichliche Bestialität des Lebewesens Mensch die Eigenschaft ist, aus der Merkmale hervorgehen, die uns wertvoll sind und die wir bewundern« (Bion, 2006, S. 78). Die analytische Erfahrung wird zu einer entscheidenden Herausforderung für die Entwicklung und Bewusstwerdung der tierischen und leiblichen Matrizen der Persönlichkeit: »[…] Liebe, Haß, Angst werden bis zu einem Punkt zugespitzt, an dem das beteiligte Paar sie als nahezu unerträglich empfindet« (Bion, 2006, S. 78f.).

Es scheint also kein Zweifel daran zu bestehen, dass Bion sich der treibenden Rolle bewusst war, die die Untersuchung der Verbindung der Psyche mit ihren leiblichen Matrizen spielte (vgl. auch Lombardi, 2008b). Aber wie kam Bion dann dazu, den Wert der psychischen Ebene so stark zu betonen, dass er sie der sensorischen Dimension gegenüberstellte?

## Die Unterscheidung zwischen sensorisch und psychisch

Wenn wir diese Frage besser verstehen wollen, dürfen wir nicht vergessen, dass es Bion in erster Linie um die Aufwertung eines Ansatzes ging, der sich am Denken orientiert; sein Bezugspunkt ist Freuds Hypothese (1911b) von den zwei Prinzipien des psychischen Funktionierens, wonach das Lustprinzip einen sinnlichen Druck, befriedigt zu werden, impliziert, der im Gegensatz zur Ingangsetzung einer Denkorientierung steht, die auf der Fähigkeit zur Frustrationstoleranz und dem Containment der motorischen Entladung beruht. Unter dieser Voraussetzung können wir feststellen, dass Bion daran interessiert war, die psychische und die sensorische Dimension einander gegenüberzustellen und die Rolle des Körpers auf die Sphäre des Drucks des Begehrens und seiner Befriedigung zu beschränken. Da Bion diese Linie konsequent verfolgte, *ließ* er zwangsläufig die aktive Rolle des Körpers *unausgesprochen*, die die Erfahrung des Körpers bei der Entwicklung des Ichs und der Differenzierung der Persönlichkeit spielt; eine absolut zentrale Rolle, wie Freud angedeutet hatte: »Das Ich ist vor allem ein körperliches« (Freud, 1923, S. 254); diese Aussage wird in einer 1927 demselben Werk hinzugefügten Anmerkung näher beschrieben:

> Das Ich rührt letztendlich von körperlichen Empfindungen her, vornehmlich von der Oberfläche des Körpers. Es kann deshalb als mentale Projektion der Oberfläche des Körpers betrachtet werden, außerdem repräsentiert es, wie wir oben gesehen haben, die äußere Form des psychischen Apparates. (Übers. E. K.)[1]

In Übereinstimmung mit einem Ansatz, der den Gegensatz der beiden Prinzipien der psychischen Aktivität umfasst, vertrat Bion die Auffassung, dass »der Glaubensakt keine Verbindung zu Erinnerung oder Wunsch oder Empfindung hat« (Bion, 2006, S. 45).

Bion wollte damit betonen, dass die Symbolbildung eine Distanzierung von der sensorischen Ebene erfordert: Aus dieser Perspektive würde die Aufwertung der sensorischen Ebene das Denken in der Tat der Gefahr der Verwechslung mit Empfindung und Begehren aussetzen, während das Denken seinen

1 Diese im Original englische Fußnote findet sich erstmals in der 1927 in London erschienenen Übersetzung (*The Ego and the Id*), wo sie als von Freud autorisierte Fußnote gekennzeichnet ist. In allen bisherigen deutschen Ausgaben steht diese Anmerkung nicht; eine deutsche Version ist deshalb nicht erhalten.

Unterschied zur sensorischen Ebene und zur Herrschaft des Lustprinzips durchaus hervorheben muss: Es könnte sonst keine Container-Funktion für sensorische und affektive Ereignisse übernehmen.

Um der begrifflichen Klarheit willen müssen wir deshalb die beiden Komponenten der Beziehung zwischen Körper und Psyche gut unterscheiden: *Auf der ersten Ebene* müssen wir uns – wie Bion unterstreicht – von der einschränkenden Konditionierung der vom Lustprinzip beherrschten Sinnesdaten befreien, um psychisch aktiv werden zu können, *auf der zweiten Ebene* (auf der es angesichts primitiver psychischer Zuständen einer spezifischen Verarbeitung bedarf) muss dagegen eine funktionsfähige Beziehung zwischen Körper und Psyche hergestellt werden, als Voraussetzung für die Ingangsetzung und Fortführung des psychischen Funktionierens. Diese Einbeziehung von Sinnesdaten ist als Schutz vor der Gefahr selbstbezogenen und abstrakten Denkens erforderlich, dem jegliche Verbindung zu den konkreten Ebenen der Persönlichkeit fehlt; sie ist außerdem notwendig, um eine Ausrichtung auf das Denken angesichts von Emotionen zu gewährleisten, die Bion (1962b) als grundlegend ansah.

Eine ausschließliche Hervorhebung der Phänomene des Denkens und der analytischen Beziehung, wie sie gelegentlich bei einigen Anhängern Bions zu beobachten ist, läuft Gefahr, die Rolle der sensorischen Dimension zu verdecken, die zwangsläufig mit den Phänomenen des Denkens einhergeht – jenen grundlegenden, unaussprechlichen Erfahrungen, die zuweilen so dringlich sein können, dass »das teilnehmende Paar sie beinahe als unerträglich empfinden kann«. Die Betonung dieser »fast unerträglichen« sensorischen Dimension, die sich aus der Beziehung zu den Empfindungen und Gefühlen ergibt, kann dazu führen, dass der Anteil der individuellen Subjektivität des Analytikers und des Analysanden für wirksamer erachtet wird: Denn jeder Mensch verfügt über eine unterschiedliche, körperlich bedingte Sensibilität gegenüber den Auswirkungen von Empfindungen und Emotionen, sodass sie sich zu unterschiedlichen Formen des Denkens auf einer abstrakten Ebene entwickeln können.

Im Hinblick auf die Bedeutung der psychischen Aktivität, die sich auf der evolutiven Achse von Körper, Affekt und Denken entwickelt (Lombardi, 2009b), birgt das Konzept des »Denkens ohne Denker« die Gefahr, die falsche Vorstellung eines *»vom Körper losgelösten Denkens«* zu fördern, bei dem die Rolle des Gefühls zweitrangig und unwichtig ist. Mit dieser Feststellung will ich natürlich nicht den unanfechtbaren Wert leugnen, den diese Hypothese auf andere Weise im Kontext von Bions Theorie des Denkens haben kann.

## Die verborgenen Tsunamis in der analytischen Begegnung

Vor dem Hintergrund unserer klinischen Erfahrungen stellen wir fest, dass die Arbeit mit sogenannten schweren Fällen uns vor eine extreme Herausforderung stellt, die von den *beinahe unerträglichen, unbeschreiblichen Empfindungen* herrührt, die wir in uns selbst an der Grenze zwischen dem Bewussten und dem Unbewussten entdecken; diese Empfindungen resultieren aus einer Vertiefung der Erfahrung, die sich aus unserer Beziehung mit dem Analysanden ergibt. Wenn wir die Entwicklung unseres eigenen Gefühlslebens, wie sie in der analytischen Beziehung stattfindet, nicht wahrnehmen, kann dies zu einer Sackgasse in der Weiterentwicklung und dem Gedeihen der Analyse führen.

Die Konfrontation mit unseren Gefühlen kann das Risiko einer Fragmentierung mit Brüchen auf psychischer und physischer Ebene mit sich bringen, wenn der Analytiker die große sensorische und emotionale Last, der sie ausgesetzt ist, innerlich nicht durcharbeiten kann. Ich denke dabei an die berühmte Sequenz in *Alien – Das unheimliche Wesen aus einer fremden Welt* (Regie: Ridley Scott, 1979), in der Kane, gespielt von John Hurt, von dem Wesen kontaminiert wird und unter Erstickungsanfällen und Krämpfen leidet; plötzlich gebiert er das Monster Alien, das ihn (tödlich) verletzt, als er auftaucht. Ist ein Analytiker nicht bereit, ein neues Gefühl, das durch die analytische Beziehung entsteht, als sein eigenes anzuerkennen, läuft er in ähnlicher Weise Gefahr, zum Objekt einer entfremdenden Verletzung seitens ihrer Empfindungen zu werden.

Auf der sensorischen Ebene entdecken wir in uns selbst eine neue Welt, die jene erschreckenden und evolutiven Merkmale aufweist, die Bion O zuschreibt. Wir stellen fest, dass wir – in unserem Inneren – der Patient sind, den wir vor uns haben. Diese Öffnung des Analytikers für ein *Anderssein in sich selbst* stellt die Voraussetzung dar, dass der Patient seinerseits *sich in sich selbst erkennen* kann: eine notwendige, aber nicht hinreichende Voraussetzung angesichts der Möglichkeit, dass der Analysand sich gegen die bevorstehende innere Entwicklung zur Wehr setzt könnte. Die genannten Empfindungen sind besonders invasiv und haben ein erhebliches Gewicht, das ertragen werden muss; sie üben außerdem einen entscheidenden Einfluss auf die persönliche Ordnung des Analytikers und tatsächlich auf sein Leben aus. Wenn mehrere schwierige Analysanden unter seiner Obhut sind, führt diese Situation zu einer Belastung, die für den Analytiker multidimensionale Auswirkungen hat, sowohl wegen der Multidimensionalität, die mit den tiefen

Emotionen verbunden ist (Matte Blanco, 1988), als auch wegen der Vielzahl der analytischen Beziehungen, die im Spiel sind. Die Entwicklung, die auf der sensorischen Ebene des Analytikers stattfindet, impliziert Toleranz gegenüber unbekannten Phänomenen mit explosivem Stoff, der so lange Wirkung zeigt, bis er repräsentiert und symbolisiert werden kann.

Als Beispiel möchte ich kurz den Fall von Giovanni anführen, einem gefühlskalten Analysanden, der keinen Zugang zu seinen Emotionen hatte. Diese Unzugänglichkeit zeigte sich am deutlichsten bei seiner Rückkehr aus dem Fernen Osten, als er mir – ohne dass er in seiner Gefühlskälte im Geringsten erschüttert worden wäre – erzählte, er sei an einem Ort gewesen, der von dem heftigen Tsunami im Dezember 2004 stark betroffen war. Ein Ereignis, das im kollektiven Gedächtnis noch immer als eine der schlimmsten Katastrophen der Neuzeit mit hunderttausenden von Opfern in Asien und Afrika verankert ist. Giovanni und seiner Familie war es gelungen, sich auf einer Hotelterrasse in Sicherheit zu bringen, von wo aus sie die Verwüstung durch den Tsunami beobachten konnten. Ich war durch diese Information beunruhigt, hörte Giovanni aber weiter zu, der mit dem Tonfall und der Kontrolliertheit eines Menschen sprach, der von der Zustellung der heutigen Ausgabe der Zeitung und nicht von einem überwältigenden Naturereignis berichtet, das sein eigenes Leben in ernste Gefahr brachte.

Einige Zeit später erwachte ich nachts aus einem schrecklichen Alptraum, in dem sich ein riesiger Löwe mit offenem Rachen auf meinen Kopf stürzte. Am nächsten Tag erzählte mir Giovanni von einem seltsamen Traum, in dem er in einem Zimmer saß und plötzlich merkte, dass etwas Fremdes hinter ihm war. Tatsächlich konnte er aus dem Augenwinkel gerade noch die Gestalt eines Löwen erkennen, dessen Kopf verborgen war.

Diese bizarre und unerwartete Ähnlichkeit unserer beiden Träume offenbarte eine komplementäre Entwicklung des analytischen Paares hin zu einer Annäherung an sehr intensive Hassgefühle. Was mich betrifft, so zeigte mir die direkte Konfrontation mit dem Kopf des Löwen, dass ich einem direkteren und bewussteren Kontakt mit dem Hass ausgesetzt war, den der Patient gerade erst indirekt zu erahnen begann und der dann allmählich bewusst durchgearbeitet werden konnte. Nach einigen Wochen psychoanalytischer Arbeit war schließlich klar, was passiert war, als mein unerschütterlicher Analysand mir erzählte, er habe einen äußerst heftigen Impuls gehabt, seinen kleinen, erst wenige Monate alten Sohn aus dem Fenster zu werfen, als er ihn auf dem Arm hielt. Der Drang war plötzlich aufgetaucht und sehr intensiv gewesen;

»wie durch ein Wunder« war es ihm gelungen, ihn zu unterdrücken. Als er dies merkte, war er über die katastrophalen Folgen einer solchen Handlung zutiefst beunruhigt. Von diesem Augenblick an begann Giovannis Zustand der emotionalen Gefühllosigkeit allmählich zu schwinden, bis er einen Rahmen gefunden hatte, seine Gefühle normaler durchzuarbeiten.

Dieses klinische Beispiel gibt uns vielleicht eine Vorstellung von der Last, die der Analytiker in all den langen Phasen tragen muss, in denen in der analytischen Beziehung eine Verbindung zu den Empfindungen und Gefühlen entsteht; dies geschieht nach einer *progressiven Inkubation*, in der nur einige indirekte Elemente auf die bewusste Ebene gelangen: Trotzdem schlagen diese »beinahe unerträglichen« Sinneseindrücke im Analytiker Wurzeln und bilden die Voraussetzung für eine allmähliche Annäherung an diese Sinneseindrücke sowie deren Durcharbeitung im analytischen Setting.

An dieser Stelle möchte ich zu einem anderen klinischen Fall übergehen und – ausgehend von dem gefährlichen Zustand einer akuten Psychose – einige Aspekte seiner analytischen Entwicklung näher beleuchten. In dem vorliegenden Fall wird sich zeigen, dass eine – für den Analytiker keineswegs einfache – Versöhnung (*at-one-ment*) mit den überwältigenden heftigen Emotionen stattfinden musste. Wir werden auch sehen, wie dem Analysanden anfangs nicht nur die Fähigkeit fehlte, motorische Entladungen zu containen, sondern auch die Ressourcen ausblieben, die aus einem inneren Container stammen, der zunächst eindeutig durch den Körper repräsentiert wird. Ich hoffe, dass dies als Beispiel dafür dienen kann, wie in einem klinischen Kontext die Bion'schen Vertices von O und die Beziehung zwischen Container und Contained mit den Schwankungen in der Beziehung zwischen Körper und Psyche verflochten sein können; auf diese Weise besteht die Chance, dass die Implikationen der psychoanalytischen Interventionen erweitert und das Verstehen der klinischen Fälle verbessert werden.

## Karl

Karl war scheinbar teilnahmslos und unnahbar, aber aus seinen Erzählungen ließ sich schließen, dass er in der Lage war, sich in einen ausbrechenden Vulkan zu verwandeln, der alles um ihn herum bedrohte. Zu Beginn seiner viermal wöchentlich stattfindenden Analyse wies er wahnhafte Züge auf, die sich mit klaren Momenten abwechselten, mit stark paranoiden Erlebnissen bei seiner Arbeit und mit Anfällen unkontrollierter Wut, die verschiedene Menschen – auch seine eigene Familie – in Gefahr brachten: Einmal war er nahe daran, seinen kleinen Sohn mit heftigen Schlägen zu töten. In solchen gewalttätigen Situationen trat Karl automatisch in Aktion und war völlig unfähig, seine Handlungsimpulse zu containen.

Die analytische Arbeit war zunächst sehr schwierig, da Karl alles, was ich sagte, als feindselig empfand. Ich für meinen Teil spürte eine große innere Belastung und verfolgte mit großer Angst und Sorge die Situation dieses Patienten, der Gefahr lief, durch seine Angriffe konkreten Schaden anzurichten. In meinen Träumen aus dieser Zeit fand ich mich in riesigen Kühlschränken inmitten von herabhängenden, bluttriefenden Tierkadavern wieder. Diese Traumerlebnisse, die an das Schlachten von Tieren erinnerten, schienen mein eigenes O zu repräsentieren, in dem der Hass sich in endlosen, tödlichen Gestalten zeigte: etwas, das dem entsprach, was der Patient seinerseits ganz konkret als Verbindung von frostiger Kälte und Wut erlebte.

Eines Tages bewegte ich mich während einer Sitzung zufällig in meinem Stuhl und verursachte dabei ein auffälliges Geräusch. Karl reagierte ungeduldig und verärgert; er sagte, er könne solche Geräusche nicht ertragen und nicht verstehen, woher sie kämen. Ich zwang mich, meine spontane Reaktion zurückzuhalten; sie hätte mich dazu verleiten können, meine körperliche Anwesenheit zu leugnen, nur um nicht mit Karls Hass konfrontiert zu werden. Ich sagte mir, ich könne nicht physisch nicht existieren und von mir selbst auch nicht verlangen, kein Geräusch zu machen.

Deshalb antwortete ich Karl und sagte, dass ich – in Wirklichkeit war es mein Körper – dieses Geräusch verursacht hätte: Offensichtlich hatte er keine Vorstellung davon, dass es einen Körper geben könne, der in der Lage ist, Geräusche zu produzieren. Ich hatte mich an seine verächtliche Unduldsamkeit gewöhnt und war erstaunt, als er mir seelenruhig sagte, dass er sich auf der Couch wohler fühle.

Die positive Reaktion des Analysanden auf das Durcharbeiten auf einer nicht-symbolischen, konkreten Ebene, die sich auf einen tatsächlichen Körper bezog, war interessant und bemerkenswert. Wir waren von der Wahrnehmung eines Geräusches ausgegangen, das mein Körper produzierte und dem ein jähzorniger Ausruf meines Analysanden gefolgt war. Anstatt eine symbolische Deutung seiner Reaktion als Ausdruck einer aggressiven Übertragung auf meine Person anzubieten, hatte meine Bemerkung uns dann auf die konkrete körperliche Ebene zurückgeführt, die sie hervorgerufen hatte.

Offensichtlich entsprach die konkrete Ebene, die auf der Beachtung seines Körpers beruhte, dem Bedürfnis des Analysanden und führte zu jener positiven Reaktion; sie stand ganz im Gegensatz zu seiner Verärgerung, die er normalerweise zum Ausdruck brachte, wenn ich versuchte, eine symbolischere Ebene der Ausarbeitung einzuführen, die das Risiko mit sich brachte, den Bruch der Dissoziation von seinem eigenen Körper zu vergrößern, anstatt ihn zu heilen.

Diese Begebenheit erwies sich als ausschlaggebend, denn von da begann Karl sich beim Durcharbeiten darauf zu konzentrieren, seine körperliche Präsenz zu entdecken. Während der nächsten Sitzung hörte Karl zufällig einen Piepton vom Smartphone in seiner Tasche: Er holte es heraus, um es zu betrachten. Dann sagte er, es sei ihm nie in den Sinn gekommen, dass sein Körper auch Pieptöne oder Signale produziere, die er nicht empfangen und in irgendeiner Weise einordnen könne. Dies schien mir eine interessante Weiterentwicklung der vorangegangenen Sitzung, mit dem Unterschied, *dass dieses Mal nicht mein Körper, sondern sein Körper sensorische Signale hervorrief.* Es stellte sich auch heraus, dass Karl in der Lage war, den Piepton mit anderen undefinierbaren Signalen zu verbinden, die von seinem Körper kamen: Körpersignale, die darauf warteten, von seiner Psyche empfangen zu werden.

Dieses Muster zeigte sich in den folgenden Sitzungen immer wieder: Sobald er psychisch völlig verwirrt war, aktivierte er den Piepton seines Smartphones, was ihm half, seine körperliche Präsenz aufzuspüren und sich bewusst zu werden, dass sich etwas in ihm bewegte. Dieses Durcharbeiten führte dazu, dass er seine Aufmerksamkeit stärker auf seine körperlichen Bedürfnisse richten konnte, wie das Bedürfnis nach Ruhe und Schlaf, das er bis dahin völlig ignoriert hatte. Das erste Bewusstwerden seines Körpers und seiner inneren Regungen führte in Verbindung mit der zunehmenden Wahrnehmung seines Ruhebedürfnisses zu einer klinischen Verbesserung und zu der Übernahme der Container-Funktion für seine emotionale Gewalt.

Es war kein Zufall, dass dieses Durcharbeiten, durch das Karl eine Beziehung zu sich selbst und seinem tatsächlichen Körper aufbauen konnte, ihm die Tür zu den ersten Formen der Repräsentation seines Selbst öffnete, sodass er sich in einem späteren Traum vor einem Spiegel sah: Aber im Traum *erschien sein Gesicht ohne Mund.* Der Traum löste keine Assoziationen aus, aber er nahm eine Phase vorweg, in der es um das Durcharbeiten seiner Sinneswahrnehmungen, vor allem seines Geschmackssinnes, ging – woraus sich eine stärkere Bereitschaft zur Übernahme des Containments seiner wilden Impulse ergab, die er in Bezug auf eine Exenteration hatte.

## Ein paar Anmerkungen

Das vorliegende Material zeigt, wie die psychoanalytische Praxis einen undifferenzierten Raum bieten kann, in dem die Empfindungen der an der analytischen Beziehung Beteiligten aufeinandertreffen: ein »massiver Körper«, der durch einen Prozess des Durcharbeitens das subjektive Erleben des Körpers des Analysanden ans Licht bringen kann. Wir sehen also: Werden Erfahrungen aktiviert, bei denen Sinneswahrnehmungen dominieren und nicht-symbolische präverbale Ebenen angesprochen werden, kann der Analytiker seine Intervention auf die konkreten und nicht-symbolischen Ebenen ausrichten, indem er die Entdeckung der Empfindungen und des Körpers durch den Analysanden hervorhebt und somit dazu beiträgt, dass dieser eine innere Beziehung zwischen Körper und Psyche herstellen kann: Bei dieser Arbeit kann der Analytiker die Ereignisse nutzen, die in der horizontalen Beziehung zwischen Analytiker und Analysand stattfinden (seine Abneigung gegenüber Bewegungen und Geräuschen, die von seinem Körper ausgehen), um die vertikale Beziehung des Analysanden zwischen Körper und Psyche in den Vordergrund zu rücken (seine Abscheu und Verleugnung der Empfindungen und seines Körpers).

Auf diese Weise wird eine erste Beziehung des Analysanden zu seinem Inneren hergestellt – eine Voraussetzung für die Entdeckung eines inneren Raums; dies kann dazu führen, dass der Patient für seine Neigung, sich nach außen immer aggressiver und »omnipotenter« zu verhalten, die Container-Funktion übernimmt. Diese Entwicklungsschritte führen uns zurück zu einigen interessanten Überlegungen Bions über die Entfaltung von O und den Übergang von der strukturlosen Unendlichkeit eines »omnipotenten« Patienten zu einer realistischeren und endlichen Wahrnehmung seiner selbst.

Bion schreibt: »Die Erkenntnis des Individuums, daß zwischen seiner omnipotenten Selbstwahrnehmung und seiner Selbstwahrnehmung als gewöhnlichem menschlichen Wesen eine Kluft besteht, muss […] in der individuellen Analyse erzielt werden.« (Bion, 2006, S. 90) Karls »Omnipotenz« bedeutete, dass es für ihn keine Grenzen hinsichtlich seiner gewalttätigen Impulse gab: Dies ging einher mit seiner unerträglichen Hilflosigkeit, seine Grenzen als Person und innerhalb seines tatsächlichen Körpers zu erkennen. Bion fährt fort: »In der ersten Phase findet keine reale Konfrontation mit dem Gott und dem Menschen statt, weil es tatsächlich keinen solchen Unterschied gibt. In der zweiten Phase tritt dem unendlichen und transzendenten Gott der endliche Mensch entgegen.« (Bion, 2006, S. 90)

In der obigen Sequenz findet »der unendliche und transzendente Gott« von Karls Gewalt »ganz konkret« einen Container, als er in meinem Körper die Quelle der irritierenden »Geräusche« erkennt. Die Entdeckung des Körpers kann tatsächlich einen ersten Schritt von einer omnipotenten, transzendenten und unendlichen Dimension der Emotionen zu einer realistischeren Auffassung bedeuten, nach der die Impulse – selbst wenn sie als unendlich empfunden werden – zu einem endlichen Körper und einem endlichen Menschen gehören und deshalb selbst endlich sind.

Voraussetzung für dieses Durcharbeiten ist die Bereitschaft des Analytikers bzw. der Analytikerin, sein bzw. ihr eigenes O zu entwickeln, das dem des Patienten entspricht. So musste ich in der analytischen Arbeit mit Karl zunächst die gesamte, »undeutlich spürbare« Last seiner außergewöhnlichen Gewaltbereitschaft ertragen, bevor es eine Phase gab, in der die unendliche Welt meiner gewalttätigen Impulse von bluttriefenden Kadavern in meinen Träumen repräsentiert werden konnte. So gelang es mir, Karls Hass angesichts der Geräusche, die von meinem Körper ausgingen, nicht unter dem Übertragungsaspekt zu deuten. Eine solche Deutung hätte die Emotionen, mit denen er ohnehin schon Schwierigkeiten hatte, wieder in sein Inneres verlagert, das dann von gefährlichen Schuldgefühlen geprägt worden wäre. Wenn der Analytiker bereit ist, den ungezügelten Hass (der Teil dieser unendlichen Welt ist) als seinen eigenen anzuerkennen, kann er den gemeinsamen Hass, den der Patient erlebt, akzeptieren und seinem tatsächlichen Körper Aufmerksamkeit schenken. Aufgrund dieses Austauschs, der in einer Beziehung stattfindet und durch die *Reverie* des Analytikers vermittelt wird, entdeckt der Analysand, dass zwischen unendlichem Hass und einem tatsächlichen Körper und somit einer tatsächlichen, endlichen Person ein Zusammenhang besteht.

Karl hielt sowohl an der Unendlichkeit seiner Empfindungen als auch an der Unsicherheit fest, was den Zugang zu der »endlichen« Vorstellung von seinen Affekten und von sich selbst betrifft. In diesem Kontext scheinen sein fehlender Mund und der Traum, in dem er sein Spiegelbild sah, die fehlende Integration zwischen dem tatsächlichen Körper und der psychischen Erfahrung sichtbar zu machen; sie bestand darin, dass sein Körper und seine sensorischen Emanationen versiegelt waren, wie ein Körper ohne Mund, ohne jegliche Verbindung zur Außenwelt oder zu psychischen Phänomenen. Frances Tustin (2000) wies sehr deutlich auf die Bedeutung der Körperöffnungen bei autistischen Kindern hin und die tiefgreifende, schreckliche Angst, die natürlichen Hohlräume zu erkennen, die dem Kind sein eigenes sensorisches Selbst, seine eigene Getrenntheit und die Existenz der Welt bewusst machen.

## Der Hut auf dem Gipfel des Vulkans

Karls weitere Entwicklung in der Analyse, die ihn der Bewusstheit seines Körpers näherbrachte, wird durch einen Traum offenkundig repräsentiert; er hatte den Traum, nachdem er eine frustrierende Situation durchlebt hatte, die ihn früher dazu gebracht hätte, gewalttätig zu agieren und zu explodieren. Anstatt sich aggressiv zu verhalten, zeigte er dieses Mal, dass er in der Lage war, zu träumen.

> Da ist ein ziemlich kleiner Mann mit einem großen Zylinder in der Hand. Er nähert sich einer Art Pyramide, aus deren Spitze – wie bei einem Vulkan – Rauch aufsteigt; der Mann stülpt den Hut über den Rauch. Der Hut beginnt wie ein Feuerballon zu reagieren und steigt auf. Der Mann hält immer noch an seinem Hut fest und merkt, dass er in die Luft gehoben wird; anschließend kehrt er zur Erde zurück, wobei er einen Halbkreis beschreibt.

Dieser Traum wurde von einer deutlichen körperlichen Beteiligung begleitet, sodass Karl noch in derselben Nacht von einem plötzlichen Fieberanfall heimgesucht wurde, der ihn in die Knie zwang.

Ich sagte Karl, dass er, als er von Hass erfüllt war, entdecken konnte, dass es einen Weg gibt, den explosiven Vulkan in sich selbst zu erkennen, indem er psychisch den Blick darauf richtet, seine inneren Empfindungen zu begreifen. Karl reagierte und sagte, dass er die Schwäche, die er empfunden hatte, nicht ertragen konnte; ich wies ihn darauf hin, dass das Gegengewicht zu seiner körperlichen Schwäche die psychische Stärke war, die er in sich selbst entdeckte, als er mit seinen hitzigen und explosiven Emotionen umging. An dieser Stelle kamen zum ersten Mal Assoziationen an Erfahrungen depressiver Art zum Vorschein, vor allem solche Erfahrungen, die mit Erinnerungen an seine Kindheit und seine Herkunftsfamilie zu tun hatten.

Der Traum zeigt die Wucht, die sensorisch mit größter Intensität auf ihn einwirkt und auf eine muskuläre Entladung zusteuert. Karl kann sie aufgrund seines neuen psychischen Zustandes kontrollieren, sodass er aktiv darauf vorbereitet ist, seine inneren Sinneserfahrungen zu akzeptieren. Dies wird offensichtlich, als er sich dem Vulkan nähert und dann seine Psyche bzw. seinen Hut dem Rauch überstülpt, der von der Pyramide ausgeht. Der Rauch des Vulkans zeigt jedoch, dass wir es mit lebendigem, glühendem Material zu tun haben, mit etwas, das brennt und explodieren könnte, wie er es bei früheren gewalttätigen Episoden beobachtet und erfahren hatte.

Wir werden jetzt eine Entwicklung betrachten – auch wenn sie erst einige Zeit später stattfand –, die auch aufgrund der Art und Weise, wie sie durch einen Traum mitgeteilt wurde, sehr wichtig war:

> Karl sieht sich selbst auf einem Töpfchen sitzen, wie es von kleinen Kindern benutzt wird. Durch die Türöffnung sieht er eine sehr schöne Frau, die er attraktiv findet und mit der er gerne eine sexuelle Beziehung hätte, aber er will sich lieber die Zeit nehmen, den Stuhlgang zu beenden, anstatt ihn zu unterbrechen, um der Frau nachzulaufen.

Dieser Traum zeigt, dass Karl eine Beziehung zu sich selbst aufgenommen hat, sodass er die Bedürfnisse, die aufgrund seiner Körperfunktionen Vorrang haben, der Befriedigung seiner sexuellen Wünsche vorziehen kann. Karl war von dem Gedanken besessen, alles, was außerhalb von ihm lag, kontrollieren zu wollen: Seine Beziehung zu sich selbst war völlig von seiner Neigung überlagert, sich in einer Welt konkreter Objekte zu bewegen, die er kontrollieren und besitzen musste und zu der die Menschen als leblose Objekte gehörten. In dem Traum macht er Fortschritte hinsichtlich seiner Fähigkeit, sich auf sein körperliches, tatsächliches Selbst zu beziehen, da er seine Verbindung zu den zeitlichen Erfordernissen seines Körpers – in diesem Fall zu seinen Darmfunktionen – zulässt.

## Ein paar Anmerkungen

Karl fehlte es nicht nur an muskulärem Containment, sondern auch an der Fähigkeit, abstrakt zu denken. Um dem Leser eine Vorstellung von seiner Konkretheit zu geben: Ich erinnere mich, dass Karl einmal wütend zu einer Sitzung kam, weil er eine Fernsehsendung gesehen hatte, in der eine Persönlichkeit des öffentlichen Lebens positiv über ihre eigene Analyse sprach und sagte, sie habe ihn tiefgreifend verändert. Karl war wütend auf die Psychoanalyse, die Menschen manipuliert und sie zu anderen Menschen macht. Die metaphorische Bedeutung, Veränderung als Entwicklungsmöglichkeit zu betrachten, entging ihm dabei völlig: Er begriff nur den konkreten Aspekt von Veränderung, den er mit Manipulation und Depersonalisierung gleichsetzte.

Demzufolge scheint der Traum vom Hut auf dem Vulkan mit seinen entscheidenden entwicklungsorientierten und auch erschreckenden Merkmalen die Annäherung an sein *eigenes persönliches O* zu repräsentieren; gleichzeitig nimmt der Patient eine *transzendente Position* (Bion) ein und stellt fest, dass er zu psychischen Transformationen in der Lage ist. Die Aufwärtsbewegung des Hutes im Traum scheint eine erste Trennung vom Konkreten und den Beginn einer Abstraktion hervorzurufen, einen Prozess, der mit einer Übernahme der Container-Funktion für seine Paranoia und einer Ausrichtung auf die depressive Position einhergeht.

Gleichzeitig impliziert die Annäherung des Hutes/der Psyche an die brennenden und rauchenden Manifestationen des Körpers den Beginn des *Untergangs des Körpers* (Ferrari), wodurch der Patient sich psychisch auf die Wahrnehmung seines Körpers und seiner Emotionen konzentriert, sodass er für den chaotischen Druck, der durch seine Emotionen ausgelöst wurde, allmählich eine Container-Funktion übernehmen kann.

Der spätere Traum vom Stuhlgang auf dem Töpfchen und der sexuellen Anziehung zeigt uns eine weitere Stufe der Integration von Körper und Psyche, wobei es dem Patienten gelang, sich als Person mit einem differenzierten Inneren zu begreifen – mit einem Magen und einem Verdauungssystem, das zum Modell für ein unabhängiges psychisches Funktionieren wurde. Karl hatte erste große Entwicklungsschritte gemacht. Seit den frühen Phasen der Analyse, in denen es noch keine räumliche Eingrenzung von Karls Körper gab, seit seinen ersten Versuchen der Selbstrepräsentation, in denen die Angst seinen Mund aus der Repräsentation im Traum verbannte (der Mund war nämlich ein Element unerträglicher Verletzlichkeit) und auch seit sein Körper die geometrischen und unpersönlichen Merkmale einer Pyramide annahm, die innerlich in Flammen stand.

Inzwischen konnte Karl seine körperlichen Bedürfnisse wahrnehmen und *den inneren Raum und die Zeit beachten*, die mit der Erfahrung seines Körpers verbunden waren: Auf diese Weise erreichte er *eine erste vertikale Beziehung zwischen Körper und Psyche, die mit exzitatorischer Befriedigung und Entladung verbunden war.* Die Traumsequenz, in der der Patient vor der Wahl steht zwischen sexueller Befriedigung und der Beachtung der zeitlichen Bedürfnisses seines Körpers, ermöglicht eine Unterscheidung zwischen einer höherentwickelten Ebene, die mit seinem sexuellen Begehren in Verbindung steht, und einer grundlegenderen strukturellen Ebene, die mit der Raum-Zeit des Körpers und seinen Bedürfnissen verknüpft ist; auf dieser Ebene kann der Patient erkennen, dass der eigene tatsächliche Körper die Grundlage dafür bildet, dass er menschlichere Züge annehmen kann.

Wir haben uns zunächst mit Bions Kritik an der Sensorik und dem Begehren befasst, die die Gefahr einer Sättigung des psychischen Apparats in sich bergen. Diese Zuordnung von exzitatorischem Begehren und körperlichen Sinneswahrnehmungen in dieselbe Kategorie schien die Gefahr mit sich zu bringen, dass Bion »das Kind mit dem Bade ausschüttet« und alles Körperliche als etwas betrachtet, was dem psychischen Funktionieren widerspricht. Aber an Karls Beispiel können wir sehen, wie ihm die Unterscheidung gelingt zwischen sexuellem Begehren (Lustprinzip) einerseits und einer grundlegenden Beachtung seiner Sensorik andererseits, die mit der eigenen Beziehung zwischen Körper und Psyche, mit Zeitlichkeit und Verlust (Realitätsprinzip) verbunden ist, das heißt, mit Parametern, die ein integriertes psychisches Funktionieren fördern können, das die Tür zur depressiven Position öffnet.

## Schlussfolgerung

In diesem Kapitel habe ich versucht, zwei Konzepte – Bions O und die Beziehung zwischen Körper und Psyche – mit einigen ihrer Auswirkungen zusammenzuführen, wobei ich die sehr unterschiedlichen Vertices so belassen habe, wie sie sind. Nimmt man die beiden Konzepte zusammen, kann man Bions Beitrag zur Erforschung der geheimnisvollen Erfahrung unserer Empfindungen und unserer Körperlichkeit sowie ihren entscheidenden Einfluss auf unser Verständnis der Entwicklung der Psyche besser einordnen. Bions Vertex ist unbestritten auf das psychische Funktionieren ausgerichtet; meines Erachtens kann die Anerkennung jener Aspekte seines Denkens, die mit dem Körper und sensorischen Erfahrungen in Verbindung stehen, vielleicht dazu beitragen, dass wir uns bei Lektüre seines Ansatzes von jener Tendenz befreien, die das Denken zu stark in den Vordergrund rückt; sie könnte »der Geduld« und der »negativen Fähigkeit« sowie der Aktivierung unserer Ressourcen des gesunden Menschenverstandes und der Evidenz leicht in die Quere kommen.

Eine Arbeit über den späten Bion von Rudi Vermote scheint mir – ohne dass er sich dessen bewusst war – ein gutes Beispiel für das Durcharbeiten entsprechend Bions Vorstellungen von O in Verbindung mit der Aktivierung der

Beziehung zwischen Körper und Psyche. Dort werden »Transformationen des Patienten in O (T(O))« hinsichtlich eines Traumes beschrieben, in dem er »in seinem Bauch Ausstülpungen sah, die schnell wachsenden Tumoren glichen. Später wurden diese zu Zwiebeln, die durch seine Haut drückten, und sein Bauch wurde zu einem Tulpenfeld« (Vermote, 2011, S. 1095; Übers. E.K.). In diesem Material taucht, wie mir scheint, eine eindeutig körperliche Komponente auf, die sich aus Bions Ansatz ergibt. Vermote berichtet auch von dem Traum eines anderen Patienten, in dem ein Objekt, das sich im Körper des Patienten befindet, von einer Stelle hinter dem Brustbein entfernt wird (S. 1096).

In beiden Fragmenten finde ich Hinweise auf einen starken Druck, der vom Körper ausgeht und die ganzheitliche Entwicklung der Patienten ankündigt; was die analytische Beziehung und die Repräsentanz des Körpers betrifft, so kann dieser eine wichtige Rolle spielen und zum Vorboten der psychischen Entwicklung werden. Nichtsdestotrotz müssen wir feststellen, dass Vermote sowohl in seinen Gesprächen mit diesen Patienten als auch bei seiner wissenschaftlichen Darstellung überhaupt nicht auf die Beziehung zwischen Körper und Psyche eingeht. Taylor (2011) unterstreicht in seiner Stellungnahme das Risiko, das für den Ansatz von Vermote charakteristisch ist; er schreibt, die Antworten der Patienten hätten zu sehr die Aura des Geheimnisvollen, wodurch das analytische Denken gehemmt und die Entwicklung des Verständnisses des Analytikers für den Patienten eingeschränkt würde. Ich für meinen Teil glaube: Ein expliziter Hinweis auf die Ingangsetzung einer Beziehung zwischen Körper und Psyche hätte in beiden Fällen eine Hypothese eingeführt – sie hätte empirisch anhand der Patienten verifiziert werden müssen – und somit einen Parameter geboten, der zu einem Verständnis für die aktuelle Entwicklung geführt hätte: ein Verständnis, dessen Fehlen von Taylor sehr bedauert wird.

Aus meiner Erfahrung mit Karl – und das konnte ich auch bei vielen anderen Patienten feststellen – habe ich gelernt, dass durch das Aufsetzen des Hutes/der Psyche auf den glühenden Vulkan des Körpers der Kontakt mit der sensorischen Welt unserer Patienten verloren geht; dies führt uns oft an die Grenzen unserer menschlichen Ressourcen, was den Umgang mit dieser Welt und deren Containment betrifft: Trotzdem, die Art und Weise, wie wir mit den intensiven Schwingungen unseres Körpers reagieren, gibt unserer Empathiefähigkeit eine Struktur und ermöglicht ein tiefgreifendes Verständnis für die Welt unserer Patienten. Ich hoffe, dass die Sichtweise, die ich hier vorgestellt habe, zu einer größeren Offenheit des klinischen Blicks beitragen sowie zu einer größeren Flexibilität bei der Auslegung von Bions Beitrag zum Denken führen kann.

Kapitel 10

# Körperliche Klaustrophobie und die Musik

## Eine psychoanalytische Anmerkung zu Beethovens *Fidelio*

Freud vertrat die Ansicht, dass kreative Schriftsteller – und dies lässt sich auf Künstler im Allgemeinen übertragen – intuitiv zu denselben Erkenntnissen gelangen können, die die Psychoanalyse in einem mühsamen empirischen Prozess gewinnt (Freud, 1907). Ihrem Wesen nach ist die Musik von allen Künsten am ehesten dazu eignet, die tiefgründigsten Aspekte des Menschen wachzurufen: Schopenhauer behauptete in der Tat mit gutem Grund, dass sie ein Begreifen des wahren Wesens der Welt ohne die Vermittlung von Repräsentationen ermögliche.

Bereits früher (Lombardi, 2008) habe ich die klinischen Implikationen musikalischer Assoziationen des Analytikers als Teil der allgemeineren Funktion der psycho-sensorischen *Reverie* untersucht, deren Ursprünge ins Unbewusste und in präverbale Dimensionen zurückreichen: Ist im Analytiker Musik psychisch präsent, kann sie die verstreuten Sinneseindrücke einer Sitzung erfassen und in einen strukturierten räumlich-zeitlichen Fluss einordnen, was die Entwicklung einer zeitlichen Struktur in der Psyche des Analysanden erleichtert. Die Entwicklung eines zeitlichen Bewusstseins fördert die Verortung des Patienten in Raum und Zeit, die im Körper angesiedelt ist: Auf diese Weise organisiert eine Person die sensorischen Matrizen ihrer eigenen Identität und ist weniger dem Druck imitativer Dynamiken ausgesetzt.

Im Kontext meines Interesses an der Rolle der Musik in der analytischen Beziehung konnte ich immer wieder beobachten, wie das Auftauchen von musikalischen Bezügen in den Mitteilungen des Analysanden mit der Aktivierung wichtiger Veränderungsdynamiken einhergeht; er beginnt, sich seiner eigenen körperlichen Dimension bewusst zu werden und sich mit ihr zu identifizieren sowie unaussprechliche Sinneserfahrungen zu entwickeln.

Ich behaupte sogar, dass wir bei jenen schwierigen Patienten, die wir normalerweise analytisch behandeln, eine Kohärenz zwischen Körper und Psyche nicht mehr als selbstverständlich voraussetzen können: Dies geht tatsächlich oft so weit, dass Körper und Psyche keinen Zugang mehr zu einander finden (vgl. Lombardi, 2002, 2007). Folglich sollte das analytische Durcharbeiten auf diese tiefen Ebenen des psychischen Funktionierens ausgerichtet sein.

Ich würde körperliche Klaustrophobie definieren als den Bereich der grundlegenden Phänomene, in denen eine Person allmählich erkennt, dass sie innerhalb der Grenzen ihres eigenen Körpers existiert und eine direkte und unauflösliche Beziehung zu ihren eigenen, höchst persönlichen Sinneserfahrungen hat. Diese Definition hat für mich einen pathologischen Beigeschmack: Ich verwende den Begriff »Klaustrophobie«, um den angstbesetzten, konflikthaften Aspekt hervorzuheben, der mit diesen Erfahrungen im Allgemeinen einhergeht. Das Gefühl der klaustrophobischen Enge deutet demnach auf eine konstruktive Entwicklung in Richtung eines funktionierenden Dialoges zwischen Körper und Psyche hin, das heißt, auf den Zugang zur Welt der eigenen Körperempfindungen und zur realistischen Wahrnehmung des Lebens innerhalb physiologischer Grenzen, in diesem Fall der Grenzen, die der eigene Körper festlegt.

Gelegentlich war ich verblüfft, wie selbst Patienten mit einer gewissen analytischen Vorerfahrung offensichtliche Anzeichen einer Dissoziation von ihrem Körper aufwiesen, die dazu führte, dass sie ihren Körper nicht als ihren eigenen identifizieren konnten oder keinen Zugang zu einer sensorischen Dimension ihres eigenen Körpers hatten. Es handelt sich hierbei häufig um Personen, die vom äußeren Eindruck her in stabilen Beziehungen leben, sich leicht an äußere Situationen anpassen können und in ihrem sozialen Leben erfolgreich sind. Trotz ihrer guten Integration im zwischenmenschlichen Bereich bleibt bei diesen Personen ein Gefühl der Unzufriedenheit und Leere, das in deutlichem Gegensatz zu der sozialen Anerkennung steht, die sie möglicherweise bei anderen finden.

## Musik und der Körper in der analytischen Entwicklung: zwei klinische Vignetten

Um dem Leser eine Vorstellung von den Phänomenen zu geben, auf die ich mich beziehe, möchte ich zwei kurze klinische Vignetten vorstellen.

Giorgios familiäre und berufliche Situation war anscheinend zufriedenstellend, aber er hatte das Gefühl, ihr nicht wirklich gewachsen zu sein. Das deutlichste Zeichen für seine tiefe innere Trennung war die Beendigung der sexuellen Beziehung zu seiner Partnerin und ganz allgemein ein völliges Verschwinden seiner sexuellen Lust.

Durch die analytische Beziehung fand er allmählich einen Weg zu einer verstärkten und direkteren Wahrnehmung seiner Empfindungen, Eindrücke und persönlichen Meinungen, die er lange Zeit verdrängt oder ständig abgelehnt hatte. Seine stark ausgeprägte selbstkritische Haltung war zu einem fein abgestimmten Instrument geworden, das ihm half, die Wahrnehmung sämtlicher innerer sensorischer Manifestationen abzuwehren. Zu einem bestimmten Zeitpunkt wurde Giorgio unerwartet mit den Symptomen einer körperlichen Klaustrophobie konfrontiert. Er war in einem Hochgeschwindigkeitszug unterwegs, als dieser wegen eines Motorschadens mitten auf der Strecke einen außerplanmäßigen Halt einlegen musste und es nicht genau abzusehen war, wann er wieder weiterfahren konnte. Plötzlich spürte Giorgio ein heftiges Gefühl der Beklemmung in der Brust und den Impuls, rasch aus dem Waggon zu steigen. Es bereitete ihm größte Mühe, nicht von seinem Sitz aufzuspringen und zu versuchen, die Türen des Zuges mit Gewalt zu öffnen. Sein Gefühl der Panik wurde dadurch noch verstärkt, dass er nicht verstand, was mit ihm geschah, oder besser gesagt, dass es keinen offensichtlichen Grund für seine extreme Angst gab. Allmählich gelang es ihm, den Vorfall mit anderen Erfahrungen von Beklemmung in Verbindung zu bringen, die er während seiner Sitzungen in meiner Gegenwart gemacht hatte; damals konnte er sich beruhigen, indem er sich auf den Rhythmus seiner Atmung konzentrierte: Die Konzentration auf das rhythmische Element der Bewegung seiner Lungen beim Ein- und Ausatmen war für sich genommen schon beruhigend und gab ihm ein deutliches Gefühl, sich zeitlich und räumlich in der Realität zu befinden. Deshalb begann er, tief einzuatmen und bemerkte, dass seine Angst nachließ, sobald er die Atemzyklen zählte, die in ihrer Regelmäßigkeit fast metronomartig waren. Als er den Rhythmus seiner Atmung mit Metronomen und demzufolge mit Musik in Verbindung brachte, erinnerte sich Giorgio daran, dass er einen iPod mit Musik bei sich hatte und setzte seine Kopfhörer auf. Er erlebte die Musik in seine Ohren als sehr beruhigend, und sein beklemmendes Gefühl ließ allmählich nach. Dadurch merkt er, dass er seine klaustrophobischen Ängste so lange ertragen konnte, bis der Zug schließlich wieder anfuhr. Nach dieser Erfahrung begann Giorgio, ein immer stärkeres Bewusstsein für die Realität seines Körpers und seiner inneren Empfindungen zu entwickeln: Ausgangspunkt für ein Durcharbeiten, das Giorgio selbst – mit einem Selbst, das nicht allgemein und abstrakt, sondern real und körperlich war – in den Mittelpunkt rückte.

Der zweite Fall handelt von Guglielmo, einem Pianisten, der einige komplexe Situationen zu bewältigen hatte, die ich aus offensichtlichen Gründen der Vertraulichkeit nicht im Detail beschreiben werde; er fragte an, ob er eine Analyse machen könne. Ich möchte nur erwähnen nur, dass er gerade aus einer sehr unbefriedigenden Beziehung kam, in der er ständig gemaßregelt wurde. In einer Phase der Erholung von den Enttäuschungen, die er emotional in seinen Beziehungen erlebt hatte, träumte Guglielmo, er spiele mit großer Konzentration und Zufriedenheit Klavier, als er zu seiner großen Überraschung eine Kakerlake unter der Haut seines Arms hervorkommen sah. Beim Anblick des Insekts war er entsetzt und angewidert, aber gleichzeitig erleichtert, dass er es loswurde. Als er mir davon erzählte, stelle Guglielmo einen Zusammenhang her zwischen der Traumszene mit seiner in letzter Zeit verstärkten Hingabe an sein Instrument und seiner zunehmenden Befriedigung, sich in seiner eigenen Haut wohl zu fühlen. In dieser Zeit spürte er eine große Seelenverwandtschaft mit J. S. Bach, als er dessen Werke studierte. Dies verschaffte ihm das größte Wohlgefühl. Wir unterhielten uns weiter und ich fragte ihn aus der Perspektive eines Menschen, der im Gegensatz zu ihm keine professionellen Musikkenntnisse besaß, ob er bei Bach nicht auf eine Form des inneren Dialogs stieß, die sich mit seinem eigenen inneren Dialog vergleichen ließ. Guglielmo entgegnete, dass dies nicht der Fall sei und dass auch viele andere Komponisten einem Klavierspieler diese Möglichkeit bieten würden. Was ihn an Bach faszinierte, war die Ganzheitlichkeit, mit der die Hand und der Arm ins Spiel gebracht und geübt wurden, sodass er ein Gefühl der vollständigen Beherrschung seines eigenen körperlichen Instruments hatte, mit dem er sich auf das Klavier bezog. Guglielmo fügte hinzu, dass es Emotionen wie zum Beispiel Angst gebe, deren Existenz er nicht durch eine allgemeine abstrakte Wahrnehmung, sondern durch präzise Körperempfindungen aufgespürt habe. Vor Beginn eines Konzerts bestand für ihn die Angst in der ganz konkreten körperlichen Tatsache des Abstands, den er zwischen seinen Fingerspitzen und den Tasten auf dem Klavier wahrnahm.

Im ersten Fall können wir sehen, wie Giorgio einen bestimmten Ort in seinem Körper wahrnahm, sobald er mit klaustrophobischer Angst konfrontiert wurde. Er konnte sich in einer Umgebung, in der er sich körperlich eingeengt fühlte, erst dann aufhalten, als er feststellte, dass er mit seinen Atembewegungen eine Art musikalische Übung organisieren und seine körperliche Erfahrung mit einem sensorisch-emotionalen Zeitpunkt verbinden konnte, der musikalische Konnotationen aufwies. Die Gegenwart von Musik gab seiner konkreten Erfahrung des Erstickens durch das Eingemauertsein in die Grenzen seines eigenen Körpers eine Struktur, gleichzeitig förderte sie die Voraussetzungen für das Zusammenleben zwischen einem Körper, der es der Psyche erlaubt, ihn zu bewohnen, und einer Psyche, die feststellt, dass sie einen realen, konkreten Körper bewohnt.

Im zweiten Fall war die musikalische Erfahrung von Guglielmo eng mit der Wiedererlangung seiner Fähigkeit verbunden, einen intimen sensorischen Dialog mit seinem Körper zu führen. Durch die Armübungen, die er beim Spielen von Bachs Partituren ausführte, konnte er eine zunehmende Beherrschung seines eigenen Körpers wahrnehmen, eines Körpers, der zum Beweis einer eindeutigen körperlichen Identität wurde und der ihm half, seine Persönlichkeit in Abgrenzung zu anderen zu definieren. Die Kakerlake, die aus seinem Arm hervorkam, war – neben der Aneignung eines eigenen Körpers durch die »pragmatische« und muskuläre Vermittlung der Musik – ein Zeichen seiner Befreiung von einer parasitären Beziehung (Bion, 1970), die seine eigenen Ressourcen und Fähigkeiten bedroht und untergraben hatte.

## Die Begegnung mit den Grenzen des eigenen Körpers

Zunächst habe ich den psychoanalytischen Bereich der Phänomene abgesteckt, die ich untersuchen möchte; im Folgenden werde ich mich auf die Erfahrung der Annäherung an den sensorischen und körperlichen Kern der Persönlichkeit konzentrieren, wie sie sich in einer psychoanalytischen Interpretation von Beethovens Oper *Fidelio* offenbart. Meines Erachtens tauchen in *Fidelio* verschiedene Themen auf, die etwas mit Klaustrophobie zu tun haben, wie zum Beispiel Gefangenschaft sowie die Konflikte und unvorhersehbaren Ereignisse während einer Art Initiationsreise in den dunkelsten Teil des Gefängnisses, was als Reise zu einem sensorischen und körperlichen Kern der Persönlichkeit gedeutet werden kann.

In *Fidelio* werden die Wechselfälle der ehelichen Liebe beschrieben und im Lichte einer Dialektik neu interpretiert, die den Fokus auf die Reise der Psyche bei ihrer Suche nach einer innigeren Beziehung zum Körper sowie auf einige Erfahrungen richtet, die mit dem Dialog zwischen Körper und Psyche verknüpft sind, der sich innerhalb einer Persönlichkeit ergeben kann (vgl. Lombardi, 2002, 2003a; Ferrari, 2004).

## Beethovens *Fidelio*

In der Fülle der Werke dieses produktiven Komponisten ist *Fidelio* (1805–1814) die einzige vollständige Oper; sie wurde mehrfach umgeschrieben. Beethoven wollte in seinem Werk die ethischen und menschlichen Werte zum Ausdruck bringen, die ihn inspirierten, vor allem die Liebe zur Freiheit und zum psychischen Wachstum durch die leidenschaftliche Kraft der Herzen. Die höchste Form dieser Leidenschaft wird von Beethoven durch die eheliche Liebe repräsentiert. Abgesehen von den offenkundigen Intentionen des Komponisten, die sich auf die Kraft der moralischen Werte konzentrieren, eignet sich die Oper für eine psychoanalytische Interpretation; diese muss darauf achten, dass einige Aspekte der tiefgründigsten psychischen Ebenen und der primären Angst erfasst werden, die für primitive psychische Zustände typisch ist. Die Handlung spielt sich in einem Gefängnis ab. Schon bei der Wahl des Themas stellt Beethoven die Frage nach der Freiheit und dem Freiheitsentzug, unter dem die Gefangenen leiden, in den Mittelpunkt. Aus psychoanalytischer Sicht rückt die Inhaftierung klaustrophobische Ebenen in den Vordergrund, die bei vielen Formen schwerer psychischer Erkrankungen eine Rolle spielen. Strukturell verweist das Thema Gefängnis auch auf die Festlegung von Grenzen: Die Grenzen des Körpers tragen zur genauen Bestimmung der eigenen Identität bei, sie können aber auch als Einengung erlebt werden. Wenn der Körper als das Haus gilt, in dem die Psyche wohnt, dann stimmt es auch, dass der Körper – mit seinen dazugehörigen Grenzen und seiner Sterblichkeit – als ein bösartiges und einengendes Gefängnis erlebt werden kann, aus dem die Psyche unbedingt entkommen will. Trifft es zu – wie ich in verschiedenen Studien zu zeigen versucht habe –, dass die Beziehung zwischen Körper und Psyche bei vielen ernsthaften Erkrankungen, die psychoanalytisch behandelt werden können, eine wichtige Rolle spielt, dann könnte *Fidelio* für Psychoanalytiker von großem Interesse sein. Da sich die Oper auf das Thema Gefangenschaft und das Streben nach Freiheit konzentriert, bietet es sich an, tiefgreifende Konflikte zu erforschen, die dazu führen, dass der Körper als Gefängnis wahrgenommen wird; aber *Fidelio* kann auch zur Erforschung einer Phase des persönlichen Wachstums beitragen, die dazu führen kann, den Körper und die damit verbundenen Einschränkungen als Ausdruck einer persönlichen Individualität zu erleben, die eine reiche, schöpferische Quelle darstellt.

Wir werfen jetzt einen Blick auf die Handlung der Oper und arbeiten dann – sowohl in ästhetischer und musikalischer als auch in psychoanalytischer Hinsicht – die entscheidenden Punkte heraus.

### *Wie sich die Geschichte entwickelt*

Die Handlung findet in einem spanischen Gefängnis in der Nähe von Sevilla statt. Bevor die Handlung beginnt, hat Don Pizarro, der Gouverneur des Gefängnisses, zahlreiche politische Gefangene eingesperrt, unter ihnen seinen Feind Florestan, der versucht hat, einige von Don Pizarros Missetaten aufzudecken. Florestans Frau Leonore, die um das Leben ihres Mannes fürchtet, gelingt es, sich als Mann zu verkleiden und eine Stelle als Gefängniswärter zu bekommen. Auf diese Weise gelingt es Leonore – genannt Fidelio – bald, das Vertrauen von Rocco, dem Kerkermeister, zu gewinnen. Seine Tochter Marzelline verliebt sich in Fidelio/Leonore, was Letzteren in Verlegenheit bringt und Jacquino, den Gefängniswärter und Verehrer von Marzelline, eifersüchtig macht. Die Oper beginnt mit einem Duett, in dem Jacquino seine Liebe zu Marzelline gesteht, die ihn aber zurückweist. In der folgenden Arie besingt sie ihre Hoffnung auf ein glückliches Eheleben mit Fidelio. So begegnen wir zunächst zwei Menschen, deren Liebe nicht in einer festen Beziehung erwidert wird. Dieses Fehlen gegenseitiger Liebe ist ansteckend und scheint in der geheimnisvollen Musik eines Quartetts in Kanonform seinen Ausdruck zu finden. Nachdem Rocco seinen Charakter – den eines einfachen Mannes mit einer Vorliebe für konkrete Dinge – in einer Arie, die den Wert des Goldes preist, offenbart hat, kann Fidelio »seine« gegensätzliche Vorstellung präsentieren, »dass die Vereinigung zweier gleichgestimmter Herzen die Quelle des wahren ehelichen Glückes ist«. Aus Gesprächen mit Rocco erfährt Fidelio von einem Gefangenen, der seit zwei Jahren im tiefsten Kerker festgehalten wird und seit einem Monat nur noch von Wasser und Brot lebt. Fidelio fragt, ob er Rocco bei seinen Besuchen bei dem Gefangenen begleiten darf, auch wenn dies schmerzlich sein kann, wie Marzelline im folgenden Trio singt: »Dein gutes Herz wird manchen Schmerz in diesen Grüften leiden.« So lässt sich der Abstieg zu dem Gefangenen in der unterirdischen Gruft mit einer Art direkter Konfrontation mit dem Tod vergleichen. Auch Rocco verweist auf den Tod, als er Don Pizarro mitteilt, er benötige Fidelios Hilfe; er bittet den Gouverneur um Erlaubnis, indem er ihm erklärt, er sei alt und stehe mit einem Bein bereits im Grab. In dieser Situation der Angst und Ungewissheit wendet sich Fidelio der Hoffnung zu, um Trost zu finden: »Du, Hoffnung reichst mir Labung dar«.

Don Pizarro, der von einem Trupp Wachen begleitet wird, erhält einen vertraulichen Brief, in dem ihm mitgeteilt wird, dass der Minister zu einer Inspektion kommen wird, da ihm Berichte über willkürliche Gewalt im Gefängnis vorliegen. Pizarro ist entsetzt, denn der Minister könnte dahinterkommen, dass Florestan nicht tot, sondern in einem Kerker eingesperrt ist. In einer Arie verkündet Pizarro seine Grausamkeit und sein Verlangen nach Rache an Florestan. Er versucht, Rocco mit einem Beutel voller Gold zu bestechen, damit er seinen Feind ermordet, doch der Kerkermeister weigert sich. Pizarro beschließt daraufhin, Florestan selbst zu töten, und Rocco erklärt sich bereit, alles vorzubereiten, indem er sich einredet, dass der Mord an Florestan ihn vor dem Martyrium bewahrt, das er in den Tiefen des Kerkers erleidet.

Fidelio, der die Szene belauscht hat, ist entsetzt, dass Pizarro jegliches Mitleid und Gefühl für Mitmenschlichkeit fehlt. Noch einmal beschwört »er« die Hoffnung: »Komm Hoffnung, lass den letzten Stern der Müden nicht erbleichen.« Fidelio und Marzelline überreden Rocco in Pizarros Abwesenheit, die Gefangenen auf den Gefängnishof hinauszulassen, um ein paar Minuten des schönen Tages zu genießen. Mit dem Auftritt des ergreifenden Gefangenenchors, einem der großen Höhepunkte der Oper, nähern wir uns dem Ende des ersten Aktes. Rocco, der Hilfe bei den Vorbereitungen zur Ermordung von Florestan benötigt, verpflichtet zu »dessen« großem Entsetzen Fidelio: »Vielleicht das Grab des Gatten graben, O was kann fürchterlicher sein?« Schließlich überwindet Fidelio »sein« Entsetzen über den Abstieg in den Kerker der Knechtschaft und des gewaltsamen Todes: »Ich muss ihn seh'n, den Armen seh'n, und müsst ich selbst zugrunde geh'n!« Als Pizarro erfährt, dass die Gefangenen in den Hof hinausgelassen wurden, explodiert er vor Wut; er kann durch Roccos Erfindung, dass den Gefangenen dieses ungewöhnliche Privileg nur zu Ehren des Namenstages des Königs gewährt wurde, etwas besänftigt werden. Der Akt endet damit, dass Pizarro Rocco befiehlt, in den Kerker hinabzusteigen, um den Mord an Florestan vorzubereiten.

Akt II führt uns in den unterirdischen Kerker, wo Florestan in der Finsternis vor sich hin vegetiert. Er singt über die Qualen seines Unglücks und seiner Einsamkeit. Am Rande des Wahnsinns halluziniert er eine erfrischende Brise; sie wird von der Vision seiner Frau Leonore begleitet, die kommt, um ihn zu trösten; im Hochgefühl seines Wahns fällt er in Ohnmacht. Fidelio und Rocco erscheinen mit den Geräten, um Florestans Leichnam zu begraben. Während Fidelio gräbt, zittert er vor Furcht. Florestan kommt wieder zu sich und sieht zwei Männer; das jetzt von Rocco, Fidelio und Florestan gesungene Trio glüht vor menschlichen Gefühlen. Pizarro kommt hinzu; er ist ganz in einen schwarzen Mantel gehüllt, den er dann auszieht, damit Florestan den Mann erkennen kann, den er töten will: Florestan muss mit seinem

Leben bezahlen, da er es gewagt hat, Pizarro zu denunzieren. Doch gerade als Pizarro Florestan erstechen will, stellt sich Fidelio dazwischen und verrät »seine« wahre Identität als Leonore, die Ehefrau des Gefangenen. Pizarros Wut trifft auf Leonores offenen Trotz, Florestans Freude und Roccos Beklemmung. Pizarro will Leonore gerade schlagen, als sie eine Pistole zieht und ihn bedroht. Doch in diesem Moment ertönt eine Trompetenfanfare, die die Ankunft des königlichen Ministers Don Fernando ankündigt. Pizarro ist gezwungen, sich zurückzuziehen, während Florestan und Leonore ihre »namenlose Freude« besingen (»O namenlose Freude!«). Das Finale des zweiten Aktes beginnt mit Don Fernandos Ablehnung jeglicher Form von Tyrannei mit einer Äußerung, die den Abschlusschor der *Neunten Symphonie* vorwegnimmt: »Es sucht der Bruder seine Brüder, Und kann er helfen, hilft er gern«. Fernando erkennt, dass Florestan der Freund ist, den er für immer verloren zu haben glaubte. Leonore singt von der Liebe, die es ihr ermöglichte, Florestan von seinen Fesseln zu befreien. Im Finale mit Chor und Solisten wird die eheliche Liebe gefeiert: »Nie wird es zu hoch besungen, Retterin des Gatten sein«.

### *Der zugrundeliegende Konflikt*

Die Figuren des Fidelio sind wie bei einem Flachrelief aus Marmor gestaltet: In diesem Punkt lassen sie sich mit Beethovens dramatischem Sonatenstil vergleichen, der der Logik des Konflikts und Kontrasts folgt. Besonders auffallend ist der Kontrast zwischen Leonores leidenschaftlichem Vertrauen, Florestans beklemmenden Gefühlen der Ohnmacht sowie Don Pizarros unaufhaltsamen Rachedurst und der unmenschlichen Grausamkeit. Der gesamte erste Akt wirkt wie eine schrittweise Annäherung an den tiefsten Kerker der Festung, den dunkelsten Punkt, zu dem Beethoven vordringt: eine Art danteske Reise zum dunkelsten und tiefsten Ort des eigenen persönlichen Infernos. Die Einleitung zu Akt II und Florestans Arie markieren die Ankunft am Ziel dieser Reise in die Dunkelheit der Nacht, der Einsamkeit, der Verzweiflung und des wahrscheinlich bevorstehenden Todes.

## Bedeutungsebenen

Beethoven litt bekanntermaßen unter einer schweren existenziellen Krise, die alle Symptome einer suizidalen Depression aufwies. Als er sich mit seiner Taubheit abfinden musste, erlebte er tatsächlich eine kurze Phase gravierender Vereinsamung und unerschütterlicher Niedergeschlagenheit, die in einem Selbstmord zu enden drohte. Dokumentarische Belege für diese dramatische Zeit finden sich im Heiligenstädter Testament (Heiligenstadt ist ein Dorf in der Nähe von Wien, in dem er sich zu dieser Zeit aufhielt [1882; vgl. Solomon, 1990]). Auffallend ist die Parallele zwischen der Angst, die Leonore erleidet, um ihren Mann zu retten, und den Anstrengungen, die Beethoven unternehmen musste, um sich selbst zu retten, sich aus seiner Krise zu befreien sowie seinen Glauben an das Leben und seine eigenen kreativen Fähigkeiten wiederzufinden. Die Taubheit war für Beethoven natürlich besonders schwerwiegend, da sie mit der Trauer um das für ihn wichtigste Sinnesorgan verbunden war. Trauer kann durch Hass und paranoide Gefühle erschwert werden (Klein, 1962a). Der mörderische Hass und die Unbeugsamkeit des primitiven Über-Ichs gegenüber den von der Realität und der Trauer auferlegten Grenzen werden in *Fidelio* durch die Figur des Don Pizarro repräsentiert. Im Gegensatz zu der strafenden Unbeugsamkeit des Über-Ichs scheint Leonore die Werte des Ichs zu verkörpern.

## Der Konflikt zwischen Körper und Psyche

Der Konflikt zwischen Körper und Psyche stellt ein zentrales Strukturelement des psychischen Funktionierens dar. Wie der Neurowissenschaftler Antonio Damasio feststellte, ist »das Bewusstsein in der Repräsentation des Körpers verwurzelt« (2000, S. 37). Gleichzeitig entwickeln sich Konflikte zwischen der Anerkennung und Ablehnung der Verbindung zwischen Körper und Psyche. Auf diesen primitiven körperlichen und psychischen Ebenen repräsentiert Don Pizarro das omnipotente Streben der Psyche nach Unabhängigkeit von den durch den Körper auferlegten Grenzen; außerdem will die Psyche sich über die Belastung und den Schmerz der sensorisch-affektiven Welt erheben, der mit ihr einhergeht. Florestans Erfahrungen hingegen repräsentieren den Berührungspunkt mit der dunklen und rätselhaften Welt der primitiven Empfindungen: einer Welt, die Gefahr läuft, von den abstrakteren Ebenen der

Persönlichkeit getrennt zu werden, wie es zum Beispiel bei der Organisation der sogenannten autistischen Kerne geschieht, die Tustin (2000) beschrieben hat. Leonore kann als Repräsentantin des Bestrebens der Psyche betrachtet werden, sich der sinnlichen Erfahrung zu nähern, sie zu schätzen und zu lieben, auch wenn diese Erfahrung schmerzhaft und schwer zu ertragen ist. Der Abstieg in den tiefsten Kerker stünde dann für die Konfrontation mit den entferntesten Ebenen des Konflikts zwischen Körper und Psyche, in dem sich eine vermeintlich omnipotente und kontrollierende Psyche (Don Pizarro) – bis hin zur Vernichtung durch Mord – über den Körper und die sinnliche Erfahrung hinwegsetzen will. Die Qualen von Leonore/Fidelio stehen dann für die Wechselfälle, denen die Psyche sich bereitwillig stellt, um mit den tiefgreifenden Empfindungen des Körpers verbunden zu bleiben. Sie ermöglicht auch die Entstehung eines inneren Körper-Psyche-Paares, was in der Oper dadurch symbolisiert wird, dass das Ehepaar Leonore und Florestan wieder zueinander findet.

## Körperliche Klaustrophobie

In Anbetracht des Konfliktes zwischen Körper und Psyche sind – wie ich bereits erwähnt habe – die Auswirkungen der Realität des Körpers auf die Psyche von starken klaustrophobischen Ängsten gekennzeichnet. Besteht eine starke Tendenz, dass die Psyche ohne Verbindung zum Körper funktioniert, so hat dies Konsequenzen für den psychoanalytischen Prozess: Es wird die zunehmende Fähigkeit gefördert, auf die eigenen inneren Empfindungen zu hören, und somit auch der Dialog zwischen Körper und Psyche erleichtert. Wie ich in den vorangegangenen klinischen Vignetten zu zeigen versuchte, ist die Annäherung der Psyche an die Welt der Sinne tendenziell mit klaustrophobischen Elementen verbunden, die dazu führen, dass der Körper als ein Gefängnis erlebt wird. Im Laufe des analytischen Prozesses kann dieser klaustrophobische Zustand immer leichter ertragen werden, bis zu dem Punkt, an dem das Erschließen des eigenen Körpers zur Quelle von Bereicherung und Kreativität werden kann – wie es bei dem Analysanden der Fall war, der die musikalischen Übungen seiner Arme am Klavier als Quelle der Festlegung und Festigung der Grundlage seiner Identität erlebte.

## Über einige Schlüsselmomente der Oper

Ich möchte nun näher auf einzelne Momente der Oper eingehen, in denen Beethoven die klaustrophobische Enge und die prinzipiellen Konflikte in der Beziehung zwischen Körper und Psyche vorstellt, wobei er gleichzeitig die Poesie und Kreativität zum Ausdruck bringt, die sich aus der Fähigkeit ergibt, körperliche Erfahrungen und psychische Horizonte zu integrieren.

### *Quartett: »Mir ist so wunderbar«*

Dieses Quartett, das kurz nach dem Beginn der Oper vorgetragen wird, zeigt bereits die unvergleichliche Bandbreite von Beethovens Genialität. Die vier Personen, Marzelline, Leonore, Rocco und Jacquino, treten stimmlich nacheinander auf, wobei die Abfolge der Einsätze wie bei einem Kanon streng vorgegeben ist. Das Thema des Kanons ist zugleich erhaben, geheimnisvoll und ansprechend. Dies passt sehr gut, da das Quartett eine allgemeine Beziehungssituation ausdrückt, in der jede(r) unermüdlich mit sich selbst spricht: Marzelline verfolgt eine Glücksfantasie, Leonore ist von Schmerzen geplagt und verwirrt, Rocco ist zufrieden und guter Laune, während Jacquino eifersüchtig und unzufrieden ist. Auch wenn diese aufeinander abgestimmten Auftritte gewissen Bühnenkonventionen entsprechen, so gelingt es Beethoven doch, einen allgemein menschlichen Zustand wiederzugeben, in dem jede(r) durch die Grenzen seiner/ihrer selbst eine Einschränkung erfährt. So kann etwas entstehen, was ich als das übergreifende Thema der Oper beschrieben habe, nämlich das Eingeschlossensein in den Grenzen der eigenen abgetrennten körperlichen Identität. Diese Situation lässt es offen, ob die einzelnen Personen miteinander in Beziehung treten, denn die Musik ist kontrapunktisch aufgebaut und hebt somit die Eigenständigkeit der jeweiligen Personen hervor. Gleichzeitig schafft die sanfte musikalische Atmosphäre ein allgemeines Gefühl der Harmonie, das einen Hauch von Melancholie und Entrücktheit in sich birgt.

Die Fähigkeit, die Selbständigkeit der verschiedenen Stimmen beizubehalten und zur gleichen Zeit unterschiedliche Gedankengänge und Emotionen miteinander zu verbinden, spiegelt sich auch in der Art und Weise wieder, wie Beethoven das Orchester einsetzt. Die Streicher schaffen eine zunächst dunkle und geheimnisvolle Atmosphäre. Das Fagott unterstützt Roccos Gesang, die Klarinette schwächt die überschwänglichen Frauenstimmen etwas ab und schließlich unterstützen die Violinen das Vokalensemble mit einer erhabenen

Melodie, die die besinnliche Schwärmerei des Adagios aus der *Neunten Symphonie* vorwegnimmt.

### *Der Chor der Gefangenen: »O welche Lust«*

Ich überspringe Leonores berühmte Arie »Komm Hoffnung« – die trotz allem wegen ihres hoffnungsvollen Ausblicks auf die zeitliche Offenheit Aufmerksamkeit verdient – und gehe direkt zum Chor der Gefangenen über. Roccos Initiative, die Gefangenen auf Leonores Anregung hin ins Sonnenlicht des Gefängnishofs hinauszulassen, führt zum Finale des ersten Akts; es beginnt mit dem ergreifenden Chor, in dem Beethoven neben Gefangenschaft und Freiheit auch Einsamkeit und Schweigen thematisiert. Er bringt hier das universale Gefühl der leidenden Menschheit unmittelbar zum Ausdruck. Werfen wir einen Blick auf den Text:

> O, welche Lust in freier Luft
> Den Atem einzuheben;
> Nur hier, nur hier ist Leben,
> Der Kerker eine Gruft.

Als erste Stimmen setzen die Bässe ein und legen somit ein Crescendo der Klangintensität fest, das die Beethoven'sche Spannung angesichts des Schmerzes widerspiegelt, die von der Dunkelheit zum Licht führt. Beethoven verwendet dieselbe Ausdrucksmethode – die Bewegung von den tieferen zu den höheren Tönen – im Cellothema, mit dem die *Dritte Symphonie* nach dem ehrfurchtgebietenden zweifachen Paukenschlag beginnt, und auch in der Cellomelodie zu Beginn des *Razumovsky Quartetts*, op. 59, Nr. 1, die dieselbe in die Zukunft gerichtete aufsteigende Linie aufweist.

Im Chor der Gefangenen wird die atemtechnisch heikle Stelle durch die beinahe geflüsterten Töne der Sänger sowie durch das schwerfällige Voranschreiten des musikalischen Diskurses hervorgehoben, sodass sich das Thema in sich selbst zu verdoppeln scheint und eine unmittelbare erstickende und klaustrophobische Wirkung erzeugt wird. Darüber hinaus wird die Öffnung hin zu freierem Atmen, zu Freiheit, Kommunikation, Kreativität und Leben explizit von einem Gefühl großer Unsicherheit und einer starken paranoiden Bedrohung begleitet: Der Soloeinsatz des zweiten Gefangenen macht die drohende Gefahr des Gefängnisses unmissverständlich deutlich:

Sprecht leise; – haltet euch zurück –
Wir sind belauscht mit Ohr und Blick.

Diese Worte können nur teilweise die gegensätzlichen Empfindungen von Angst und Erleichterung wiedergeben, die dieser unvergessliche Chor zum Ausdruck bringt; nicht nur die Emotionen auf der protosensorischen und körperlichen Ebene, die der Enge und der Freiheit beim Atmen entsprechen, sondern auch die Unterdrückung der persönlichen Identität verwandelt der Chor in eine einzigartige poetische Vision.

### *Einleitung zum zweiten Akt und Florestans Arie*

Gott! Welch ein Dunkel hier!

Der zweite Akt führt uns direkt in den Kerker, in dem Florestan eingesperrt ist. Die äußerst dramatische Musik bewegt sich auf qualvollen, erschütternden Akkorden vorwärts; der erstickende Schmerz, den die Streicher zum Ausdruck bringen, wird von einem süßlichen Thema der Holzbläser beantwortet, das mehr und mehr *cantabile* vorgetragen wird, dem jedoch eine dramatisch kontrastierende Melodie der Celli gegenübersteht. Die Arie des Tenors erinnert zu Beginn an die Dunkelheit – mit einer unmittelbaren dramatischen Antwort der Streicher – sowie an die erschreckende Stille in Florestans höllischem Gefängnis. Die warme Stimme der Klarinette verkündigt wie in einem Lied die schmerzliche Beschwörung seines Verlustes des Glücks und seinen Abstieg in Gefangenschaft und Unglück.

Ein plötzlicher Windhauch weckt eine halluzinatorische Vision, das Bild von seiner Frau, die ihn beruhigt und befreit. Seine Aufregung mischt sich mit seinen Wahnvorstellungen und schafft eine zwiespältige Atmosphäre von dramatischer Spannung und vertrauensvoller Offenheit für neue und unvorhergesehene Entwicklungen.

Was das Verhältnis zwischen Körper und Psyche betrifft, so trägt diese Szene die Züge einer dramatischen Isolierung der sensorisch-emotionalen Erfahrung, nachdem diese psychisch nicht wahrgenommen werden konnte. Die Halluzination der erfrischenden Brise in der Dunkelheit des Kerkers ist offensichtlich eine visionäre Vorwegnahme der Wiedervereinigung des Paares Florestan und Leonore, die – wie wir bereits angedeutet haben – der Wiederherstellung der

Verbindung zwischen Körper und Psyche entspricht: einer Verbindung, in der die unerträglichsten Empfindungen wahrgenommen werden können.

### *Quartett: »Er sterbe!«*

Mit diesem Quartett erreichen wir den Moment der äußerst konfliktreichen Konfrontation. Don Pizarro ist gekommen, um sich zu rächen und Florestan zu töten. Unter dem Gesichtspunkt des Konflikts zwischen Körper und Psyche repräsentiert Don Pizarro die Gewalt der Psyche, die die Fesseln des Körpers ablehnt und auf diesen Körper reagiert, wie sie ihn bestrafen und ermorden wollte. Fidelio/Leonore stellt sich jetzt zwischen Pizarro und sein Opfer, Florestan: Leonore verhält sich wie die Psyche, die bereit ist, ihren Platz in einer Verbindung mit dem Körper anzuerkennen und selbst ohnmächtigen und tödlichen Emotionen Schutz und Aufnahme zu gewähren.

Dies ist einer der aufregendsten Momente der Oper. In der Musik, die Beethoven für Pizarro geschrieben hat, entlädt sich ungezügelte Kraft. Leonores Widerstand löst ein dramatisches Crescendo aus, das zur Enthüllung ihrer wahren Identität als Frau führt. Die Sopranistin Jeannine Altmeyer bot auf der Bühne eine besonders spannende Interpretation dieses entscheidenden Moments, indem sie plötzlich ihre üppigen blonden weiblichen Locken unter ihrem Männerhut hervorquellen ließ. Die Offenbarung des Konflikts zwischen Körper und Psyche dient offensichtlich auch dazu, einer Person ihre wahre sexuelle Identität zurückzugeben.

Als Pizarro versucht, Florestan zu töten, zieht Leonore eine Pistole, sie stellt sich ihm entgegen und ruft: »Noch einen Laut – und du bist tot!«

Richard Wagner geht in seiner Autobiografie auf diesen plötzlichen Übergang vom lyrischen Gesang zum Rezitativ ein. Dort schreibt er, was er empfand, als er einer Aufführung von Fidelio mit der berühmten Sopranistin Wilhelmine Schröder-Devrient beiwohnte. Wagner spricht von dem Höhepunkt des Erhabenen, den er erlebte, als das Wort »tot« auf der Bühne ausgesprochen wurde:

> […] ein erstaunlicher Schrecken, der mich ergriff, als ich spürte, dass ich plötzlich, wie von einem Henker erschlagen, aus der idealen Sphäre, in der die Musik uns selbst über die schrecklichsten Situationen hinweghilft, auf den nackten Boden der schrecklichen Realität hinabstürzte […] der gewaltige Blitz, der die beiden völlig unterschiedlichen Welten erhellt, an dem Punkt, an dem sie sich berühren und doch völlig auseinanderstreben. (zitiert nach Petrella, 2004, S. 104; Übers. E. K.)

Wagner scheint die vereinende Kraft Beethovens erahnt zu haben, als es diesem gelingt, im selben Moment die ideale Spannung der Psyche mit der Konkretheit und Sterblichkeit unseres körperlichen Zustands zu verbinden. Es handelt sich um einen erhabenen Moment, da der Konflikt zwischen Körper und Psyche auf seinem Höhepunkt plötzlich aufgelöst wird: Der katalysierenden Kraft von Beethovens Genie ist es zu verdanken, dass Körper und Psyche, wie Wagner sagt, zwei völlig unterschiedliche Welten, sich hier tatsächlich berühren sowie ihre Getrenntheit und Verschiedenartigkeit offenbaren.

Dies alles findet auf der Bühne statt, kurz bevor die schicksalhafte Trompete die Ankunft von Don Fernando verkündet, die zu einer erlösenden Auflösung des drohenden Unheils führt. Der Einsatz der Trompete hebt das Auftauchen aus der Dunkelheit hervor: ein entscheidendes Motiv, das Beethoven wohl kaum zufällig in seinen verschiedenen Fassungen der Ouvertüre zu seiner Oper beibehalten hat. Die bekannteste Fassung ist die Leonoren-Ouvertüre Nr. 3 (1806), die zu einem beliebten Konzertstück geworden ist. Die Betonung des Gefangenenthemas während der gesamten Durchführung und die majestätischen und epischen Ausmaße der Coda sind die auffälligsten Merkmale von »Leonore 3«. Sie zeigen, wie Beethoven eine tragische Situation und Trauer als Grundlage für den musikalischen Ausdruck eindeutig heroischer und positiv besetzter Themen nutzt, die die Bejahung des Lebens angesichts des Todes verkünden.

Ich bin in gewisser Weise mit »Leonore 3« deshalb so vertraut, weil ich vor etwa 30 Jahren die Proben von Leonard Bernstein und dem Orchestra Nazionale di Santa Cecilia miterleben konnte. In den Proben gelang es dem großen amerikanischen Dirigenten mit geduldigem, akribischem Perfektionismus, die ersten Takte der Coda mit einem unwiderstehlichen vorwärtsdrängenden und in die Höhe strebenden Drive zu gestalten, der sich dann nach und nach zu einem heroischen und überwältigenden Finale entwickelte. Der Zuhörer glaubte, hier eines der großartigsten Musikstücke der Welt gehört zu haben.

In diesem Kapitel wurde abschließend das Auftauchen musikalischer Elemente im Analysematerial von Patienten untersucht, wie sie sich im Rahmen eines inneren Dialogs zwischen Psyche und Körper entwickeln. Das Beispiel von Beethovens Oper *Fidelio* schien besonders gut geeignet, um verschiedene Merkmale der klaustrophobischen Emotionen und Konflikte zu veranschaulichen, die in der Analyse bei der Integration dieser tiefen Ebenen ans Tageslicht treten können.

# Schlussfolgerung

## Kunst, körperliche Erfahrung und innere Harmonie

Aldo war einer meiner Analysanden, der in Musik und Tanz eine Möglichkeit fand, sich lebendig zu fühlen und seiner verfolgenden Vernichtungsangst zu widerstehen, die ihn zu überwältigen drohte. Er brachte seine Erfahrungen mit Szenen aus dem Film *Awakenings* in Verbindung (Regie: Penny Marshall, 1990; deutscher Filmtitel: *Zeit des Erwachens*), der auf einem Buch des Neurologen Oliver Sacks basiert. In dem Film geht es um Patienten, die dank eines neuen Medikaments vorübergehend aus ihrer Encephalitis lethargica erwachen. Aldo selbst erlebte im Verlauf seiner Analyse ein tatsächliches »Erwachen«, wodurch er von seinem Körper, der ihm zuvor fremd erschienen war, Besitz ergreifen konnte. In einer späteren Phase der Analyse äußerte sich seine Angst in der Befürchtung, er würde seine Empfindungen wieder verlieren, die ihm das Gefühl gaben, lebendig zu sein, und seine Erfahrung des Erwachens nicht mehr machen.

Er beschrieb seine Erfahrung wie folgt:

> Musik bewegt mich in meinem Inneren: Dann fühle ich mich lebendig. Als ich im Auto Kassetten hörte, konnte ich diese Erfahrung machen. Ich bewegte mich während der Fahrt, wie wenn ich tanzen würde. Daraufhin beschloss ich, Tanzunterricht zu nehmen. Ich muss die Erfahrung immer wieder von Neuem machen, damit sie Bedeutung bekommt: erst der Blues, dann der Jazz, dann die brasilianische Musik. Zunächst waren es nur flüchtige Manifestationen, dann fiel ich in eine Depression zurück, die eine Art Nichts war. Ich hatte Angst, das Erwachen würde einfach verschwinden und nie wiederkommen. Aber jetzt spüre ich eine größere Kontinuität, was mein Gefühl betrifft, lebendig zu sein.

Wir gehen von Aldo zur kurzen Betrachtung eines anderen Falles über, in dem es Berührungspunkte zwischen der Psychoanalyse und einer musikalischen Erfahrung gibt. Anita, eine junge Erwachsene, wollte eine Analyse machen, da sie Angst hatte, unsichtbar zu sein. Während eine Person, die an Paranoia leidet, sich ständig von anderen bedroht fühlt, hatte Anita das Gefühl, sie sei eigentlich transparent, wenn andere in ihre Richtung schauten. Als wir unsere gemeinsame Arbeit begannen, wurde klar, dass sie Schwierigkeiten hatte, sich lebendig zu fühlen und ihre inneren Bedürfnisse und Wünsche anzuerkennen. Die Sitzungen mit Anita waren sehr anstrengend, da ihre Stimme sehr leise und distanziert war, wie wenn sie in Nebel eingehüllt wäre.

Wir werden einen Abschnitt betrachten, als Anita anfing, Anzeichen einer eindeutigeren persönlichen Präsenz zu zeigen. In einem Traum sah Anita mich während einer Sitzung: Sie lag auf der Couch, während ich neben ihr stand und eine Strophe aus Puccinis Oper *Turandot* sang »Il mio mistero è chiuso in me« (»Doch mein Geheimnis wahrt mein Mund; den Namen tu' ich keinem kund!«). Diese Strophe stammt aus der berühmten Arie »Nessun dorma« (»Keiner schlafe!«), die in der triumphalen Schlusszeile »All'alba vincerò« (»Damit der Tag ersteh', und mit ihm mein Sieg!«) ihren Höhepunkt findet, wobei die Stimme des Tenors das jubelnde hohe B erreicht. Unsere gemeinsame Beobachtung: In ihrem Traum zeigte sie mir, dass sie in dem »mistero« – dem Geheimnis oder dem Rätsel –, das darin besteht, dass sie in ihrem Inneren lebendig ist, sich selbst wiedererkennen kann. Mit anderen Worten, im Traum kam ihre zunehmende Fähigkeit zum Ausdruck, sich selbst in einem Körper wiederzuerkennen, der sich zur Schau stellen kann, wie dies bei einem Opernsänger der Fall ist – im Gegensatz zu einem Körper, der verschwindet, wie dies bei ihr der Fall gewesen war. Mit dieser Entwicklung rückte ihre eigene innere Musik in den Vordergrund, auch wenn sie noch nicht in Worte gefasst werden konnte und etwas Geheimnisvolles hatte.

In einem unmittelbar darauf folgenden Traum sah sich Anita hinter einem Tor eingesperrt. Dieses »Eingesperrtsein« ging mit einem verblüffenden Gefühl der Ruhe und des Wohlbefindens einher. Auf diese Weise konnten wir herausfinden. Wenn sie es akzeptierte, sich in einem geschlossenen, durch klare Grenzen definierten Raum zu befinden, hatte sie auch das Gefühl, für ihren eigenen privaten Bereich verantwortlich zu sein, für einen Raum, der ihr gehörte: einen Raum, wo sie mit dem »in ihr eingeschlossenen Geheimnis«, sie selbst zu sein, zusammenleben konnte. Nach dieser Phase des Durcharbeitens konnte Anita zunehmend akzeptieren, von anderen gesehen und erkannt zu werden, so wie es bei einer echten Person der Fall ist.

Für Aldo und Anita wurden musikalische Erfahrungen – wie bei vielen ästhetischen Erfahrungen unserer Analysanden – zu einem kreativen Anreiz für die Integration von Körper und Psyche. Vor allem die Vertrautheit mit Kunst und Musik unterstützt den Aufbau eines Kontaktnetzes, durch das Körper und Psyche miteinander kommunizieren können – nicht unähnlich dem, was in der Traumarbeit stattfinden kann (Lombardi, 2000b).

Die unvergleichlich tiefgründigen Interpretationen des Dirigenten Carlo Maria Giulini (1914–2005) haben sich über Jahrzehnte in mein Empfinden – dem Empfinden eines eingefleischten Musikliebhabers – eingegraben. Er hat den tiefen Sinn einer musikalischen Erfahrung als harmonische Konvergenz von Körper und Psyche verstanden und in einfache Worte gefasst: »Ich weiß nicht, ob ich Brahms richtig dirigiere. Aber ich spüre die Musik von Brahms in meinem Blut. *Sie ist ein Teil meines Körpers.*«[1] Giulinis Brahms zu entdecken, hat bei mir einen sehr starken Eindruck hinterlassen, da er das Feuer der Leidenschaft mit der kontemplativen Klarheit der Form zu verbinden weiß. Die Musik strukturiert und übersetzt innere Konflikte und Disharmonien, insbesondere die primitivsten Unstimmigkeiten in der Beziehung zwischen Körper und Psyche, und lässt in dem Zusammenspiel zwischen Komponist, Interpret und Hörer eine kommunikative und kreative Kontinuität entstehen, die auf verschiedenen Ebenen sowohl körperliche Erfahrungen als auch mentale Repräsentationen einbezieht.

Ich kann mir kaum vorstellen, meine emotionale Sensibilität und Achtsamkeit aufrechtzuerhalten, ohne täglich Musik zu hören. Als leidenschaftlicher Musikliebhaber habe ich durch meine Konzertbesuche viel über Emotionen und Empathie gelernt. »On a tant besoin de beauté aux côtés de la mort« (»Wenn der Tod naht, ist das Bedürfnis nach Schönheit groß«; Libretto nach Maeterlinck für Debussys *Pelléas und Mélisande*, Akt IV, Szene 1). Wer als Analytiker mit den *primitiven Qualen* (Winnicott, 1974) der Körper-Psyche-Dissoziation konfrontiert wird, erlebt die ästhetische Reaktion auf Schönheit als einen Moment der Harmonie: einen Moment, in dem die Psyche in die Lage versetzt wird, sich durch die Erfahrung der Kunst gegenüber den unaussprechlichen Empfindungen des Körpers zu öffnen.

Werfen wir den Blick auf einen anderen Analysanden, der die Kunst – diesmal die Literatur – als hilfreiche Anregung für den Versuch nutzte, sich selbst wahrzunehmen. Romolo, Anfang 30, litt unter einer schweren Agoraphobie, die eine paralysierende Wirkung auf sein Leben hatte. Als er George Orwells *1984* las, war er sehr beeindruckt von der Beschreibung eines totalitären Staates, der von allen seinen Bürgern verlangt, sich dem Diktat des Regimes zu unterwerfen. Die einzige Alternative zur Aridität des Regimes ist das Zwei-Minuten-Hass-Ritual, das gezeigt wird, wenn es einem Terroristen gelingt,

1 Aus dem Begleitheft zu Johannes Brahms, Klavierkonzerte, Claudio Arrau (Klavier) unter der Leitung von Carlo Maria Giulini, LP (Deutsche Ausgabe, 1962).

in die offizielle Fernsehstation einzudringen. Romolo setzte den Inhalt des Romans mit seinem eigenen Zustand der totalen Unterwerfung unter Anforderungen von außen gleich, außer während seiner kurzen, aber heftigen Hassanfälle, in denen er alles zerstörte, womit er in Berührung kam: Tatsächlich kam er humpelnd zu einer Sitzung, weil er sich eine schwere Prellung zugezogen hatte, als er seinen Plattenspieler zertrat.

Eine weitere literarische Inspiration für Romolo war die Kurzgeschichte »I sette messageri« (»Die sieben Boten«) von Dino Buzzati; sie handelt von einem Königssohn, der sich mit Boten auf den Weg macht, um die Grenzen des väterlichen Reiches zu erkunden. Die Boten werden einer nach dem anderen losgeschickt und versuchen, den schriftlichen Kontakt mit der Hauptstadt aufrechtzuerhalten, aber die brieflichen Nachrichten, die den Königssohn schließlich während seiner endlosen Reise erreichen, beziehen sich auf eine Vergangenheit, die längst vorbei ist. Sie berichten außerdem von Plänen für eine gerade verstrichene Zukunft, und es gelingt ihm auch nie, die Grenzen des Reiches zu finden. Romolo brachte diese Geschichte in Zusammenhang mit seinem eigenen Fehlen persönlicher Grenzen sowie seiner Entfremdung von sich selbst; folglich hatte er ständig das Gefühl, an einem anderen Ort zu sein, während jede aktuelle Erfahrung bei ihm keinerlei Spuren hinterließ.

Romolo wurde sich seiner virtuellen Nichtexistenz zunehmend bewusst; dadurch gelang es ihm, die Ursachen für seine Probleme immer besser zu verstehen. In einer späteren Sitzung beschrieb er einen Abend mit seinem Vater, an dem »ich die gehaltvollste Mahlzeit zu mir nahm, die ich je gegessen habe« – ganz im Gegensatz zu seiner ausgeprägten anorektischen Neigung; er hatte Tortellini gegessen, Wein getrunken, und zum Abschluss einen Grappa zu sich genommen. Er erzählte mir, er habe noch nie ein so deutliches Gefühl gehabt, dass sein Körper im Mittelpunkt steht: »Es war, wie wenn mein Körper sich drehen und einen Salto machen würde sowie einen direkten Zugang zu meiner Psyche hätte.«

Romolo nutzte seine literarische Sensibilität, um seine virtuelle Nichtexistenz und das Fehlen persönlicher Grenzen bzw. jeglicher Beziehung zur Gegenwart besser verstehen zu können. An diesem Punkt wurde die Richtung, die er einschlug, greifbar, und zwar auf eine Art und Weise, die entscheidend zur Veränderung beitrug. Sein Körper, mit dem er experimentierte, trat hervor. Sein Körper »drehte sich« – eine Drehung, die auf eine Auflehnung gegen diese »Nichtexistenz« hindeutet, die mit der Körper-Psyche-Dissoziation einhergeht – und diese Auflehnung erforderte dringend die Aufmerksamkeit seiner Psyche.

Bei Romolo zeigt die analytische Erfahrung einmal mehr, wie der konkrete Körper dem tödlichen Deckmantel der Nichtexistenz Widerstand leisten kann und zur Grundlage seiner Existenz wird. Seine neuen Erfahrungen mit Essen und Wein erinnern mich an meine eigenen Erfahrungen, bei denen der Körper (wie beispielsweise beim Essen, Kochen und bei Weinproben) eine wichtige Rolle spielt, auch wenn Romolos Erfahrungen in ihrer ausschließlichen Fokussierung auf den Körper – im Gegensatz zu seiner bisherigen Verleugnung – extrem sind. Don Greif schreibt über die allgegenwärtige Tendenz bestimmter gebildeter Menschen, körperliche Aktivitäten zu verunglimpfen, und erörtert deren Einstellung zum Sport; er stellt fest, dass

> Sport als eine weniger »ernsthafte« Betätigung gilt als beispielsweise Theater, Tanz oder Film. Im Gegensatz zur Kunst geht es beim Sport nicht darum, ernste Themen zu behandeln. Sport wird – zumindest von »ernsthaften« Menschen – als eine Form der leichten Unterhaltung angesehen, als Ablenkung oder Flucht vor den wichtigen Themen des Lebens. (Greif, 2010, S. 551; Übers. E. K.)

Was Greif über Sport schreibt, würde ich mit meinen Worten folgendermaßen ausdrücken. In einer Welt, in der die virtuelle Erfahrung die gelebte Erfahrung weitgehend verdrängt hat, kann die Beschäftigung mit Kochen, Weinproben und anderen Erfahrungen wie Gartenarbeit oder dem Spielen mit Haustieren eine gute Möglichkeit bieten, um mit einem uralten, tiefgründigen und teilweise verlorenen Aspekt unserer Persönlichkeit verbunden zu bleiben.[2]

Im Gegensatz zur Beschäftigung mit abstraktem Wissen ermutigt uns, sofern eine psychische Integration stattgefunden hat, die Beschäftigung mit Kochen und Weinverkostung zu einer direkten Konfrontation mit dem Körper und stellt den Dialog zwischen Körper und Psyche in den Mittelpunkt der psychischen Aktivität. Vor allem dem Wein habe ich umfangreiche Forschungen gewidmet und für eine bekannte Fachzeitschrift viele Jahre Artikel über die Weine Burgunds verfasst.[3]

2 Ich habe von meinen Analysanden viel über den beachtlichen Beitrag zur Integration von Körper und Psyche gelernt, den die Beziehung zu Haustieren leisten kann.

3 Das Burgund bietet eine einzigartige Kultur des *climat*: nämlich ein homogenes kleines Gebiet, in dem die Qualität der Trauben, der Boden, der Untergrund, das Aussehen, das Klima und die Geschichte die Merkmale einer einzigartigen Persönlichkeit bilden (vgl. Bazin, 1996, S. 15). Bazin stellt außerdem fest, dass das Labyrinth von »König Minos auf Kreta im Vergleich zum Weinanbau und der Weinherstellung im Burgund nichts war« (1996, S. 3). Ich hatte die Gelegenheit Jean Laplanche, den Psychoanalytiker und Besitzer/Winzer vom *Château* de Pommard, zu interviewen.

Die Weinprobe darf nicht einfach als hedonistische Befriedigung betrachtet werden, da das Wahrnehmungs-/Bewusstseinssystem mit körperlichen Empfindungen konfrontiert wird, die sich schwer wahrnehmen, unterscheiden und ausdrücken lassen; außerdem muss es dem Druck standhalten, der von den Trieben ausgeht (Freud, 1911b). Die Erfahrung des Schmeckens ist die Erfahrung einer einzelnen Person, auch wenn sie in der Beziehung mit anderen Menschen stattfindet, wobei der Geschmack und die Vorliebe des Einzelnen mit objektiven und gemeinsamen Parametern der sensorischen Wahrnehmung verglichen werden. Sie fördert die Fähigkeit zur unabhängigen Meinungsbildung angesichts von Sinneseindrücken und Emotionen, die direkt vom Körper ausgehen, und darüber hinaus ein Denken, das auf sensorischen Erfahrungen beruht und nicht auf zwischenmenschlichen Konditionierungen oder externen Parametern wie Prestige oder Preis.

Die Abwertung somatischer Prozesse ist Ausdruck eines *anthropologischen Zwiespalts*, der zur Überbewertung des Psychischen gegenüber dem Körperlichen führt, obwohl wir wissen, dass »das Psychische« in seiner extremsten Ausprägung eher ein Hindernis als ein Vorteil sein kann – wie Bion (1970) in Bezug auf die mentale Sättigung durch eine Überladung mit Wissen feststellt oder wie Winnicott (1983b) schreibt, wenn er die »Aktivität des Geistes als Bedrohung des Leib-Seelischen« bezeichnet.

Einige literarische Figuren von Italo Calvino – etwa »der geteilte Visconte«, eine zunächst »gespaltene«, später jedoch integrierte Persönlichkeit – zeichnen sich dadurch aus, dass sie nicht vollkommen sind; in gleicher Weise hat eine Psychoanalytikerin die Chance, die Verbindung zwischen ihrer Psyche und »der anderen Hälfte« ihrer Persönlichkeit wiederherzustellen und »einen unheilbaren Bruch im Kern unserer Identität zu heilen« (Malcolm Slavin, zitiert nach Greif, 2010). Voraussetzung hierfür ist, dass sie konsequent auf ihre Beziehung zu ihrem Körper achtet oder – wie man sagen könnte – offen ist für Kochen und Wein oder je nach persönlicher Neigung für Sport, Gartenarbeit oder die Pflege oder das Spielen mit Haustieren.

Ich hoffe, in diesem Buch mit der Erforschung der Körper-Psyche-Dissoziation zur Erweiterung des Blickfelds der Psychoanalyse beigetragen zu haben. Sie könnte Analytiker und Analysanden davor bewahren, dass Körper und Psyche zwei grundverschiedene Bereiche bewohnen und dass beide in

Er sagte, Wein und Psychoanalyse »bergen die Einbeziehung von Wissen in sich« und sie sind außerdem »Teil eines größeren Ganzen, nämlich der Lebenskunst [...] sie sind Teil der Kultur der Menschheit« (*Il gambero rosso*, 153 [Oktober 2004], S. 140).

ähnlicher Weise »als abgespaltene Bereiche« zurückbleiben, wenn sie sich der großen Verantwortung einer Begegnung im klinischen Alltag stellen.

# Literatur


Aisenstein, M. (2006): The indissociable unity of psyche and soma. A view from the Paris Psychosomatic School. *Int. J. Psycho-Anal.*, 87: 667–680.

Ammaniti, M. & Trentini, C. (2009): How new knowledge about parenting reveals the neurobiological implications of intersubjectivity: A conceptual synthesis of recent research. *Psychoanal. Dial.*, 19: 537–555.

Anzieu, D. (1985): ***Le moi-peau.*** Paris: Dunod. Dt.: Anzieu, D. (1996): ***Das Haut-Ich.*** Übers. v. M. Korte & M.-H. Lebourdais-Weiss. Frankfurt a. M.: Suhrkamp.

Aron, L. & Anderson, F.S. (2003): *Relational Perspectives on the Body.* New York: Other Press.

Bach, S. (1998): Two ways of being. *Psychoanal. Dial.*, 8: 657–673.

Baker, R. (1994): Psychoanaylsis as a life line: A clinical study of a transference perversion. *Int. J. Psychoanal.*, 75: 743–753.

Balsam, R.H. (2003): The vanished pregnant body in psychoanalytic female development theory. *J. Amer. Psychoanal. Assn.*, 51: 1153–1179.

Bazin, J.F. (1996): *Le Vin de Bourgogne.* Paris: Hachette.

Bick, E. (1968): The experience of the skin in early object-relations. *Int. J. Psychoanal.*, 49: 484–486.

Bion, W.R. (1955): Il linguaggio e lo schizofrenico. In: *Nuove vie della psicoanalisi.* Hrsg. v. M. Klein, P. Heimann & R. Money-Kyrle. Mailand: Il saggiatore, S. 294–317.

Bion, W.R. (1959): Attacks on linking. In: Bion (1967), S. 93–109.

Bion, W.R. (1962a): A theory of thinking. In: Bion (1967), S. 110–119.

Bion, W.R. (1962b): ***Learning from Experience.*** London: Heinemann. Dt.: Bion, W.R. (2004): ***Lernen durch Erfahrung.*** Übers. v. E. Krejci. 4. Aufl. Frankfurt a. M.: Suhrkamp.

Bion, W.R. (1965): ***Transformations.*** London: Heinemann. Dt.: Bion, W.R. (1997): Transformationen. Übers. v. E. Krejci. Frankfurt a. M.: Suhrkamp.

Bion, W.R. (1967). ***Second Thoughts. Selected Papers on Psychoanalysis.*** London: Heinemann. Dt.: Bion, W.R. (2013): Frühe Vorträge und Schriften. Mit einem kritischen Kommentar: »Second Thoughts«. Übers. v. E. Vorspohl. Frankfurt a. M.: Brandes & Apsel.

Bion, W.R. (1967a[1950]): The imaginary twin. In: ***Second Thoughts.*** London: Karnac, S. 3–22.

Bion, W.R. (1967b[1957]): Differentiation of psychotic from non-psychotic personalities. In: *Second Thoughts.* London: Karnac, S. 43–64.

Bion, W.R. (1970): ***Attention and Interpretation.*** London: Tavistock. Dt.: Bion, W.R. (2019): ***Aufmerksamkeit und Deutung.*** Übers. v. E. Vorspohl. Frankfurt a. M.: Brandes & Apsel, 3. Aufl.

Bion, W.R. (1976a): Emotional turbulence. In: Bion (1987), S. 295–305.

Bion, W.R. (1976b): On a quotation from Freud. In: Bion (1987), S. 306–311.

Bion, W.R. (1979): Making the best of a bad job. In: Bion (1987), S. 321–331.

Bion, W.R. (1987): ***Clinical Seminar and Four Papers.*** Hrsg. v. F. Bion. London: Karnac.

Bion, W. R. (1988[1979]): Making the best of a bad job. In: *Clinical Seminars and Other Works.* London: Karnac, S. 321–332.

Bion, W. R. (1990a): ***Brazilian Lectures.*** London: Karnac. Dt.: Bion, W. R. (2010): Die brasilianischen Vorträge. Übers. v. E. Vorspohl. Frankfurt a. M.: Brandes & Apsel.

Bion, W. R. (1990b): Eine Theorie des Denkens. In: *Melanie Klein heute.* Wien: Verlag Internat. Psychoanalyse, S. 225-236. Engl.: Bion, W. R. (1967d[1962]): A theory of thinking. In: *Second Thoughts.* London: Karnac, S. 110–119.

Bion, W. R. (1990c): Angriffe auf Verbindungen. In: *Melanie Klein heute.* Wien: Verlag Internat. Psychoanaylse, S. 110–130. Engl.: Bion, W. R. (1967c[1959]): Attacks on linking. In: *Second Thoughts.* London: Karnac, S. 93–110.

Bion, W. R. (1990d): Zur Unterscheidung von psychotischen und nicht-psychotischen Persönlichkeiten. In: *Melanie Klein heute.* Wien: Verlag. Internat. Psychoanalyse, S. 75–102.

Bion, W. R. (1992): *Lernen durch Erfahrung.* Frankfurt a. M.: Suhrkamp. Engl.: Bion, W. R. (1962): *Learning from Experience.* London: Karnac.

Bion, W. R. (1992): Elemente der Psychoanalyse. Frankfurt a. M.: Suhrkamp. Engl.: Bion, W. R. (1963): *Elements of Psycho-Analysis.* London: Karnac.

Bion, W. R. (1992) *Cogitations.* London: Karnac

Bion, W. R. (1997): *Transformationen.* Frankfurt a. M.: Suhrkamp. Engl.: Bion, W. R. (1965): *Transformations.* London: Karnac.

Bion, W. R. (2006): *Aufmerksamkeit und Deutung.* Frankfurt a. M.: Brandes & Apsel. Engl.: Bion, W. R. (1970): *Attention and Interpretation.* London: Karnac.

Bion, W. R. (2010): *Die brasilianischen Vorträge.* Frankfurt a. M.: Brandes & Apsel. Engl.: Bion, W. R. (1990[1973/1974]): *Brazilian Lectures.* London: Karnac.

Blechner, M. J. (2011): Listening to the body and feeling the mind. *Contemp. Psychoanal.*, 47: 25–34.

Blos, P. (1967): The second individuation process of adolescence. *Psychoanaly. St. Child.*, 22: 162–186.

Blum, H. P. (1973): The concept of eroticized transference. *J. Amer. Psychoanal. Assn.*, 21: 61–76.

Bollas, C. (2006): De l'interprétation du transfert comme résistance à l'association libre. In: Green, A. (Hrsg.): ***Les voies nouvelles de la thérapeutique psychanalytique. Le dedans et le dehors.*** Paris: PUF, S. 696–708. Dt.: Übertragungsdeutung als ein Widerstand gegen die freie Assoziation. *Psyche – Z Psychoanal*, 9/10 (2006), 923-947.

Bolognini, S. (1994): Transference: Erotised, erotic, loving, affectionate. *Int. J. Psychoanal.*, 75, 73-86.

Bonaminio, V. (2004): Commentary on Dr. Riccardo Lombardi's »Three psychoanalytic sessions«. *Psychoanal. Q.*, 78: 793–799.

Bon de Matte, L. (1988): An account of Melanie Klein's conception of projective identification. In: Matte Blanco, I.: *Thinking, Feeling and Being.* London/New York: Routledge, S. 319–330.

Bon de Matte, L. (1994): Introduction. In: A. Ferrari*: Adolescenza: La seconda sfida.* Rom: Borla, S. 9–15.

Bon de Matte, L. (1998): L'età dell'inquietudine. *MicroMega*, 3: 209–217.

Bon de Matte, L. (1999): Anorexic syndrome in adolescence and anorexia. In: *Psychotherapeutic Issues on Eating Disorders: Models, Methods, Results*. Hrsg. v. A. Ciocca, P. Bria & S. De Risio. Rom: Società Editrice Universo, S. 41–48.

Breuer, J. & Freud, S. (1895d): ***Studien über Hysterie.*** Frankfurt a. M.: Fischer, 1970.

Bria, P. (1996): El infinito el la mente: Ignatio Matte Blanco entre Galileo y Freud. *Rev. Chilena de Psicoanalisis*, 13: 48.

Bria, P. (2000): Review of A. Ferrari and A. Stella: *L'alba del pensiero. Int. J. Psychoanal.*, 81: 600–612.

Britton, R. & Steiner, J. (1994): Interpretation. Selected fact or overvalued idea? ***Int. J. Psycho-Anal.***, 75, 1069–1078.

Bromberg, P. M. (2001): Treating patients with symptoms – and symptoms with patience. Reflections on shame, dissociation, and eating disorders. *Psychoanal. Dial.*, 11(6): 891–912.

Bucci, W. (2000): Panel Report from 41st IPA Congress: Biological and integrative studies on affect. *Int. J. Psychoanal.*, 81: 141–144.

Bucci, W. (2007): New perspectives on the multiple code theory: The role of bodily experience in emotional organization. In: *Bodies in Treatment: The Unspoken Dimension*. Hrsg. v. F. S. Anderson. Hillsdale, NJ: The Analytic Press, S. 51–77.

Calvino, J. (1988a): *Lezioni americane: Sei proposte per il prossimo millennio*. Mailand: Garzanti.

Calvino, J. (1988b): *Six Memos for the Next Millennium*. Cambridge, MA: Harvard UP, 1988.

Caparotta, L. & Ghaffari, K. (2006): A historical overview of the psychodynamic contributions of the understanding of eating disorders. *Psychoanal. Psychother.*, 20: 175–196.

Cargnelutti, E.; Ciocca, A.; Colantoni, M. L.; Del Greco, E.; Lombardi, R. & Natali, P. (2002): L'esplorazione della relazione corpo-mente nella situazione analitica. ***Riv Psicoanal***, 48: 963–980.

Carignani, P. (1999): La finta calma della latenza. *Parolechiave*, 16: 77–91.

Charles, M. (2006): Silent scream. The cost of crucifixion – working with patients with eating disor-ders. ***J Am Acad Psychoanal***, 34: 261–285.

Ciocca, A. (1998): Psychosomatic dissociation and eating disorders. In: Bria, P., Ciocca, A. & de Risio, S. (Hg.) (1998). ***Psychotherapeutic Issues on Eating Disorders.*** Rome: Società Editrice Universo, S. 49–55.

Ciocca, A. (1998): La dissociazione psicosomatica. In: *Festschrift sul pensiero e l'opera di A. B. Ferrari*. Hrsg. v. A. Ciocca, C. LaRosa, R. Lombardi & M. Turno. *Psicoterapia e istituzioni*, 4: 183–220.

Damasio, A. (1994): *Descartes' Error: Emotion, Reason, and the Human Brain*. New York: Putman.

Damasio, A. (1995): *Descartes' Irrtum. Fühlen, Denken und das menschliche Gehirn*. München: List.

Damasio, A. (1999): *The Feeling of What Happens: Body and Emotion in the Making of Consciousness*. New York: Harcourt Brace.

Damasio, A. (2000): *Ich fühle, also bin ich. Die Entschlüsselung des Bewusstseins.* München: List.

Damasio, A. & Carvalho, G.B. (2013): The nature of feelings: Evolutionary and neurobiological origins. *Nat. Rev. Neurosci.*, 14(2): 143–152.

Damasio, A. & Frawley, M.G. (1994): *Treating the Adult Survivor of Childhood Sexual Abuse: A Psychoanalytic Perspective.* New York: Basic Books.

De Masi, F. (2012): Erotic Transference. Dream or delusion? *J. Amer. Psychoanayl. Assn.*, 60: 1199 –1220.

Del Greco, E. (1996): Problemi di tecnica psicoanalitica nel passagio dall'infanzia all'adolescenza. *Richard e Piggle*, 4: 201–213.

Delion, P. (2010): *Le Corps retrouvé.* Paris: Hermann.

Delli Ponti, M. & Luban Plozza, B. (1986): *Il terzo orecchio: Musica e psiche.* Turin: Centro Scientifico Torinese.

Di Ceglie, D. & Di Ceglie, G.R. (2001): Strutture e funzioni del corpo nella formazione del simbolo. ***Psicoanalisi***, 5: 1.

Ellenberger, H.F. (1973): *Die Entdeckung des Unbewussten.* Bern. Ital.: Ellenberger, H.F. (1976): *La scoperta dell'inconscio.* Turin: Boringhieri.

Emde, R.N. (2009): From ego to »we-go«: Neurobiology and questions for psychoanalysis. Commentary on papers by Trevarthen, Gallese, and Ammantini and Trentini. *Psychoanal. Dial.*, 2: 389–409.

Fast, I. (1992): The embodied mind: Toward a relational perspective. *Psychoanal. Dial.*, 2: 389–409.

Fast, I. (2006): A body-centered mind. *Contemp. Psychoanal.*, 42: 273–295.

Ferrari, A.B. (1982): Relação analítica: Sistema ou processo? *Rev. Brasil. Psican.*, 16: 335–349.

Ferrari, A.B. (1992): *L'eclissi del corpo.* Rom: Borla.

Ferrari, A.B. (1994): *Adolescenza: La seconda sfida.* Rom: Borla.

Ferrari, A.B. (2004): *From the Eclipse of the Body to the Dawn of Thought.* London: Free Association Books.

Ferrari, A.B. (2005): *Il pulviscolo di Giotto.* Mailand: Angeli.

Ferrari, A.B. & Garroni, E. (1979): Schema di progetto per uno studio della »relazione analitica«. *Riv. di psicoanal.*, 25: 282–322.

Ferrari, A.B. & Lombardi, R. (1998): Il corpo dell'inconscio. *MicroMega*, 3: 197–208.

Ferrari, A.B. & Stella, A. (1998): *L'alba del pensiero.* Rom: Borla.

Ferro, A. (2005): Bion: Theoretical and clinical observations. ***Int. J. Psycho-Anal.***, 86, 1535–1542. Dt.: Bion. Theoretische und klinische Betrachtungen. In: Junkers, G. (Hrsg.) (2006). ***Verkehrte Liebe. Ausgewählte Beiträge aus dem International Journal of Psychoanalysis 2005.*** Tübingen: edition diskord, S. 147–158.

Finelli, R. (1995): Mente e corpo tra due e tre. *Almanacchi nuovi*, 2/3: 132–139.

Fink, K. (1993): The bi-logical perception of time. *Int. J. Psychoanal.*, 74: 303–312.

Flanders, S. (2007): Discussion of Ricardo Lombardi's paper »The body in the analytic session«. Fourth British-Italian Conference, British Society, London, 2.–3. Februar.

Fonagy, P. & Target, M. (2000): Playing with reality. III: The persistence of dual psychic reality in borderline patients. *Int. J. Psychoanal.*, 81: 853-873.

Fornari, F. (1979): *I fondamenti di una teoria psicoanalitica del linguaggio*. Turin: Boringhieri.

Fosshage, J. L. (1994): Toward reconceptualising transference: Theoretical and clinical considerations. *Int. J. Psychoanal.*, 75: 265-280.

Freud, S. (1895): *Studien über Hysterie*. GW Bd.1. Engl.: Freud, S. (1895): *Studies on Hysteria*. S. E., 2. London: Hogarth.

Freud, S. (1900): ***Die** Traumdeutung*. GW 2/3. Engl.: Freud, S. (1900): *The Interpretation of Dreams*. S. E. 4/5. London: Hogarth.

Freud, S. (1901)*: Zur Psychopatholgie des Alltagslebens*. GW 4. Engl.: Freud, S. (1901): *The Psychopathology of Everyday Life*. S. E., 6. London: Hogarth.

Freud, S. (1905): *Drei Abhandlungen zur Sexualtheorie*. GW 5, S. 27, 33-145. Engl.: Freud, S. (1905): *Three Essays on the Theory of Sexuality*. S. E., 7, S. 123-246. London: Hogarth.

Freud, S. (1907): *Der Wahn und die Träume in W. Jensens »Gradiva«*. GW 7, S. 29-122. Engl.: Freud, S. (1907): *Delusion and dream in W. Jensen's »Gradiva«*. S. E., 9, S. 7-96. London: Hogarth.

Freud, S. (1910): *Eine Kindheitserinnerung des Leonardo da Vinci*. GW 8, S. 127-211. Engl.: Freud, S. (1910): *Leonardo Da Vinci and a memory of his childhood*. S. E., 11, S. 57-138. London: Hogarth.

Freud, S. (1911b): *Formulierungen über die zwei Prinzipien des psychischen Geschehens*. GW 8, S. 230-238. Engl.: Freud, S. (1911b): *Formulations on the two principles of mental functioning*. S. E., 11, S. 218-226. London: Hogarth.

Freud, S. (1911c): *Psychoanalytische Bemerkungen über einen autobiographisch beschriebenen Fall von Paranoia (Dementia paranoides)*. GW 8, S. 239-316. Engl.: Freud, S. (1911c): *Psycho-Analytic Notes on an Autobiographical Account of a Case of Paranoia (Dementia paranoides)*. S. E., 12, S. 9-79. London: Hogarth.

Freud, S. (1912): *Zur Dynamik der Übertragung*. GW 8, S. 364-374. Engl.: Freud, S. (1912): *The dynamics of transference*. S. E., 12, S. 97-108. London: Hogarth.

Freud, S. (1914b): *Der Moses des Michelangelo*. GW 10, S. 172-201. Engl.: Freud, S. (1914b): *The Moses of Michelangelo*. S. E., 13, S. 211-236. London: Hogarth.

Freud, S. (1914c): *Zur Einführung des Narzißmus*. GW 10, S. 43-113. Engl.: Freud, S. (1914c): *Narcissism: an Introduction*. S. E., 14, S. 67-102. London: Hogarth.

Freud, S. (1914c): ***Zur Einführung des Narzißmus.*** GW 10. Frankfurt a. M.: Fischer, S. 137-170.

Freud, S. (1915a): *Bemerkungen über die Übertragungsliebe*. GW 10, S. 306-321. Engl.: Freud, S. (1915a): *Observation on transference-love*. S. E., 12, S. 159-171. London: Hogarth.

Freud, S. (1915c): Triebe und Triebschicksale. GW 10, S. 210-232. Engl.: Freud, S. (1915c): Instincts and their vicissitudes. S. E., 14, S. 11-114. London: Hogarth.

Freud, S. (1915e): *Das Unbewußte*. GW 10, S. 264-303. Engl.: Freud, S. (1915e): *The Unconscious*. S. E., 14, S. 166-204. London: Hogarth.

Freud, S. (1920): *Jenseits des Lustprinzips.* GW 13, S. 1-67. Engl.: Freud, S. (1920): *Beyond the Pleasure Principle.* S. E., 18, S. 3-64. London: Hogarth.

Freud, S. (1923): *Das Ich und das Es.* GW 13, S. 237-289. Engl.: Freud, S. (1923): *The ego and the id.* S. E., 19, S. 3-66. London: Hogarth.

Freud, S. (1926d): *Hemmung, Symptom und Angst.* GW 14, S. 111-205. Engl.: Freud, S. (1926d): *Inhibitions, Symptoms and Anxiety.* S. E., 20, S. 77-174. London: Hogarth.

Freud, S. (1930a): *Das Unbehagen in der Kultur.* GW 14, S. 419-506. Engl.: Freud, S. (1930a): *Civilization and Its Discontents.* S. E., 21, S. 64-145. London: Hogarth.

Freud, S. (1933a): *Neue Folge der Vorlesungen zur Einführung in die Psychoanalyse.* GW 15. Engl.: Freud, S. (1933a): *New introductory lectures on psychoanalysis.* S. E., 22, S. 5-182.

Freud, S. (1940a): *Abriß der Psychoanalyse.* GW 17, S. 63-138. Engl.: Freud, S. (1940a): *Outline of Psychoanalysis.* S. E., 23, S. 144-207.

Freud, A. (1964). Anmerkungen zum psychischen Trauma. In: *Die Schriften der Anna Freud VI.* Hrsg. v. Helga Watson. München: Kindler, 1980, S. 1819-1838.

Freud, S. & Groddeck, G. (1973): *Carteggio.* Mailand: Adelphi.

Frosch, J. (1966): A note on reality constancy. In: Loewenstein, R. M.; Newman, L. N.; Schur, M. & Solnit, A. J. (Hrsg.) (1966): *Psychoanalysis – a General Psychology. Essays in Honor of Heinz Hartmann.* New York, NY: International UP.

Gabbard, G. (1995): Countertransference: The emerging common ground. *Int. J. Psychoanal.*, 6: 475-485.

Gaddini, E. (1992): *A Psychoanalytic Theory of Infantile Experience: Conceptual and Clinical Reflections.* London: Karnac.

Gallese, V. & Ebisch, S. (2014): Embodied simulation and tact: the sense of touch in social cognition. Vortrag bei einer Weiterbildung der Italienischen Psychoanalytischen Gesellschaft in Rom am 1. Februar 2014.

Gallese, V., Eagle, M. N. & Migone, P. (2007): Intentional attunement: Mirror neurons and the neural underpinnings of interpersonal relations. *J. Amer. Psychoanyl. Assn.*, 55: 131-176.

Garroni, E. (1975): *Pinocchio uno e bino.* Bari: Laterza.

Garroni, E. (1992): Che cosa si prova ad essere un *Homo sapiens*? Introduction to A. B. Ferrari, *L'eclissi del corpo.* Rom: Borla, S. 7-16.

Ginzburg, A. (1993): Psicoanalisi ed educazione: La ricostruzione di un percorso di ricerca, *Psiche*, 1: 39-45.

Ginzburg, A. (1999): Review of *Festschrift sul pensiero e l'opera di A. B. Ferrari.* Hrsg. v. A. Ciocca, C. La Rosa, R. Lombardi & M. Turno. *Riv. di psicoanal.*, 2: 403-406.

Ginzburg, A. (2006): Corpo e mente, gemelli rivali. In: Romano, F. & Carignani, P. (Hrsg.) (2006). *Prendere corpo.* Milano: Angeli.

Good, M. I. (2006): Perverse dreams and dreams of perversion. *Psychoanal Q.*, 75: 1005-1044.

Green, A. (1984a): Realtà psichica, realtà materiale. In: *Livelli di realtà.* Hrsg. v. M. P. Palmarini. Mailand: Feltrinelli, S. 376-408.

Green, A. (1984b): Le langage dans la psychanlyse. In: *Langages*. Paris: Editions Les Belles Lettres, S. 19–250.

Green, A. (1990[1976]): Le concept de limite. In: *La Folie privée: Psychanalyse de cas-limites*. Paris: Gallimard, S. 103–140.

Green, A. (1999): On discriminating and not discriminating between affect and representation. *Int. J. Psycho-Anal.*, 80, 277–316.

Green, A. (2002): *La Pensée clinque*. Paris: Editions Odile Jacob.

Greenberg, J. (2004): Commentary on Dr. Riccardo Lombardi's »Three psychoanalytic sessions«. *Psychoanyl. Q.*, 78: 801–805.

Greenberg, J. & Mitchell, S. (1983)*: Object Relations in Psychoanalytic Theory*. Cambridge, MA: Harvard UP.

Greenson, R. (1971): The »real« relationship between the patient and the psychoanalyst. In: *The Unconscious Today*. Hrsg. v. M. Kanzer. New York: International UP, S. 213–232.

Greenspan, S. I. (1981): *Psychopathology and Adaptation in Infancy and Early Childhood. Principles of Clinical Diagnosis and Preventive Intervention*. New York: International UP.

Greenspan, S. I. (1989): *The Development of the Ego: Implications for Personality Theory, Psychopathology and the Psychotherapeutic Process*. New York: International UP.

Greif, D. (2010): Revaluing sports. *Contemp. Psychoanal.*, 46: 550–561.

Grotstein, J. S. (1997): Integrating one-person and two-person psychologies: Autochthony and alterity in counterpoint. *Psychoanal. Q.*, 64: 403–430.

Grotstein, J. S. (2004): Commentary on Dr. Riccardo Lombardi's »Three psychoanalytic sessions«. *Psychoanal. Q.*, 78: 787–792.

Grotstein, J. S. (2006): On: Whose Bion? (Brief an die Herausgeber). *Int. J. Psycho-Anal.* 87: 577–578.

Grotstein, J. S. (2007): *A Beam of Intense Darkness*. London: Karnac

Heimann, P. (1952): Certain functions of introjection and projection in early infancy. In: Klein et al. (1952): ***Developments in psycho-analysis***. London: Hogarth, S. 122–168.

IJzerman, H. & Semin, G. R. (2009): The thermometer of social relations: Mapping social proximity on temperature. *Psychological S* Schlussfolgerung

*cience*, 20: 1214–1220.

Isaacs, S. (2000): Ursprung und Funktion der Phantasie. In: Die Freud/Klein Kontroversen 1941–1945. Hrsg. v. P. King & R. Steiner. Stuttgart: Klett-Cotta. Engl.: Isaacs, S. (1991[1948]): The nature and function of phantasy. In The Freud/Klein controversies, 1941–1945. Hrsg. v. P. King & P. Steiner. London: Routledge.

Jacobs, T. J. (2001): Reflections on the goals of psychoanalysis, the psychoanalytic process, and the process of change. *Psychoanal. Q.*, 70: 149–181.

Jaques, E. (1991): Der Tod und die Krise der Lebensmitte. In: *Melanie Klein heute*. Wien: Verl. Intern. Psychoanalyse, S. 301–332. Engl.: Jaques, E. (1965): Death and the Mid-Life Crisis. *Int. J. Psychoanal.*, 46: 502–514.

James, M. (1960): Premature ego development: some observations on disturbances in the first three months of life. *Int. J. Psychoanyl.*, 41: 288–294.

Joseph, B. (1991): Der unzugängliche Patient. In: *Melanie Klein heute.* Wien: Verl. Internat. Psychoanalyse. Engl.: Joseph, B. (1975): The patient difficult to reach. In: *Melanie Klein Today*, Bd. 2. Hrsg. v. E. Bott Spillius. Routledge: London.

Kaplan, S. (2006): Children in genocide. ***Int. J. Psycho-Anal.***, 87, 725–746. Dt.: Kinder im Völkermord. Übers. v. Angela Hanke. In: Junkers, G. (Hrsg.) (2007): ***Schweigen. Ausgewählte Beiträge aus dem International Journal of Psychoanalysis 2006.*** Tübingen: edition diskord, S. 207–240.

Kernberg, O. (1993): Convergences and divergences in contemporary pschoanalytic technique. *Int. J. Psychoanal.*, 74: 659–673.

Khan, M.R. (1960): Regression und Integration im analytischen Milieu. In: *Khan: Selbsterfahrung in der Therapie.* München: Kindler, S. 167–208. Engl.: Khan, M.R. (1960): Regression and integration in the analytic setting: A clinical essay on the transference and countertransference aspects of these phenomena. *Int. J. Psychoanal.*, 41: 130–146.

Khan, M.R. (1964): Ich-Verzerrung, kumulatives Trauma und die Rolle der Rekonstruktion in der analytischen Situation. In: *Khan: Selbsterfahrung in der Therapie.* München: Kindler, S. 71–82. Engl.: Khan, M.R. (1974 [1964]): Ego-distortion, cumulative trauma and the role of reconstruction in the analytic situation. In: *The Privacy of the Self.* London: Hogarth, S. 67–78.

Killingmo, B. (1989): Conflict and deficit: Implication for technique. *Int. J. Psychoanyl.*, 70: 65–79.

Kohut, H. (1979): The two analyses of Mr. Z. *Int. J. Psychoanal.*, 60: 3–27.

Korbivcher, C.F. (2014): Plenary Address of the Seventh International Tustin Conference: Spilling, Falling, Dissolving. Boston, MA, 24.–27. Juli 2014.

Klee, P. (1925): ***Pädagogisches Skizzenbuch.*** München: Langen.

Klein, M. (1923): Early analysis. In: ***The Writings of Melanie Klein***, Bd. 1, S. 77–105. Dt.: Zur Frühanalyse. In: ***Gesammelte Schriften***, Bd. 1,1, S. 99–137.

Klein, M. (1928): Early stages of the Oedipus conflict. In: ***The Writings of Melanie Klein***, Bd. 1, S. 189–198. Dt.: Frühstadien des Ödipuskonfliktes. In: ***Gesammelte Schriften***, Bd. 1,1, S. 287–305.

Klein, M. (1936): On weaning. In: ***The Writings of Melanie Klein***, Bd. 1, S. 290–305. Dt.: Entwöhnung. In: ***Gesammelte Schriften***, Bd. 1,2, S. 77–100.

Klein, M.; Heimann, P.; Isaacs, S. & Riviere, J. (Hrsg.) (1952): ***Developments in Psycho-Analysis.*** London: Hogarth Press.

Klein, M. (1962a): Die Trauer und ihre Beziehung zu manisch-depressiven Zuständen. In: *Das Seelenleben des Kleinkindes und andere Beiträge zur Psychoanalyse.* Stuttgart: Ernst Klett, S. 44–71. Engl.: Klein, M. (1940): Mourning and its relation to manic-depressive states. *Int. J. Psychoanal.*, 21: 125–153.

Klein, M. (1962b): Zur Psychogenese manisch-depressiver Zustände. In: *Das Seelenleben des Kleinkindes und andere Beiträge zur Psychoanalyse.* Stuttgart: Ernst Klett, S. 44–71. Engl.:

Klein, M. (1975d[1935]): In: *»Love, Guilt and Reparation« and Other Works 1925–1945.* London: Hogarth.

Klein, M. (1962c): Bemerkungen über einige schizoide Mechanismen. In: *Das Seelenleben des Kleinkindes und andere Beiträge zur Psychoanalyse.* Stuttgart: Ernst Klett, S. 101–126. Engl.: Klein, M. (1975f[1946]): Notes on some schizoid mechanisms. In: *»Envy and Gratitude« and Other Works 1946–1963.* London: Hogarth.

Klein, M. (1962d): Über das Seelenleben des Kleinkindes. Einige theoretische Betrachtungen. In: *Das Seelenleben des Kleinkindes und andere Beiträge zur Psychoanalyse.* Stuttgart: Ernst Klett, S. 146–176. Engl.: Klein, M. (1975g[1952]): Some theoretical conclusions regarding the emotional life of the infant. In: *»Envy and Gratitude« and Other Works 1946–1963.* London: Hogarth.

Klein, M. (1975e[1936]): Weaning. In: *»Love, Guilt and Reparation« and Other Works 1925–1945.* London: Hogarth.

Klein, M. (1975–1984): ***The Writings of Melanie Klein***, Bd. 1–4. Hrsg. v. R. E. Money-Kyrle, B. Joseph, E. O'Shaughnessy & H. Segal. London: Hogarth. Dt.: Klein, M. (1995–2002): ***Gesammelte Schriften***, Bd. 1–4. Hrsg. v. R. Cycon. Übers. v. E. Vorspohl. Stuttgart: frommann-holzboog.

Klein, M. (1981): Zur Frühanalyse. In: *Ein Kind entwickelt sich.* München: Kindler, S. 126–159. Engl.: Klein, M. (1975a[1923]): Early analysis. In: *»Love, Guilt and Reparation« and Other Works 1925–1945.* London: Hogarth.

Klein, M. (1981): Zur Genese des Tics. In: *Ein Kind entwickelt sich.* München: Kindler, S. 160–184. Engl.: Klein, M. (1975b[1925]): A contribution to the psychogenesis of tics. In: *»Love, Guilt and Reparation« and Other Works 1925–1945.* London: Hogarth.

Klein, M. (1987): Frühstadien des Ödipuskonfliktes. In: *Die Psychoanalyse des Kindes.* Frankfurt a. M.: Fischer TB, S. 157–186. Engl.: Klein, M. (1975c[1928]): Early stages of the Oedipus complex. In: *»Love, Guilt and Reparation« and Other Works 1925–1945.* London: Hogarth.

Laforgue, J. (1968): Oeuvres complètes. Bd. 1: 1860–1883. Lausanne: Editions L'Age d'Homme.

Langer, S. (2018): Fühlen und Form. Hamburg: Felix Meiner. Engl.: Langer, S. (1953): Feeling and Form: A Theory of Art. New York: Scribner.

Laplanche, J. (1970): ***Vie et mort en psychanalyse.*** Paris: Elammarion. Dt.: Laplanche, J. (1985): ***Leben und Tod in der Psychoanalyse.*** Übers. v. P. Stehlin. Frankfurt a. M.: Nexus.

Laufer, M. & Laufer, M. E. (1989): *Developmental Breakdown and Psychoanalytic Treatment in Adolescence: Clinical Studies.* New Haven/London: Yale UP.

Laufer, M. E. (1991): Body image, sexuality and the psychotic core. ***Int. J. Psycho-Anal.***, 72: 63–71.

Lecours, S. & Bouchard, M.-A. (1997): Dimensions of mentalisation: Outlining levels of psychic transformation. *Int. J. Psychoanal.*, 78: 855–876.

Lichtenberg, J. (1978): The testing of reality from the standpoint of the body self. *JAPA*, 26: 357–385.

Liebermann, J. (2000): *Body Talk: Looking and Being Looked at in Psychotherapy.* Northvale, NJ: Aronson.

Loewald, H. (1960): On the therapeutic action of psycho-analysis. *Int. J. Psychoanal.*, 41: 16–33.

Loewenstein, R. & Ross, D. (1992): Multiple personality and psychoanalysis: An introduction. *Psychoanal. Inq.*, 12: 3–48.

Lombardi, R. (1987): Funzione di guida dell'analizzando nel trattamento psicoanalitico delle psicosi. *Neurologia psichiatira scienze umane*, 7(1): 1–14.

Lombardi, R. (1992): La psicosi e il corpo. In: A. Ferrari: *L'eclissi del corpo*, Rom: Borla, S. 177–206.

Lombardi, R. (2000a[1998]): La narrazioni oniriche e la rete di contatto corpomente. In: *Il sogno cento anni dopo*. Hrsg. v. S. Bolognini. Turin: Boringhieri, S. 162–177.

Lombardi, R. (2000b): Corpo, affetti, pensieri: Riflessioni su alcune ipotesi di I. Matte Blanco e A. B. Ferrari. *Riv. di psicoanal.*, 46(4): 683–706.

Lombardi, R. (2002): Primitive mental states and the body. *Int. J. Psychoanal.*; 83: 353–381.

Lombardi, R. (2003): Mental models and language registers in the psychoanalysis of psychosis. An overview of a thirteen-year analysis. *Int. J. Psycho-Anal.*, 84: 843–863.

Lombardi, R. (2003a): Catalyzing the dialogue between body and mind in a psychotic analysand. *Psychoanal. Q.*, 72: 1017–1041.

Lombardi, R. (2003b): Catalyzing body-mind dialogue in a psychotic analysand. *Psa. Q.*, 72: 1017–1041.

Lombardi, R. (2003c): Mental models and language registers in the psychoanalysis of psychosis: an overview of a thirteen-year analysis. *Int. J. Psychoanal.*, 84: 843–846.

Lombardi, R. (2004a): Stanley Kubrick's swan song: *Eyes Wide Shut. Int. J. Psychoanal.*, 85: 209–218.

Lombardi, R. (2004b): Three psychoanalytic sessions. *Psychoanal. Q.*, 73: 773–814.

Lombardi, R. (2005a): On the psychoanalytic treatment of a psychotic breakdown. *Psychoanal. Q.*, 74: 1069–1099.

Lombardi, R. (2005b): Review of A. B. Ferrari, *From the Eclipse of the Body to the Dawn of Thought*. Übers. v. I. Chigi. London: Free Association Books, 2004. *Int. J. Psychoanayl.*, 86: 579–584.

Lombardi, R. (2006a): Catalizzando il dialogo tra il corpo e la mente in un analizzando psicotico: Una prospettiva biologica. *Riv. di psicoanal.*, 52: 743–765.

Lombardi, R. (2006b): Passioni e conflittualità nelle istituzioni psicoanalitiche. *Riv. di psicoanal.*, 52: 191–212.

Lombardi, R. (2006c): *Discussion of Smith's paper »Analyzing disavowed action: The fundamental resistance of psychoanalysis«*. Meeting at the Centro di Psicoanalisi Romano, Rom, 26. Mai 2006.

Lombardi, R. (2006d): On Steiner's paper »Seeing and being seen. Narcissistic pride and narcissistic humiliation« (Brief an die Herausgeber). *Int. J. Psycho-Anal.*, 87: 1720–1721.

Lombardi, R. (2007): Shame in relation to the body, sex and death: A clinical exploration of the psychotic levels of shame. *Psychoanal. Dial.*, 17: 385–399.

Lombardi, R. (2008a): The body in the analytic session: focusing on the body-mind link. *J. Int. Psychoanal.*, 89: 89–109.

Lombardi, R. (2008b): Time, music, and reverie. *J. Amer. Psychoanal. Assn.*, 56: 1191–1211.

Lombardi, R. (2009a): Body, affect, thought: Reflections of the work of Matte Blanco and Ferrari. *Psychoanal. Q.*, 78: 126–160.

Lombardi, R. (2009b): Symmetric frenzy and catastrophic change: A consideration of primitive mental states in the wake of Bion and Matte Blanco. *Int. J. Psychoanal.*, 90: 529–549.

Lombardi, R. (2009c): Through the eye of the needle: The unfolding of the unconscious body. *J. Amer. Psychoanal. Assn.*, 57: 61–94.

Lombardi, R. (2010): The body emerging from the »neverland« of nothingness. *Psychoanal. Q.*, 79: 879–909.

Lombardi, R. (2011): The body, feelings, and the unheard music of the senses. *Contemp. Psychoanal.;* 47: 3–24.

Lombardi, R. (2013a): Death, time, and psychosis. *J. Am. Psychoanal. Assn.*, 61: 691–726.

Lombardi, R. (2013b): Object relations and the ineffable bodily dimension. *Contemp. Psychoanal.*, 49: 82–102.

Lombardi, R. & Carignani, P. (1998): La scoperta del corpo: Sviluppo senso-motorio ed integrazione corpo-mente nell'analisi di una bambina. *Psicoterapia e istituzioni*, 4: 183–202.

Lombardi, R. & Pola, M. (2010): The body, adolescence, and psychosis. *Int. J. Psychoanal.*, 91: 1419–1444.

Mahler, M. & McDevitt, J. (1982): Thoughts on the emergence of self, with particular emphasis on the body self. *J. Amer. Psychoanal. Assn.*, 33: 827–848.

Mancia, M. (1994): Review of A. B. Ferrari, *L'eclissi del corpo.* Rom: Borla. *Int. J. Psychoanal.*, 75: 1283–1286.

Marty, P. (1976): *Les Mouvements individuelles de vie et de mort.* Paris: Payot.

Marty, P. (1980): *L'Ordre psychosomatique.* Paris: Payot.

Marty, P. (1985): Les psychothérapies des malades somatiques. *In: Terapia in psicosomatica.* Tagungsbericht der italienischen Gesellschaft für psychosomatische Medizin vom 26. bis 29. März, 1983 an der Universität in Turin, S. 53–64).

Mathis, I. (2000): Sketch for a metapsychology of affect. *Int. J. Psychoanal.*, 81: 215–227.

Matte Blanco, I. (1975): *The Unconsious as Infinite Sets.* London: Duckworth.

Matte Blanco, I. (1988): *Thinking, Feeling, and Being.* London/New York: Routledge.

McDougall, J. (1984): The disaffected patient. Reflection of affect pathology. *Psychoanal. Q.*, 53: 386–409.

McDougall, J. (1989): ***Theatres of the Body.*** London: Free Association Books.

McDougall, J. (1991): *Theater des Körpers.* Weinheim: Verl. Internat. Psychoanalyse.

McDougall, J. (1995): ***The Many Faces of Eros. A Psychoanalytic Exploration of Human Sexuality.*** London: Free Association Books. Dt.: McDougall, J. (1997): ***Die Couch ist kein Prokrustesbett. Zur Psychoanalyse der menschlichen Sexualität.*** Übers. v. K. Laermann. Stuttgart: Verlag Internationale Psychoanalyse.

McDougall, J. (1997): *Die Couch ist kein Prokrustesbett.* Stuttgart: Verl. Internat. Psychoanalyse. Engl.: McDougall, J. (1995)*: The Many Faces of Eros.* London: Free Association Books.

Meissner, W.W. (1997): The self and the body. I: The body self and the body image. *Psychoanalysis and Contemporary Thoughts,* 20: 119–448.

Meissner, W.W. (1998a): The self and the body. II: The embodied self. Self vs. non-self. *Psychoanalysis and Contemporary Thoughts,* 21: 85–111.

Meissner, W.W. (1998b): The self and the body. III: The body image in clinical perspective. *Psychoanalysis and Contemporary Thoughts,* 21: 113–146.

Meissner, W.W. (1998c): The self and the body. IV: The body on the couch. *Psychoanalysis and Contemporary Thoughts,* 21: 277–300.

Meissner, W.W. (2005): Review of A.B. Ferrari, *From the Eclipse of the Body to the Dawn of Thought.* Übers. v. I. Chigi. London: Free Association Books, 2004. *Psychoanal. Q.,* 74: 603–609.

Meltzer, D. (1964): The differentiation of somatic delusions from hypochondria. *Int. J. Psychoanal.,* 45: 246–250.

Meltzer, D. (1982): Implicazioni psicosomatiche nel pensiero di Bion. *Quaderni di psicoterapia infantile,* 7: 199–222.

Milana, G. (1992): Rapporto verticale e rapporto orizzontale. In A.B. Ferrari, *Eclissi del corpo.* Rom: Borla, S. 113–140.

Miles, L.K., Nind, L.K. & Macrae, C.N. (2010): Moving through time. *Psychological Science,* 21: 222–223.

Milner, M. (1975): *Die Hände des lebendigen Gottes.* Gallimard, »Connaissance de l'inconscient.

Milner, M. (1969): *The Hands of the Living God.* New York: International UP.

Milner, M. (1987[1977]): Winnicott and overlapping circles. In: *The Suppressed Madness of Sane Men.* London: Tavistock, S. 279–286.

Money-Kyrle, R. (1968): On cognitive development. *Int. J. Psychoanal.,* 49: 691–198.

Nagel, T. (1981): What is it like to be a bat? In: The *Mind's I: Fantasies and Reflections on Self and Soul.* Hrsg. v. D.R. Hofstadter & D.C. Dennett. New York: Basic Books.

Nancy, J.-L. (2000): *Der Eindringling.* Übers. v. A.G. Düttmann. Berlin: Merve. Franz.: Nancy, J.-L. (2000): *L'Intrus.* Paris: Galilée.

Nemiah, J. & Sifneos, P. (1970): Affect and fantasy in patients with psychosomatic disorders. In: *Modern Trends in Psychosomatic Medicine.* Hrsg. v. O.W. Hill. Bd. 2. London: Butterworth, S. 26–34.

Ogden, T.H. (1989): On the concept of an autisitic-contiguous position. *Int. J. Psychoanal.,* 70: 127–140.

Ogden, T.H. (1994): The analytic third: Working with intersubjective clinical facts. *Int. J. Psychoanal.,* 75: 3–19.

O'Shaughnessy, E. (2003): Whose Bion? ***Int. J. Psycho-Anal.***, 86:1523–1528.

Petrella, F. (2004): Spazio artistico e umorismo in musica. In: *Cantando e scherzando: Il comico in psicoanalisi e musica.* Hrsg. v. R. Carollo. Cremona: Cremonabooks.

Piperno, R. (1992): Il riemergere dell'Oggetto Originario Concreto nelle condizoni psicotiche. In: A. B. Ferrari: *L'eclissi del corpo*. Rom: Borla.
Pohlen, M. (2009): *In analisi con Freud: I verbali delle sedute di Ernst Blum del 1922*. Turin: Boringhieri.
Pollak, T. (2009): The »body-container«: A new perspective on the »body-ego«. *Int. J. Psychoanal.*, 90: 487–506.
Prigogine, I. (1988): *Entre le temps et l'éternité*. Paris: Fayard.
Rabih, M. (1991): The body as a stage for criminal acting out. *Int. J. Psychoanal.*, 72: 499–510.
Reale, G. (1999): *Corpo, anima, e salute: Il concetto di uomo da Omero a Platone*. Mailand: Cortina.
Reeder, J. (2004): *Hate and Love in Psychoanalytic Institutions: The Dilemma of a Profession*. New York: Other Press.
Renik, O. (1993): Analytic interaction: Conzeptualizing technique in light of the analyst's irreducible subjectivity. *Psychoanal. Q.*, 62: 553–571.
Renik, O. (2003): Standards and standardization. *J. Amer. Psychoanal. Assn.*, 51: 43–55.
Resnik, S. (1973): *Personne et psychose*. Paris: Payot. Ital.: Resnik, S. (1976): *Persona e psicosi*. Turin: Einaudi.
Resnik, S. (1982): *Il teatro del sogno*. Turin: Boringhieri. Engl.: Resnik, S. (1987): *The Theatre of the Dream*. Übers. v. A. Sheridan. London: Tavistock.
Resnik, S. (1987): *The Delusional Person: Bodily Feelings in Psychosis*. London: Routledge.
Resnik, S. (2001): ***The Delusional Person. Bodily Feeling in Psychosis.*** London: Karnac.
Rizzuto, A.-M., (1988): Transference, language and affect in the treatment of bulimarexia. *Int. J. Psychoanal.*, 69: 369–187.
Robbins, M. (2008): Primary mental expression: Freud, Klein, and Beyond. *J. Amer. Psychoanal. Assn.*, 56: 177–202.
Robbins, M. (2011): *The Primordial Mind in Health and Illness*. New York: Routledge.
Rosenfeld, H. (1964a): The psychopathology of hypochondriasis. In: *Psychotic States: A Psycho-Analytical Approach*. London: Hogarth, 1965, S. 180–199.
Rosenfeld, H. (1964b): An investigation into the needs of neurotic and psychotic patients in act-out during analysis. In: ***Psychotic States. A Psychoanalytical Approach. London: Hogarth***, 1965, S. 200–216. Dt.: Über das Bedürfnis neurotischer und psychotischer Patienten, während der Analyse zu agieren. In: ***Zur Psychoanalyse psychotischer Zustände.*** Übers. v. C. Kahleyss-Neumann. Gießen: Psychosozial, 2002, S. 234–253.
Rosenfeld, H. (1971): A clinical approach to the psychoanalytic therapy of the life and death instincts: An investigation into the aggressive aspects of narcissism. *Int. J. Psychoanal.*, 52: 169–178.
Sandler, J. & Sandler, A. M. (1984): The past unconscious, the present unconscious and the interpretation of the transference. *Psychoan. Inq.*, 4: 367–399.
Sands, S. H. (2003): The subjugation of the body in eating disorders. A particularly female solution. ***Psychoanal Psychol***, 20: 103–116.

Scott, W.C. (1948): Some embryological, neurological, psychiatric and psycho-analytic implications of the body scheme. *Int. J. Psychoanal.*, 29: 141–155.

Searles, H.F. (1962): The differentiation between concrete and metaphorical thinking in the recovering Schizophrenic patient. *JAPA*, 10: 22–49.

Segal, H. (1958): Fear of death: Notes on the psychoanalysis of an old man. *Int. J. Psychoanal.*, 39: 178–181.

Segal, H. (1984): Joseph Conrad and the mid-life crisis. *Int. R. Psychoanal.*, 11: 3–9.

Segal, H. (2013): *Melanie Klein. Eine Einführung in ihr Werk.* Frankfurt a.M.: Brandes & Apsel. Engl.: Segal, H. (1964): Introduction to the Work of Melanie Klein. London: Heinemann Medical.

Seligman, S. (1999): Integrating Kleinian theory and intersubjective infant research: Observing projective identifation. *Psychoanal. Dial.*, 9: 129–159.

Sletvold, J. (2013): The ego and the id revisited: Freud and Damasio on the body ego/self. *Int. J. Psychoanal.*, 94: 1019–1032.

Smith, H. (2006): Analyzing disavowed action: the fundamental resistance of analysis. *J. Amer. Psychoanayl. Assn.*, 53: 713–737.

Solano, L. (2000): Glycaemic dysregualtion and relational/affective dysregualtion in a patient with diabetes mellitus. *Int. J. Psychoanal.*, 81: 291–305.

Solms, M. & Nersessian, E. (1999): Freud's theory of affects: Questions for neuroscience. *Neuropsychoanalysis*, 1: 5–14.

Solomon, M. (1990): *Beethoven.* Frankfurt a.M.: Fischer TB. Engl.: *Beethoven.* New York: Schirmer Books.

Steiner, J. (1993): ***Psychic Retreats. Pathological Organization in Psychotic, Neurotic and Borderline Patients.*** London: Routledge. Dt.: Steiner, J. (1999): ***Orte des seelischen Rückzugs, Pathologische Organisationen bei psychotischen, neurotischen und Borderline-Patienten.*** Übers. v. H. Weiß. 2. Aufl. Stuttgart: Klett-Cotta.

Steiner, J. (1998): *Orte des seelischen Rückzugs: Pathologische Organisationen bei psychotischen, neurotischen und Borderline-Patienten.* Stuttgart: Klett-Cotta. Engl.: Steiner, J. (1993): *Psychic Retreats: Pathological Organization in Psychotic, Neurotic and Borderline Patients.* London: Routledge.

Steiner, J. (2006): Seeing and being seen: Narcissistic pride and narcissistic humiliation. *Int. J. Psychoanal.*, 87: 939–952.

Steiner, R. (1975)*: Processo di simbolizzazione nell'opera di Melanie Klein.* Turin: Boringhieri.

Steinmann, I. (2009)*: Treating the »Untreatable«.* London: Karnac.

Symington, N. (2007): *Becoming a Person through Psychoanalysis.* London: Karnac.

Tabak de Bianchedi, E. (2005): Whose Bion? Who is Bion? ***Int. J. Psycho-Anal.***, 86, 1529–1534.

Tausk, V. (1933): On the origin of the »influencing machine« in schizophrenia. *Psychoanal. Q.*, 2: 519–556.

Taylor, D. (2011): Commentary on Vermote's »On the value of ›late Bion‹ to analytic theory and practice«. *Int. J. Psychoanal., 92:* 1099–1112.

Trevarthen, C. (1993): The self born in intersubjectivity. An infant communicating. In: Neisser, U. (Hrsg.): *The perceived self. Ecological and interpersonal sources of self-knowledge.* New York, NY: Cambridge UP, S. 121–173.

Turno, M. (1998): Disarmonia mente-corpo nelle crisi di panico. In: *Festschrift sul pensiero e l'opera di A. B. Ferrari.* Hrsg. v. A. Ciocca, C. La Rosa, R. Lombardi & M. Turno. *Psicoterapia e istituzioni*, 4: 121–132.

Tustin, F. (2000): *Autistische Zustände bei Kindern.* Stuttgart: Klett-Cotta. Engl.: Tustin, F. (1981): *Autistic States in Children.* London: Routledge.

Tustin, F. (2005): *Autistische Barrieren bei Neurotikern.* Frankfurt a. M.: Brandes & Apsel. Engl.: Tustin, F. (1986): *Autistic Barriers in Neurotic Patients.* London: Karnac.

Tylim, I. (2012): The techno-body and the future of psychoanalysis. *Psychoanalytic Inquiry*, 32: 468–479.

Untersteiner, M. (1995): *Le origini della tragedia e del tragico.* Turin: Einaudi.

Valéry, P. (2011): *Paul Valéry und seine verborgenen Cahiers.* Frankfurt a. M.: Eichborn. Franz.: Valéry, P. (1973): *Cahiers.* Paris: Gallimard.

Vermote, R. (2011): On the value of »late Bion« to analytic theory and practice. *Int. J. Psychoanal.*, 92: 1089–1098.

Williams, A. H. (1983): *Nevrosi e delinquenza.* Übers. v. G. Pasquali. Rom: Borla.

Williams, P. (2004): Incorporation of an invasive object. *Int. J. Psychoanal.*, 85: 1333–1348.

Williams, P. (2007): The body and mind (including of the analyst) in the treatment of a psychotic state: Some reflections. Commentary on paper by Riccardo Lombardi. *Psychoanal. Dial.*, 17: 401–409.

Williams, P. (2010): *Invasive Objects: Minds under Siege.* New York: Taylor & Francis.

Winnicott, D. W. (1949): Mind and its relation to the psyche-soma. In: Winnicott, D. W. (1958), S. 243–254. Dt.: Die Beziehung zwischen dem Geist und dem Leibseelischen. In: Winnicott, D. W. (1976), S. 143–157.

Winnicott, D. W. (1954a): Withdrawal and regression. In: Winnicott, D. W. (1958), S. 255–261. Dt.: Rückzug und Regression. In: Winnicott, D. W. (1976), S. 179–190.

Winnicott, D. W. (1954b): Metapsychological aspects of regression within the psychoanalytical set-up. In: Winnicott, D. W. (1958), S. 278–294. Dt.: Metapsychologische und klinische Aspekte der Regression im Rahmen der Psychoanalyse. In: Winnicott, D. W. (1976), S. 159–178.

Winnicott, D. W. (1958): *Collected Papers. Through Paediatrics to Psycho-Analysis.* London: Tavistock.

Winnicott, D.W (1960): The theory of the parent-infant relationship. In: *The Maturational Processes and the Facilitating Environment.* London: Hogarth, 1965, S. 37–55. Dt.: Die Theorie von der Beziehung zwischen Mutter und Kind. In: *Reifungsprozesse und fördernde Umwelt.* 2. Aufl. Gießen: Psychsozial, 2006, S. 47–71.

Winncott, D. W. (1974): Fear of breakdown. *Int. Rev. Psychoanal.*, 1: 103–107.

Winnicott, D.W. (1976): *Von der Kinderheilkunde zur Psychoanalyse.* Vollständ. überarb. & erw. Neuausg. Gießen: Psychosozial, 2008.

Winnicott, C. (1978): D.W.W.: A reflection. In: *Between Reality and Fantasy. Transitional Objects and Phenomena.* Hrsg. v. S.A. Grolnick, L. Barkin, & W. Muensterberger. New York: Jason Aronson, S. 17–33.

Winnicott, D.W. (1983): Die manische Abwehr. In: *Von der Kinderheilkunde zur Psychoanalyse.* Frankfurt a.M.: Suhrkamp TB, S. 244-265. Engl.: Winnicott, D.W. (1958a[1935]): The manic defence. In: *Through Paediatrics to Pscho-Analysis: Collected Papers.* London: Tavistock, S. 129–144.

Winnicott, D.W. (1983): Die Beziehung zwischen dem Geist und dem Leibseelischen. In: *Von der Kinderheilkunde zur Psychoanalyse.* Frankfurt a.M.: Suhrkamp TB, S. 165–182. Engl.: Winnicott, D.W. (1958b[1949]): Mind and its relation to the psyche-soma. In: *Through Paediatrics to Psycho-Analysis. Collected Papers.* London: Tavistock, S. 243–254.

Winnicott, D.W. (1983): Zustände von Entrückung und Regression. In: *Von der Kinderheilkunde zur Psychoanalyse.* Frankfurt a.M.: Suhrkamp TB, S. 208–220. Engl.: Winnicott, D.W. (1958c[1954]): Withdrawal and Regression. In: *Through Paediatrics to Psycho-Analysis. Collected Papers.* London: Tavistock, S. 255-261.

Winnicott, D.W. (1984): Ich-Verzerrung in Form des Wahren und Falschen Selbst. In: *Reifungsprozesse und fördernde Umwelt.* Frankfurt a.M.: Suhrkamp TB, S. 182–197. Engl.: Winnicott, D.W. (1965[1960]): Ego distorsion in terms of the true and false self. In: *Maturational Processes and Facilitating Environment.* London: Hogarth Press, S. 56–63.

Winnicott, D.W. (1987): Objektverwendung und Identifizierung. In *Vom Spiel zur Kreativität.* Stuttgart: Klett-Cotta, S. 101–110. Ital.: Winnicott, D.W. (1971a [1969]): L'uso di un oggetto e l'entrare in rapporto attraverso identificazioni. In: *Playing and Reality.* London: Tavistock.

Winnicott, D.W. (1987): Kreativität und ihre Wurzeln. In: *Vom Spiel zur Kreativität.* Stuttgart: Klett-Cotta, S. 78–100. Engl.: Creativity and its origins. In: *Playing and Reality.* London: Tavistock.

Zerbe, K.J. (1993): Whose body is it anyway? Understanding and treating psychosomatic aspects of eating disorders. *Bull Menninger Clin*, 57: 161–177.

Zhong, C.B. & Leonardelli, G.J. (2008): Cold and lonely: Does social exclusion literally feel cold? *Psychological Science*, 19: 838–842.

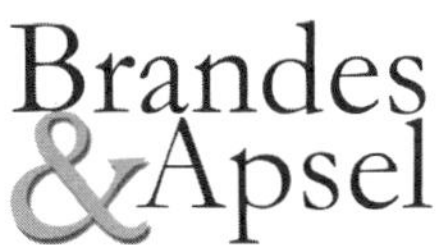




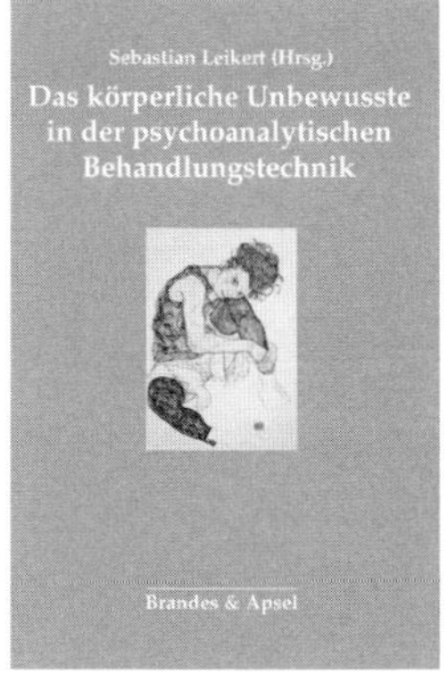


300 S., geb. Großoktav, 34,90 €
ISBN 978-3-95558-315-6

Sebastian Leikert (Hrsg.)

## Das körperliche Unbewusste in der psychoanalytischen Behandlung

Dieser innovative Band markiert einen Aufbruch: An vielen Stellen wird ein vermehrtes Interesse an der Frage sichtbar, wie Körperlichkeit und Körpergedächtnis stärker in die psychoanalytische Arbeit einbezogen werden können. Das Buch versammelt hierzu aus dem nationalen und internationalen Bereich richtungweisende Arbeiten.

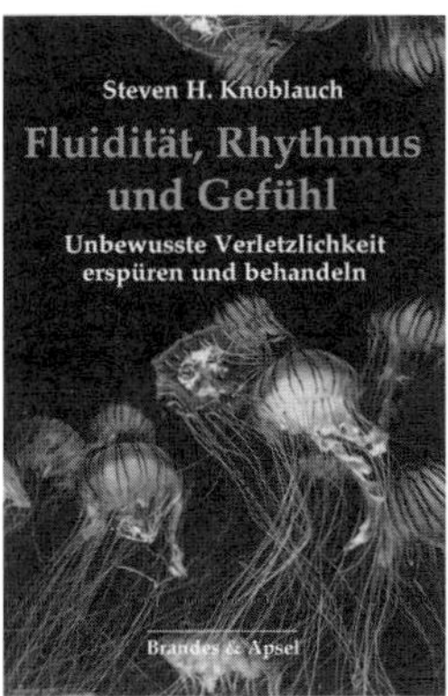


212 S., Pb. Großoktav, 29,90
ISBN 978-3-95558-336-1

Steven H. Knoblauch

## Fluidität, Rhythmus und Gefühl

Unbewusste Verletzlichkeit erspüren und behandeln

»*Heutzutage muss sich die Psychoanalyse – mit der wachsenden Aufmerksamkeit für kulturelle Verwobenheiten – damit befassen, wie diese Verwobenheiten in uns und in unserer individuellen Entwicklung verkörpert sind: eine zeitgemäße und faszinierende Botschaft.*« (D. B. Stern)

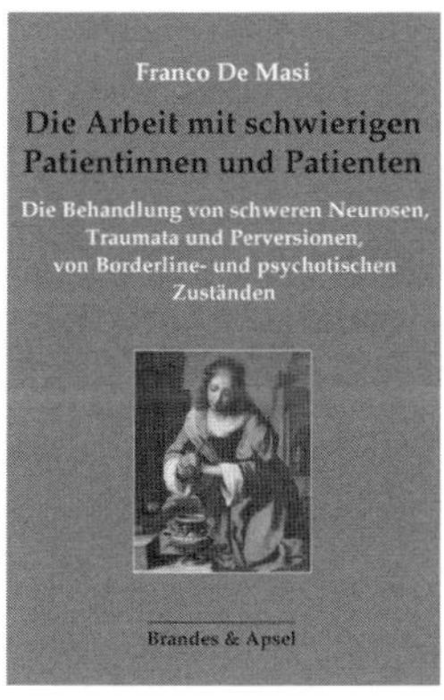


336 S., Pb. Großoktav, 39,90
ISBN 978-3-95558-309-5

Franco De Masi

## Die Arbeit mit schwierigen Patientinnen und Patienten

Die Behandlung von schweren Neurosen, Traumata und Perversionen, von Borderline- und psychotischen Zuständen

Franco De Masi schreibt in seinem Buch: »*Ich hoffe, meine Worte sind für all diejenigen nützlich, die an der Entwicklung der Psychoanalyse und ihrer heilenden Kräfte interessiert sind, und besonders für jene Kollegen, die mit schwierigen Patienten arbeiten und danach streben, feinfühlige und geschärfte therapeutische Fähigkeiten zu erlangen.*«

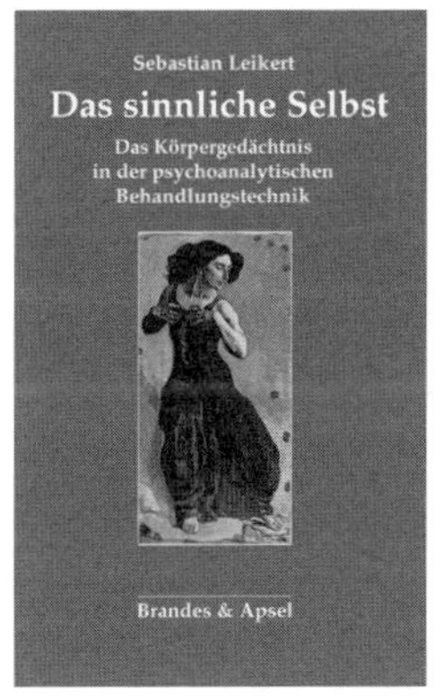


308 S., geb. Großoktav, 34,90 €
ISBN 978-3-95558-216-6

Sebastian Leikert

## Das sinnliche Selbst

Das Körpergedächtnis
in der psychoanalytischen Behandlungstechnik

»*Leikert legt hier einen Text vor, der von der Breite des Nachspürens und -denkens zeugt, wie sie der Psychoanalyse eigen ist. Seine Verbindungen zur Musiktheorie, zur musikalischen Resonanz im Spüren und Fühlen, sind wunderbar zu lesen.*« (B. Kuck, Zeitschrift für Individualpsychologie)

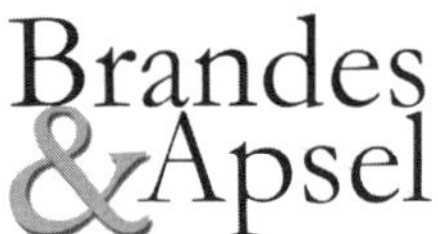




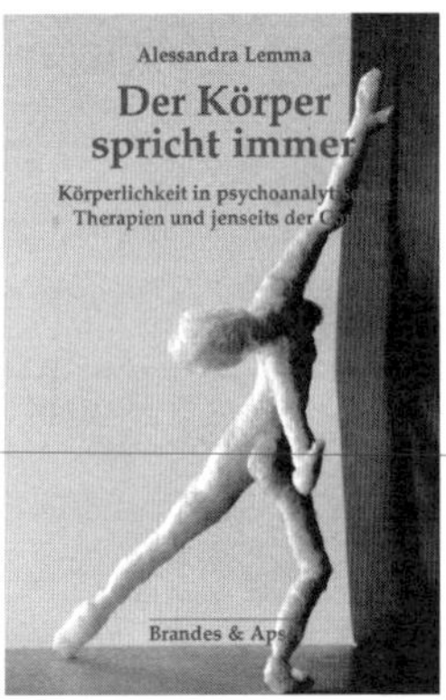


296 S., Pb. Großoktav, 29,90 €
ISBN 978-3-95558-213-5

Alessandra Lemma

## Der Körper spricht immer

Körperlichkeit in psychoanalytischen Therapien und jenseits der Couch

*»Im vorliegenden Buch gibt es sehr tiefgründige Überlegungen zu Transsexualität und geschlechtsangleichenden Operationen, über das Aufwachsen in einer virtuellen Welt und die Folgen für die Leiblichkeit der Adoleszenten.«* (B. Kuck, Zeitschrift für Individualpsychologie)

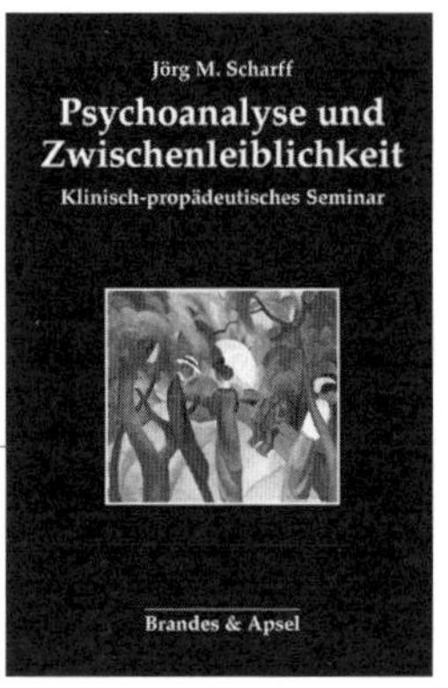


144 S., Pb. Großoktav, 19,90
ISBN 978-3-95558-287-6

Jörg M. Scharff

## Psychoanalyse und Zwischenleiblichkeit

Klinisch-propädeutisches Seminar

*»Scharffs immense Literaturkenntnis nimmt der Autor verdichtet auf und verarbeitet es in ein neues Lehrbuch einer sich ausdifferenzierenden Psychoanalyse. (...) Scharffs umfassender Blick auf den kollektiven Lernprozess macht ihn zu einem Pionier (...) und man staunt über die sich verbreiternden Möglichkeiten moderner Psychoanalyse.«* (T. Moser, Dt. Ärzteblatt)

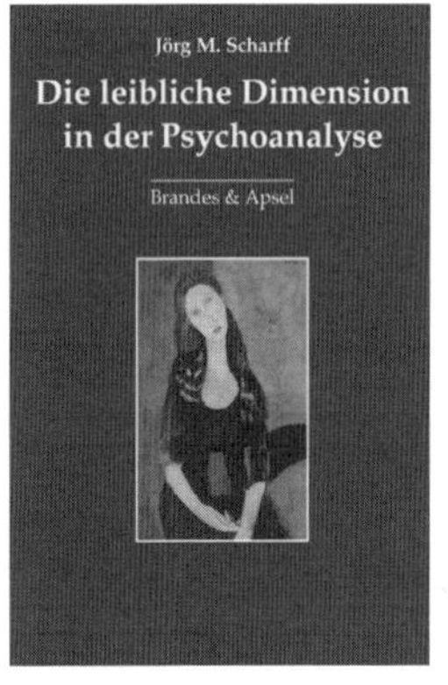


208 S., geb., 19,90 €
ISBN 978-3-86099-678-2

Jörg M. Scharff

## Die leibliche Dimension in der Psychoanalyse

*»Scharff ist Psychoanalytiker mit Leib und Seele, aber er ist einer derjenigen, die über den Tellerrand hinausschauen. (...) weit mehr als eine Sammlung von Aufsätzen (...) klare, aber zugleich gut verstehbare psychoanalytische Sprache (...) Scharffs Verständlichkeit ist beeindruckend, ja vorbildhaft und verweist auf ein feines Gespür, was man dem Leser zumuten kann.«* (P. Geißler, Psychoanalyse & Körper)

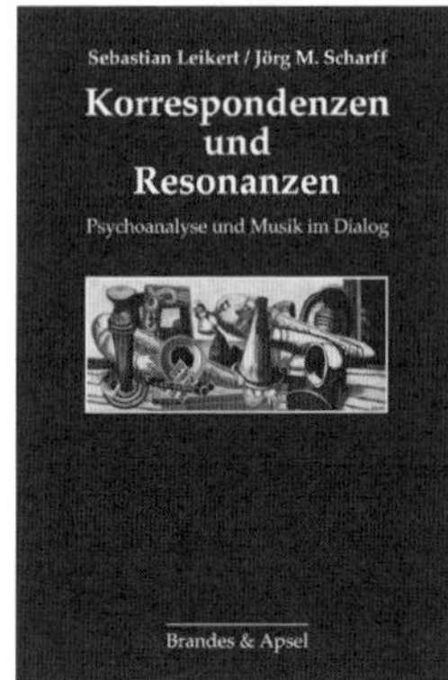


164 S., geb., 19,90 €
ISBN 978-3-95558-008-7

Sebastian Leikert / Jörg M. Scharff

## Korrespondenzen und Resonanzen

Psychoanalyse und Musik im Dialog

*»Das Buch bietet in vielerlei Hinsicht Denkanstöße. Die Exploration des musikalisch-ästhetischen Erlebens mittels der Theorie der kinästhetischen Semantik wird zum Brennglas für die Erforschung der leiblich-sinnlichen Ebene des psychoanalytischen Prozesses.«* (M. Becker, Psyche)